部位別・機能別にわかりやすくビジュアル解説

ぜんぶわかる
脳の事典

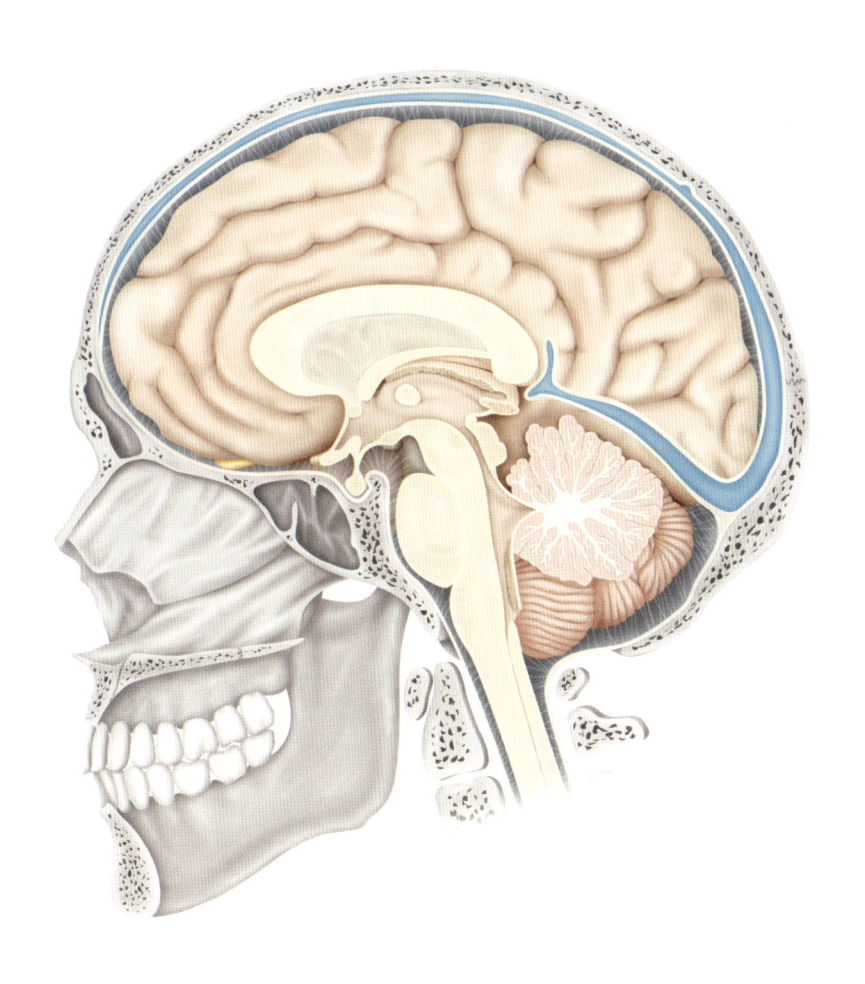

成美堂出版

ぜんぶわかる 脳の事典
contents

Part 1 脳の構造と機能

脳の全体像
- 脳全体の構造 ① ……08
- 脳全体の構造 ② ……10
- 脳全体の構造 ③ ……12
- 脳を取り巻く骨格と膜 ……14
- 脳の系統発生と発達
- 系統発生にともなう脳の進化 ……16
- 成長発達にともなう脳の変化 ……18
- 脳を構成する細胞のしくみ
- 脳の細胞の主役・ニューロンの構造 ……20
- ニューロンでの活動電位発生のしくみ ……20
- 脳内のシナプス伝達のしくみ ……22
- 神経伝達物質の種類とその働き ……24
- グリア細胞のおもな種類と働き ……26
- 大脳のしくみと働き
- 大脳全体の構造 ……28
- 大脳新皮質の構造と機能局在 ……30

07

運動野・感覚野・連合野の機能	34
嗅脳・大脳辺縁系のしくみと働き	36
記憶や感情に関わる海馬と扁桃体	38
大脳基底核のしくみと働き	40
間脳のしくみと働き	
間脳の中心・視床のしくみと働き	42
視床下部・視床上部のしくみと働き	44
小脳のしくみと働き	
小脳の構造と発生学的区分	46
小脳での感覚・運動ネットワーク	48
体で覚える小脳記憶のしくみ	50
脳幹のしくみと働き	
中脳・橋・延髄からなる脳幹の構造	52
脳幹のおもな働きと広範囲調節系	54
脳室のしくみと働き	
4つの脳室と、髄液をつくる脈絡叢の構造	56
脳内の髄液の流れ	58
脳の血液循環のしくみ	
脳内の動脈の分布	60
脳内の静脈の分布	62
Column 左脳と右脳に機能差はあるか	64

ぜんぶわかる 脳の事典 contents

Part 2 神経系の構造と機能

- 神経系の分類 …… 66
- 神経ネットワークの全体像 …… 66
- **脳神経のしくみと働き**
  - 脳神経の分布とおもな働き …… 68
- **脊髄神経のしくみと働き** …… 68
  - 脊髄の構造 …… 72
  - 脊髄神経・31対の分布 …… 72
- **自律神経のしくみと働き** …… 74
  - 交感神経・副交感神経の二重拮抗支配 …… 76
  - 内臓や血管を支配する自律神経系 …… 76
- **運動を司る神経の構造** …… 78
  - 運動指令が伝わるしくみ …… 80
  - 脳から末梢に向かう下行性伝導路 …… 80
  - 筋肉を動かす脊髄・運動ニューロンの構造 …… 82
  - 反射運動のしくみ …… 84
  - 神経の損傷による運動障害 …… 86
- **体性感覚を伝える神経の構造** …… 88
  - 体性感覚伝導路のしくみ …… 90
  - 触圧覚、深部感覚が伝わるしくみ …… 90
  - 温度覚、痛覚が伝わるしくみ …… 92
- **特殊感覚を伝える神経の構造** …… 94
  - 特殊感覚の中心器官・目のしくみ …… 96
  - 光や色の感知、ピント調整のしくみ …… 96
  - 視覚情報の伝導路と脳内の情報処理 …… 98
  - 聴覚伝導路のしくみ …… 100
  - 平衡覚伝導路のしくみ …… 102
  - 味覚・嗅覚伝導路のしくみ …… 104
- **Column** 神経幹細胞とニューロンの新生 …… 106 108

65

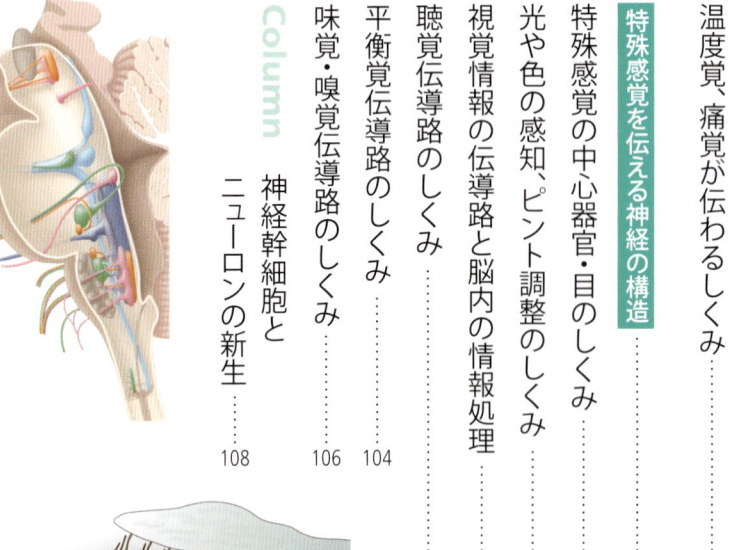

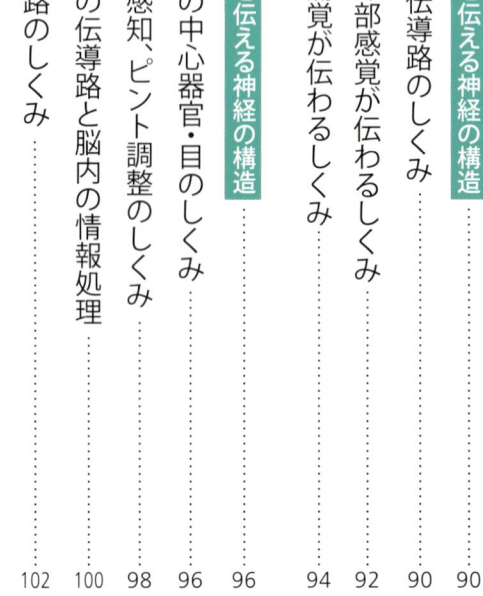

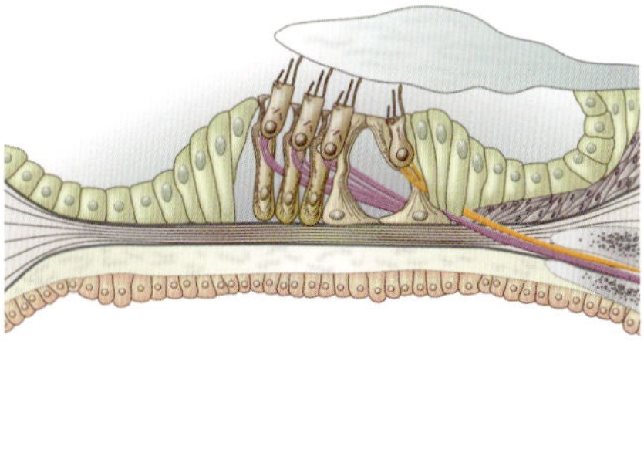

Part 3 脳の高次機能と活動

記憶のしくみ
- 記憶の種類と脳内ネットワーク ……… 110
- 海馬で記憶をつくるしくみ ……… 110
- 記憶の保持と想起のしくみ ……… 112
- ワーキングメモリのしくみと働き ……… 114

学習のしくみ
- 学習の種類としくみ ……… 116
- 言語処理と言語産出のしくみ ……… 118
- 記憶・学習機能の発達と変化 ……… 118
            …… 120
            …… 122

感情・思考のしくみ
- 情動の形成と表出のしくみ ……… 124
- 快情動・不快情動による行動の変化 ……… 124
- 思考・判断・意思決定のメカニズム ……… 126

ストレス反応のしくみ
- ストレス反応が起こるメカニズム ……… 128
- ストレスが体や脳に与える影響 ……… 130
            …… 130
            …… 132

睡眠のしくみ
- 睡眠周期とノンレム睡眠・レム睡眠の特徴 ……… 134
- サーカディアン・リズムと睡眠—覚醒中枢 ……… 134
- 睡眠による記憶・学習能力の向上 ……… 136
            …… 138

Column コミュニケーションと脳機能 ……… 140

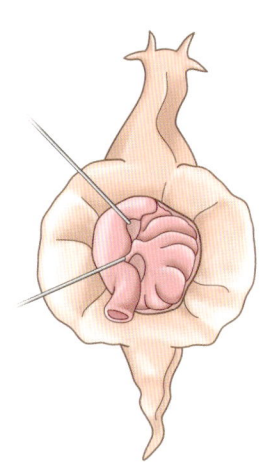

109

ぜんぶわかる　脳の事典
contents

Part 4 脳の病気 メカニズムと治療法

脳の検査
- 脳の病気がわかるおもな検査 ……142

脳神経疾患
- アルツハイマー病 ……142
- TOPICS アルツハイマー病治療の最前線 ……146
- 脳血管性認知症 ……146
- てんかん ……147
- パーキンソン病 ……148
- 頭痛 ……150

152　154

精神疾患・障害
- 気分障害 ……156
- 不安障害 ……158
- 統合失調症 ……160
- 物質依存（物質関連障害）……162

脳血管障害・腫瘍
- 脳梗塞 ……164
- 脳出血 ……164
- 脳腫瘍 ……166

168

- 参考文献 ……173
- INDEX（和文索引／欧文索引）……175

141

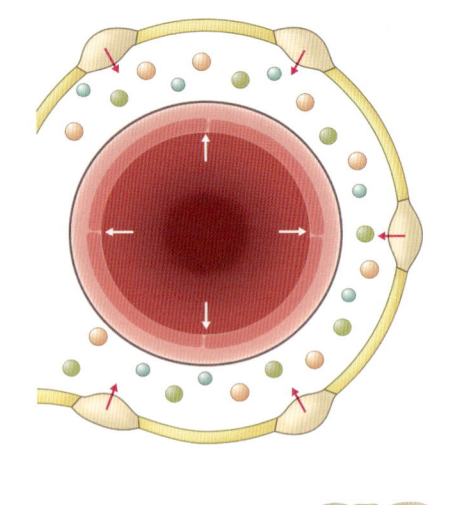

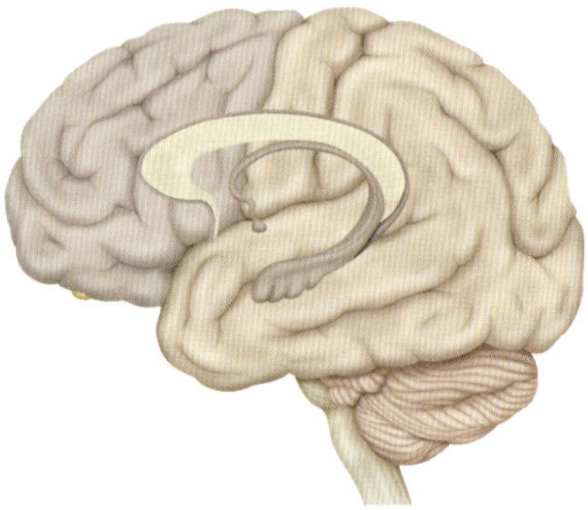

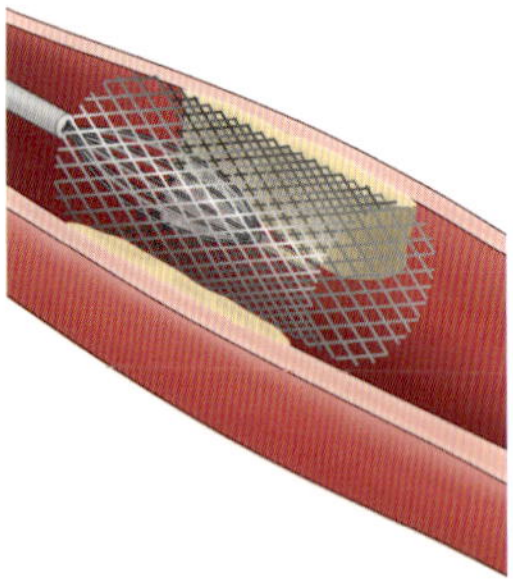

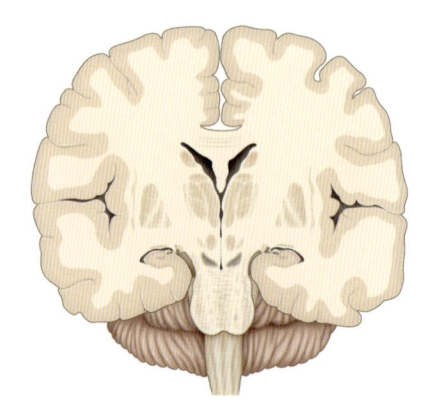

Part 1
脳の構造と機能

脳は部位別にさまざまな機能をもち
その連携で行動や感情、思考などを担っている。
脳の高次機能を知る前に、まずは脳の構造と
部位別のおもな働きを理解しておこう。

脳全体の構造 ①

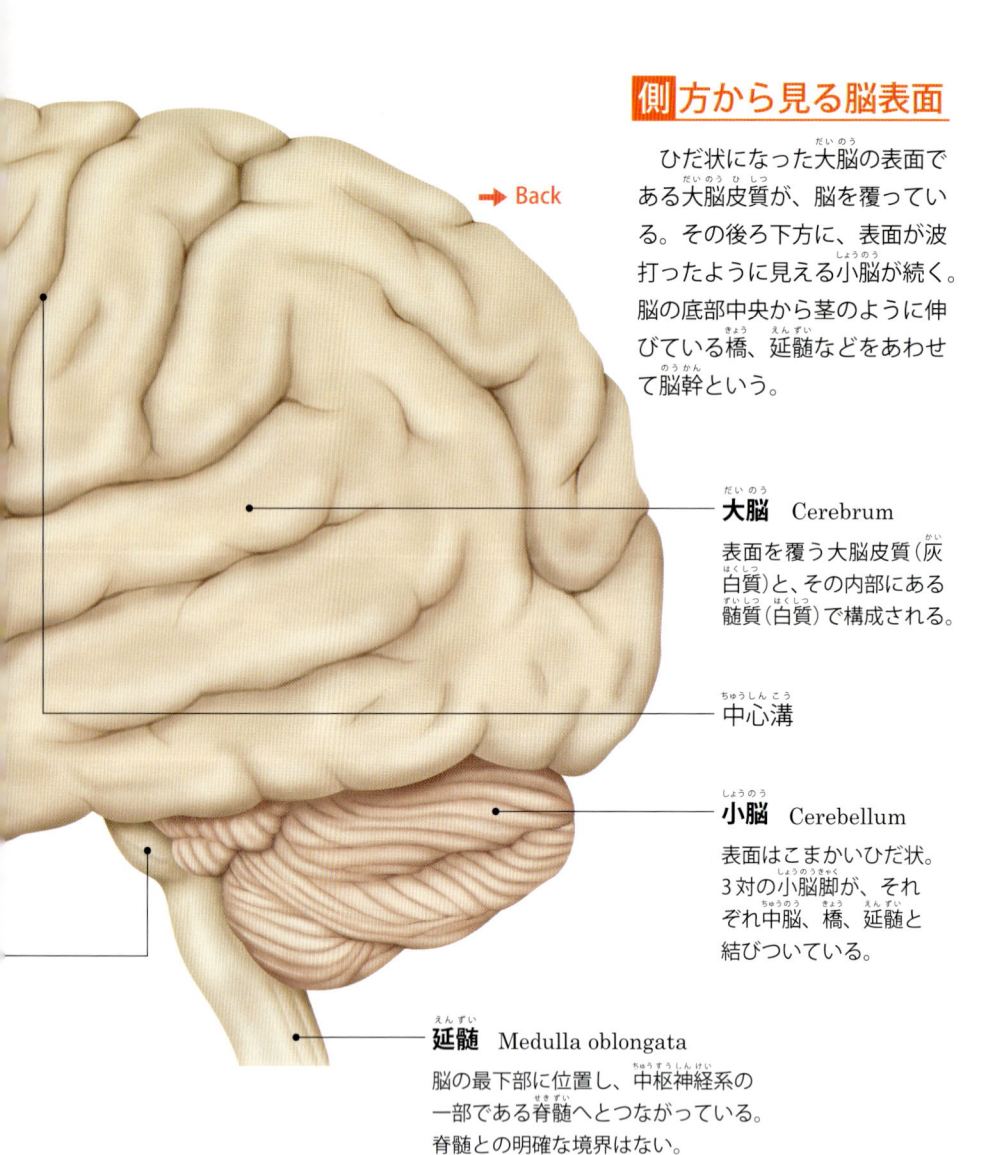

脳の全体像

全身の運動や感覚の中枢である脳。
そのしくみと働きを理解するために
まずは全体の構造を外側から見てみよう。

▶ 側方から見る脳表面

ひだ状になった大脳の表面である大脳皮質が、脳を覆っている。その後ろ下方に、表面が波打ったように見える小脳が続く。脳の底部中央から茎のように伸びている橋、延髄などをあわせて脳幹という。

→ Back

大脳 Cerebrum
表面を覆う大脳皮質（灰白質）と、その内部にある髄質（白質）で構成される。

中心溝

小脳 Cerebellum
表面はこまかいひだ状。3対の小脳脚が、それぞれ中脳、橋、延髄と結びついている。

延髄 Medulla oblongata
脳の最下部に位置し、中枢神経系の一部である脊髄へとつながっている。脊髄との明確な境界はない。

全体の85％を大脳が占めている

脳は、神経細胞が凝集して巨大な情報ネットワークを構築している、重さ約1400gの臓器である。

脳の部位でもっとも大きいのは、脳全体を覆うように存在する大脳である。総脳量の約85％を占めており、思考や感情など、人間らしい機能を司っている。

大脳の下背側には、感覚と運動機能を司る小脳がある。大脳に次いで大きく、総脳量の10％程度を占める。

脳の下部中央には、生命の維持に関わる脳幹がある。脳幹は、中脳、橋、延髄で構成されており、最下部にある延髄は、脊柱管内を通る脊髄へとつながっている。

大脳と脳幹の間には、視床や視床下部などで構成される間脳がある。間脳は、広義には、脳幹に含まれることもある。

1 脳の構造と機能 — 脳の全体像

前方（腹側）から見る脳表面

大脳下部に、脳幹の腹側が確認できる。脳幹からは12対の脳神経が出ており、頭蓋骨の外につながっている。ここでは見えないが、中脳の腹側は大脳脚と呼ばれる。橋の腹側は橋底部、延髄の腹側は錐体という。

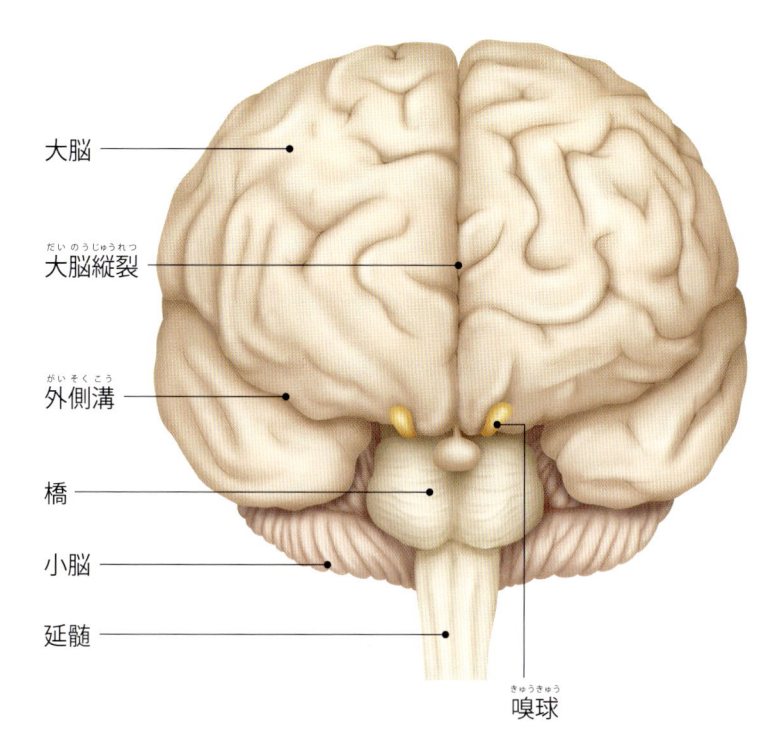

Front ←

ラベル：大脳、大脳縦裂、外側溝、橋、小脳、延髄、嗅球

嗅球 Olfactory bulb
大脳の底面に位置し、側方からはその一端が見える。鼻から届く嗅覚情報を処理する、脳のなかでも原始的な器官。

橋 Pons
上橋溝、下橋溝という2つの溝で、上下の部位と区別される。図では見えないが、上部には中脳が続く。

後方（背側）から見る脳表面

大脳中央下部に、小脳全体が見える。中央には平衡感覚の中枢である小さな虫部があり、その左右に小脳半球が拡がる。さらにその下には、延髄とそれに続く脊髄を見ることができる。

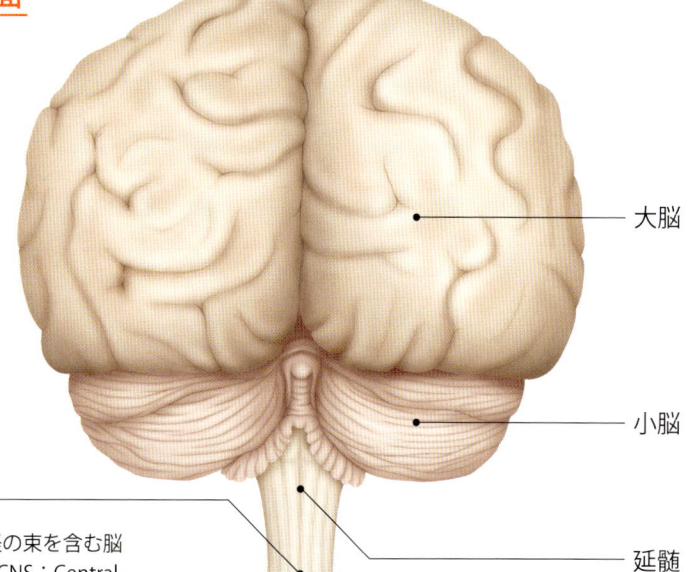

ラベル：大脳、小脳、延髄

脊髄 Spinal cord
脊柱管内に位置し、脳と全身を結ぶ神経の束を含む脳と脊髄の2つを合わせて、中枢神経系（CNS：Central Nervous System）という。

09

脳全体の構造 ②

脳全体の構造を、上方、下方から望む。とくに底面図では、大脳とそれ以外の部位がどのようにつながっているかがよくわかる。

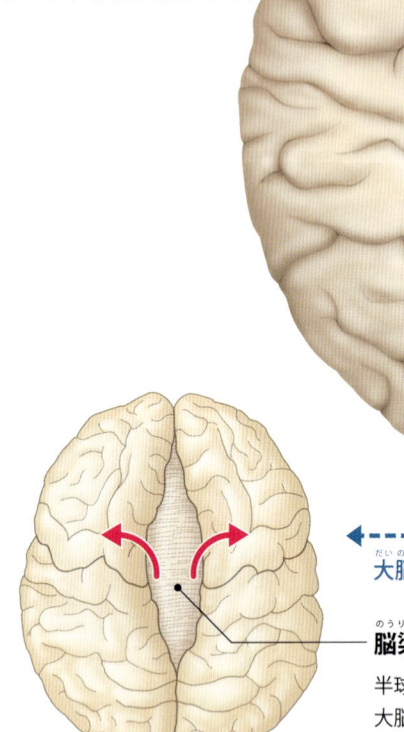

上方から見る脳表面

上方から見えるのは、左右の大脳半球だけである。大脳表面は大脳皮質と呼ばれる部位で、しわの凸部を回、凹部を溝という。回と溝の詳細なパターンには個人差がある。

Front ↑
Back ↓

大脳縦裂を開くと……

脳梁 Corpus callosum
半球を押し開くと、左右の大脳半球をつなぐ線維束である、脳梁が見える。

■ 左右の大脳半球は脳梁で接続されている

脳は、左右2つの半球に分かれている。真上から見ると、脳が左右に分かれていることが明確にわかる。左右を隔てているのは、**大脳縦裂**という深い溝である。

真上からでは確認できないが、大脳縦裂の奥には、右半球と左半球をつなぐ線維の束である、**脳梁**が存在する。

次ページのように下方から見ると、大脳半球に包まれた脳の深部を確認できる。ここは発生学的に古い部位のため、大脳半球の下面に押しやられている。

中央には、丸く小さな1対の隆起・**乳頭体**などから成る、間脳の**視床下部**があり、**視神経**と接続している。その下方には、**脳幹**から出入りする10対の**脳神経**も見える。上方にある1対の細長い器官は**嗅索**で、大脳皮質に嗅覚情報を伝える役割を担う。

10

下方から見る脳表面

脳底面でしか見えない乳頭体などの器官のほか、深い溝で分けられている大脳の状態もよくわかる。大脳半球は4つの葉に分けられるが、横に走っている大きな溝（外側溝）の上部が前頭葉、その下が側頭葉である。

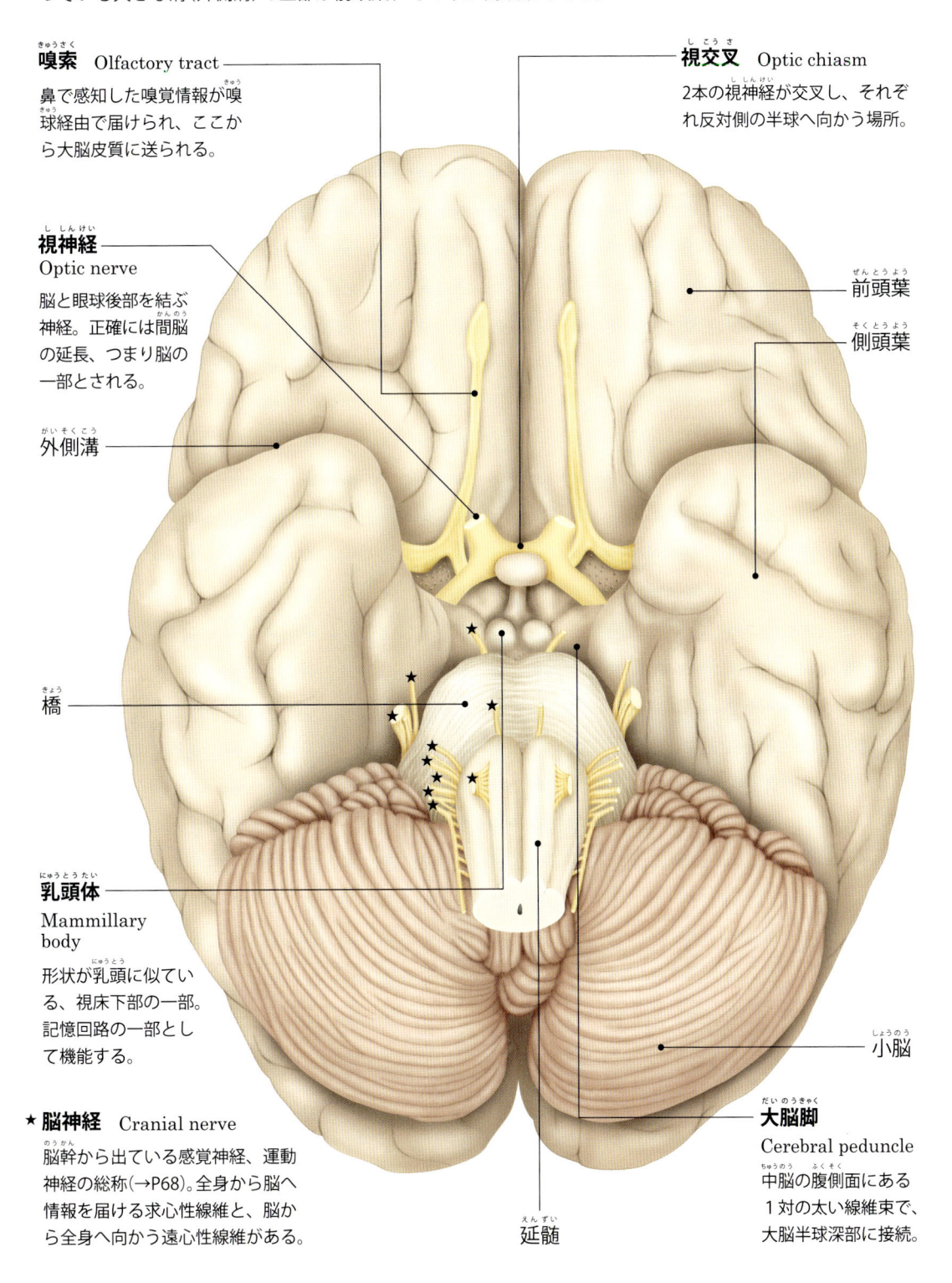

嗅索 Olfactory tract
鼻で感知した嗅覚情報が嗅球経由で届けられ、ここから大脳皮質に送られる。

視交叉 Optic chiasm
2本の視神経が交叉し、それぞれ反対側の半球へ向かう場所。

視神経 Optic nerve
脳と眼球後部を結ぶ神経。正確には間脳の延長、つまり脳の一部とされる。

前頭葉

側頭葉

外側溝

橋

乳頭体 Mammillary body
形状が乳頭に似ている、視床下部の一部。記憶回路の一部として機能する。

小脳

★ **脳神経** Cranial nerve
脳幹から出ている感覚神経、運動神経の総称（→P68）。全身から脳へ情報を届ける求心性線維と、脳から全身へ向かう遠心性線維がある。

延髄

大脳脚 Cerebral peduncle
中脳の腹側面にある1対の太い線維束で、大脳半球深部に接続。

脳全体の構造 ③

脳を切断して断面を見てみると
しわの内側にある脳実質の構造や
大脳半球に包まれた間脳などの組織が見える。

脳梁（のうりょう）

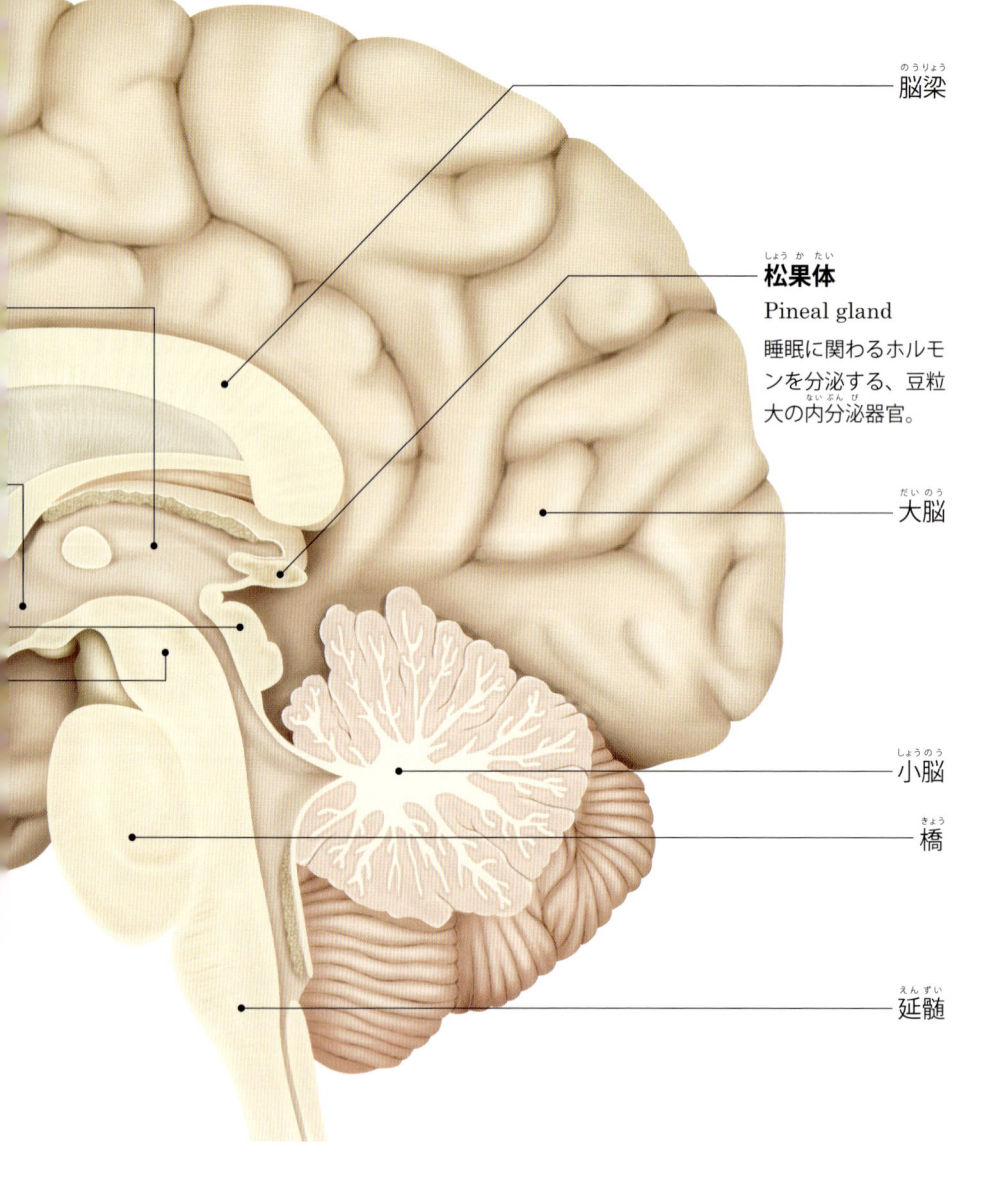

松果体（しょうかたい）
Pineal gland
睡眠に関わるホルモンを分泌する、豆粒大の内分泌器官。

大脳（だいのう）

小脳（しょうのう）

橋（きょう）

延髄（えんずい）

脳の実質は灰白質と白質でできている

大脳縦裂に沿って脳を縦に切断（正中矢状断）すると、脳の主要部位がすべて見える。

大脳縦裂と直角に切断した状態（左ページの前頭断）では、神経細胞が集まった色の濃い**灰白質**と神経線維が集まった白い**白質**の分布の様子が確認できる。

大脳と小脳の表面に集まっている灰白質は、**皮質**という。**大脳皮質**は、厚さ2～4mmで、大脳全体で約140億個もの神経細胞の集まりである。皮質は、系統発生学的に**原皮質、古皮質、新皮質**に分類されるが、ヒトでは約90％が新皮質である。

大脳皮質の下に広がる白質は、神経線維の集まった部位で、**髄質**と呼ばれる。大脳、小脳、脳幹の中心部に集まった灰白質は、**核**という。

12

1 脳の構造と機能 ― 脳の全体像

側 方から見る脳の断面（正中矢状断）

横断面では、脳の中心部にある間脳の視床や、視床の一部である松果体、視床の下方にある視床下部などが確認でき、各部位の位置関係が理解できる。

視床 Thalamus
間脳の背側に位置する灰白質で、全身の感覚情報を大脳に伝える中継所。

視床下部 Hypothalamus
間脳の一部。体温調節や血糖調節の中枢など、生命維持に欠かせない中枢がある。

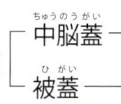

中脳 Mesencephalon
中脳蓋
被蓋
脳幹の最上部。背側面は中脳蓋といい、上丘と下丘からなる。被蓋の腹外側には、左右1対の大脳脚がある（→P53）。

前 方から見る脳の断面（前頭断）

脳の内部が灰白質と白質で構成されていることがわかる。大脳皮質の一部で、外側溝の奥に折りたたまれるように位置する島や、脳内の間隙であり、自らが生成する脳脊髄液（髄液）（→P56）で満たされた脳室の存在も確認できる。

島 Insula
外側溝の奥にある、大脳皮質の一領域。舌で感知した味覚情報などが届けられる。

側脳室 Lateral ventricle
左右の大脳半球内に拡がる、最大の脳室。

大脳基底核 Basal ganglia
大脳中心部に位置する大きな神経細胞群で、運動制御に関わっている。

第三脳室 Third ventricle
側脳室から脳脊髄液が流れてくる、左右の視床にはさまれた脳室。

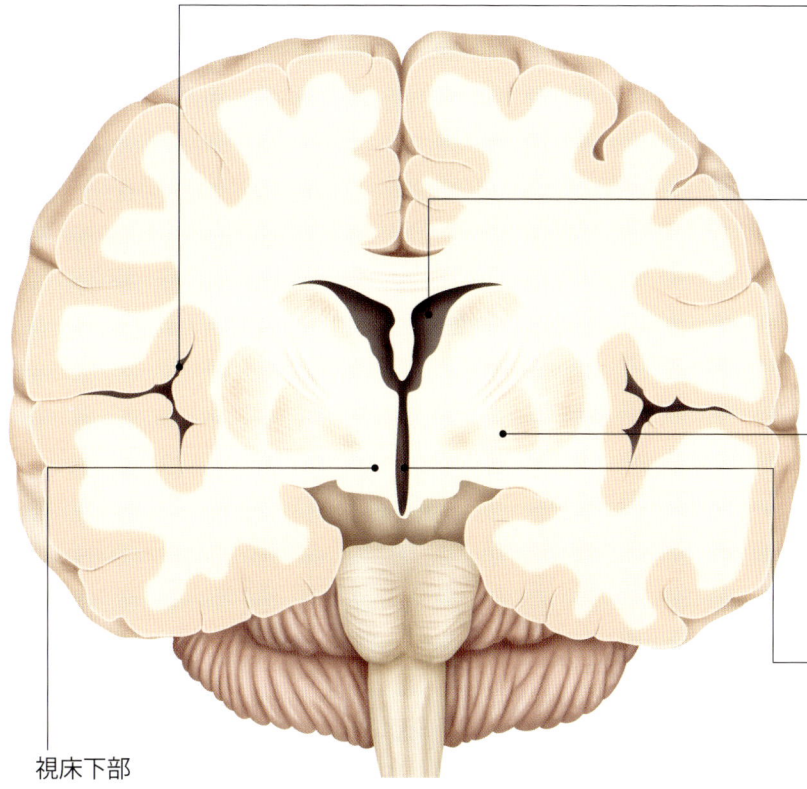

視床下部

脳を取り巻く骨格と膜

脳の全体像

脳が傷害されると、全身のさまざまな機能に支障が起こる。それを防ぐために脳は幾重もの膜と頭蓋骨で守られている。

側方から見る頭蓋骨表面

脳を覆う脳頭蓋は6種8個の骨で構成され、顔をつくる顔面頭蓋には9種15個の骨が含まれる。顔面頭蓋に比べ脳頭蓋が大きいことが、脳の容積が大きい霊長類の特徴である。大脳の前頭葉、頭頂葉、側頭葉、後頭葉を覆う部分を、それぞれ前頭骨、頭頂骨、側頭骨、後頭骨という。

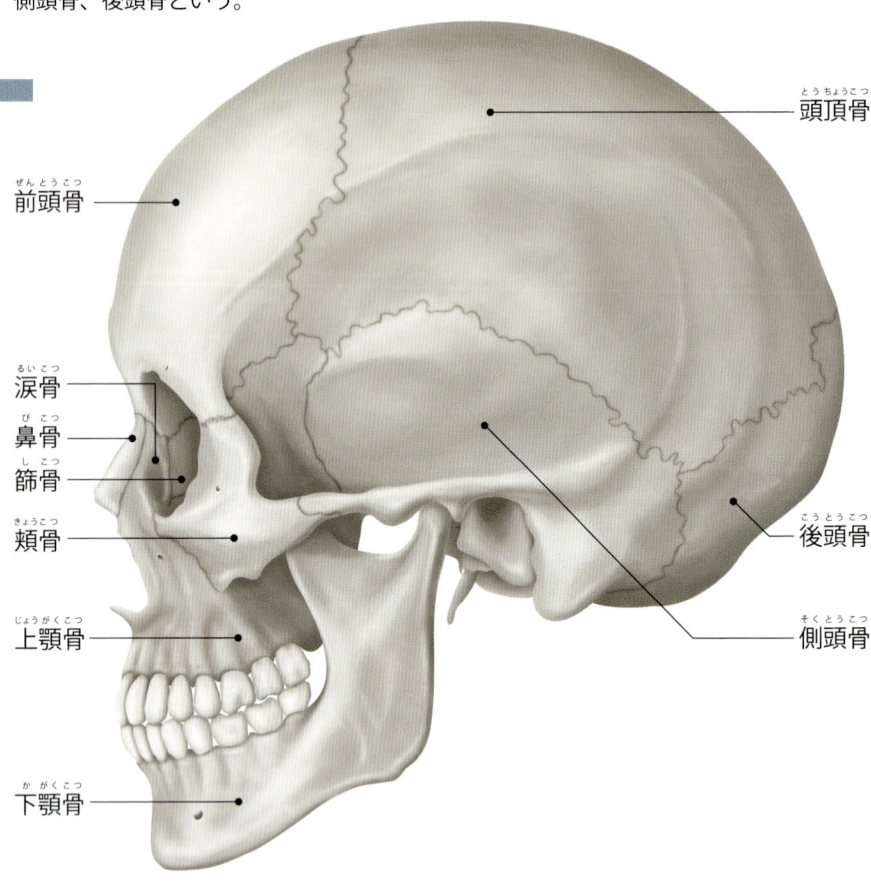

- 頭頂骨（とうちょうこつ）
- 前頭骨（ぜんとうこつ）
- 涙骨（るいこつ）
- 鼻骨（びこつ）
- 篩骨（しこつ）
- 頬骨（きょうこつ）
- 上顎骨（じょうがくこつ）
- 下顎骨（かがくこつ）
- 後頭骨（こうとうこつ）
- 側頭骨（そくとうこつ）

頭蓋骨と3層の膜でデリケートな脳を保護

脳は非常にデリケートな組織のため、多少の衝撃にも耐えられるよう、厳重に保護されている。

いちばん外側で保護しているのが、多くの骨片で成り立っている**頭蓋骨**である。脳がおさまる部分は**脳頭蓋**、目・鼻・口などをガードしている部分は**顔面頭蓋**という。

さらに脳は、**軟膜、クモ膜、硬膜**という3層の被膜でガードされている。脳に密着している軟膜と、次の層であるクモ膜の間に、**クモ膜下腔**という空隙が存在する。ここは**脳脊髄液（髄液）**で満たされており、クッションの役目を果たしている。

脳は、髄液中に浮かぶことで、受ける衝撃を緩和し、また自らの重みで変形しないよう身を守っている。そして脳内部の**脳室**も、この髄液で満たされている。

14

断面で見る層構造

脳実質は3層の膜に包まれ、脳頭蓋との間には髄液が満ちている。髄液は、脳室とクモ膜下腔を循環しており、脳と脊髄の全体が、髄液中に浸されている。

硬膜 Dura mater
3層でもっとも硬くて厚い、強靭な膜。

クモ膜 Arachnoid
中間の膜で、クモの巣が張ったような構造をしている。

クモ膜下腔 Subarachnoid space
クモ膜と軟膜にはさまれた空隙で、髄液で満たされている。

軟膜 Pia mater
脳表面に密着して脳を保護している、薄い膜。

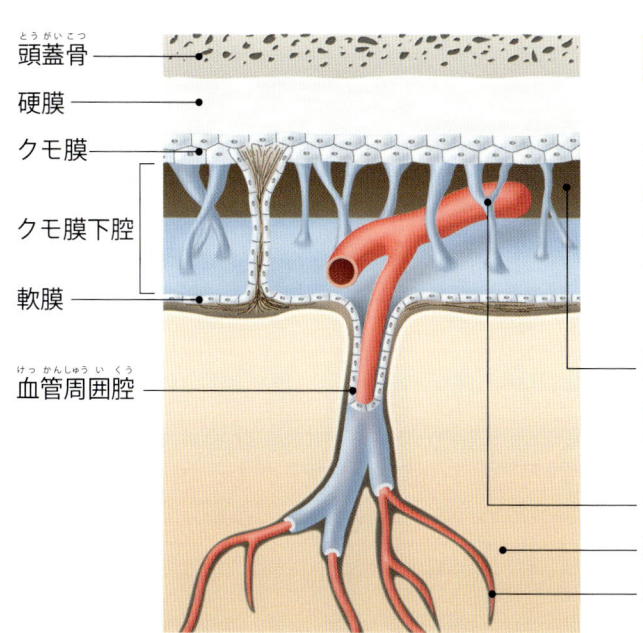

頭蓋骨〜脳実質の層構造

硬膜とクモ膜は密着しており、軟膜との間にクモ膜下腔が存在する。クモ膜と軟膜の間は、膠原線維であるクモ膜小柱がつないでいる。クモ膜下腔には多くの血管が走っており、脳実質内に入り込んでいる。

- 頭蓋骨
- 硬膜
- クモ膜
- クモ膜下腔
- 軟膜
- 血管周囲腔

脳脊髄液（髄液） Cerebrospinal fluid
脳室で1日に500ml生成される無色透明の液体で、脳頭蓋〜脊髄間を循環している。

- クモ膜小柱
- 脳実質（髄質）
- 毛細血管

1 脳の構造と機能 — 脳の全体像

系統発生にともなう脳の進化

脳の系統発生と発達

系統発生とは、生物種の進化の歴史である。
脳がどのように誕生し、進化してきたかがわかると
各部位の機能も理解しやすくなる。

脳の最初の起源は原索動物である

脳と脊髄からなる中枢神経系の起源は、ホヤなどの原索動物に見られる、神経管と呼ばれる管状組織である。初期の神経管は、管の端にわずかな神経細胞が存在するだけの単純な構造であった。これが生物の進化にともない、脳へと発達するのである。

とくに変化が著しかったのは神経管上部で、終脳、間脳、中脳、後脳、髄脳の5つからなる脳へと進化した。一方、神経管の下方はその原型をとどめ、脊髄となる。

脳と脊髄からなる中枢神経系の構造は、すべての脊椎動物に共通する。ただし魚類、両生類、爬虫類、鳥類など、進化過程の初期〜中期に誕生した生物では、その構造は比較的単純である。

哺乳類以前の脊椎動物の脳

哺乳類より起源の古い両生類、爬虫類では、感覚情報を鋭敏にとらえ、外部の危険から身を守るのに役立つ視葉、嗅球が肥大化している。一方で、感覚情報の高度な処理、記憶、思考などに不可欠の大脳は未発達である。

両生類（カエル）

松果体／大脳／視葉／延髄／嗅球／間脳／小脳

神経管が膨らみ、脳が形成されているが、嗅球が大きく、終脳（大脳）の容積はまだ小さい。

爬虫類（ワニ）

松果体／嗅球／大脳／視葉／延髄／間脳／小脳

両生類に比べると嗅球が徐々に退化し、終脳（大脳）部分の膨らみが大きくなっている。

膨大な情報処理のために脳が肥大化した

のちに誕生した哺乳類では、終脳（大脳）が極端に肥大化した。これには、発生初期の哺乳類の生態が関係するといわれる。

爬虫類から進化した初期の哺乳類は、昼間活動する恐竜を避けるため、夜行性であった。そのため、嗅覚と聴覚情報の処理がとくに重要であった。サルの仲間の霊長類になると樹上性の生活に変化し、膨大な視覚情報を処理するために、情報を統合する大脳皮質の連合野が発達したと考えられる。

大脳皮質の割合は、種の進化にともなってさらに増大し、ヒトの脳のような構造となる。ヒトでは、大脳皮質のなかでも、高度な判断や思考などを司る前頭連合野（→P35）が大脳皮質の30％を占める。この著しく発達した前頭連合野が、ヒトをヒトたらしめている最大の特徴である。

哺乳類の脳の進化

哺乳類では嗅球が退化し、大脳が著しく発達する。とくに種が高等になるにしたがって、大脳皮質が増大し、脳全体に占める大脳の割合が大きくなる。体表に対する脳重量の割合は、ヒトではラットの15〜20倍にまで増大している。

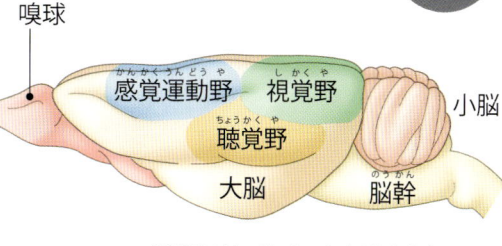

ラット

嗅球／感覚運動野／視覚野／聴覚野／大脳／小脳／脳幹

哺乳類以前に比べると大脳が発達しているが、容積は非常に小さく、表面のしわである溝や回はほとんどない。

ネコ

視覚野／感覚運動野／聴覚野／大脳／小脳／嗅球／脳幹

大脳の容積増加にともない、大脳を折りたたんで脳頭蓋内におさめるため、表面に溝や回が生じてくる。

チンパンジー

運動野／体性感覚野／大脳／視覚野／聴覚野／小脳／脳幹

運動や感覚、とくに視覚を司る領域の発達にともない、大脳皮質の溝や回が増え、形態もヒトの脳に近づく。

ヒト

運動野／体性感覚野／聴覚野／前頭連合野／大脳／視覚野／小脳／脳幹

霊長類から分岐したヒトの脳は、他に類を見ないスピードで成長。肥大化した脳をおさめるため、溝や回も急増していることがわかる。

脳の系統発生と発達

成長発達にともなう脳の変化

受精後すぐの段階では、脳はわずか2mmの小さな管にすぎない。しかし出産を迎えるまでにその構造と機能はめまぐるしく変化していく。

■長さ2mmの神経管が胎内で脳へと変化

受精後の初期段階（胚）では、ヒトという種の進化の過程をたどることが知られている。脳も例外ではなく、脳の起源である1本の**神経管**の形成からはじまる。

やがて神経管に**前脳胞**、**中脳胞**、**菱脳胞**という3つの膨らみが発生し、前脳、中脳、菱脳に分化する。その後、前脳は終脳と間脳に、菱脳は後脳と髄脳に分かれる。さらに後脳は橋と小脳へ、髄脳は延髄へと分化・発達を遂げる。

一方、神経管内部の空間は**脳室**となる。このように急速に成長する脳を頭蓋内におさめるため、中脳、前脳が屈曲し、全体が球形状に近づく。受精後約17週になると、脳の基本形が完成し、**大脳皮質**の神経細胞（ニューロン）も約140億個にまで増大する。

■成長にともない脳内ネットワークが拡がる

大脳皮質の神経細胞の数は、受精後約17週での約140億個をピークとし、その後増加することはない。

17週以降は、神経細胞内での信号伝達スピードの高速化や、神経細胞同士の情報ネットワークづくりなどの整備がおこなわれ、脳の基本的な構造ができ上がるのである。

こうして発生した脳は出生後、体躯の成長とともにさらに発達する。神経細胞には無数の突起があり、**シナプス**という部位で他の神経細胞と接合して、情報伝達をおこなっている。この情報ネットワークが、外界からの刺激入力によって、日々より緻密なものへと構築されていくのである。ネットワークの強化に相反し、神経細胞自体は、20歳以降、毎日約10万個が死滅していくといわれる。

神経管から脳への移行

受精後約22日目で神経管が形成され、その後3個の一次脳胞ができ、それぞれの脳胞が脳の各部位に分化していく。

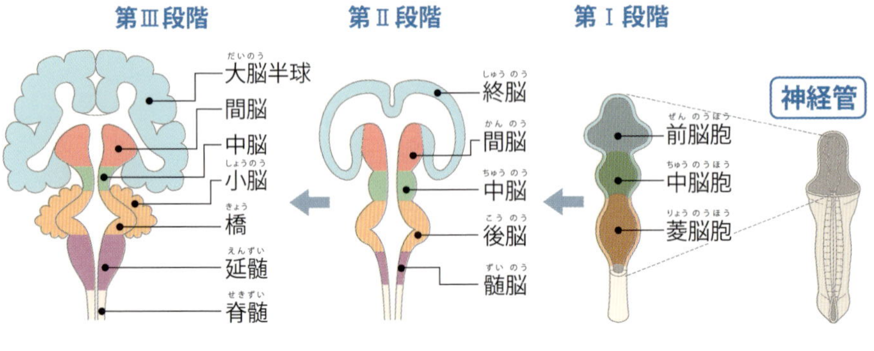

第Ⅰ段階 神経管
- 前脳胞
- 中脳胞
- 菱脳胞

第Ⅱ段階
- 終脳
- 間脳
- 中脳
- 後脳
- 髄脳

第Ⅲ段階
- 大脳半球
- 間脳
- 中脳
- 小脳
- 橋
- 延髄
- 脊髄

胎児期の脳の発達

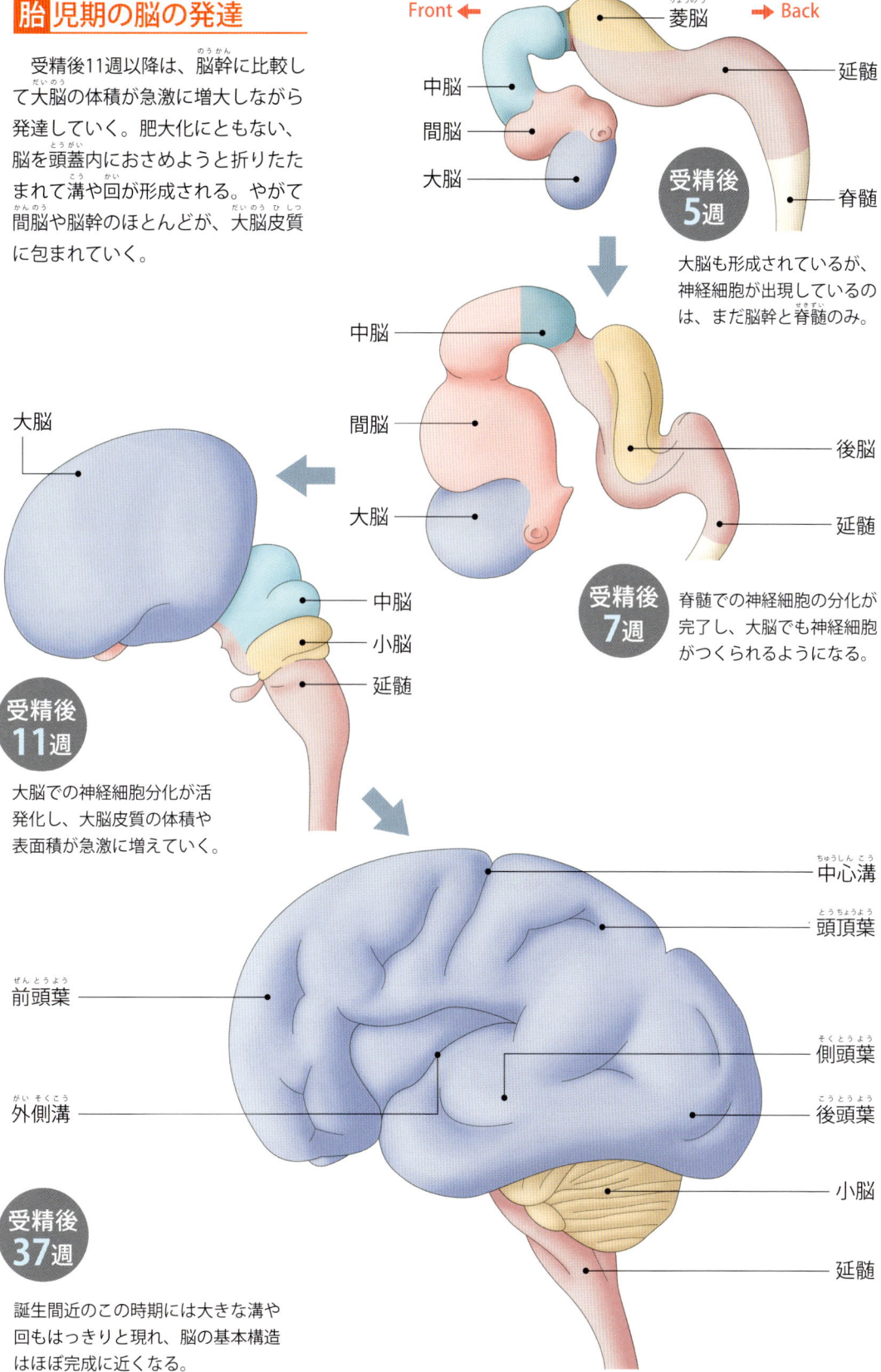

受精後11週以降は、脳幹に比較して大脳の体積が急激に増大しながら発達していく。肥大化にともない、脳を頭蓋内におさめようと折りたたまれて溝や回が形成される。やがて間脳や脳幹のほとんどが、大脳皮質に包まれていく。

受精後5週

Front ← → Back

- 中脳
- 間脳
- 大脳
- 菱脳
- 延髄
- 脊髄

大脳も形成されているが、神経細胞が出現しているのは、まだ脳幹と脊髄のみ。

受精後7週

- 中脳
- 間脳
- 大脳
- 後脳
- 延髄

脊髄での神経細胞の分化が完了し、大脳でも神経細胞がつくられるようになる。

受精後11週

- 大脳
- 中脳
- 小脳
- 延髄

大脳での神経細胞分化が活発化し、大脳皮質の体積や表面積が急激に増えていく。

受精後37週

- 前頭葉
- 外側溝
- 中心溝
- 頭頂葉
- 側頭葉
- 後頭葉
- 小脳
- 延髄

誕生間近のこの時期には大きな溝や回もはっきりと現れ、脳の基本構造はほぼ完成に近くなる。

脳の細胞の主役・ニューロンの構造

脳のなかでは無数の細胞が連携し合い
他の器官にはない複雑な機能を可能にしている。
その主役は、ニューロンと呼ばれる細胞である。

■ ニューロンとグリア細胞が脳をかたちづくっている

脳はおもに、神経細胞（ニューロン）と神経膠細胞（グリア細胞）という2種の細胞で構成されている。

その90％を占めているのは、グリア細胞である。しかし全体の10％にすぎないニューロンが、情報処理という脳の機能を支える主役である。ニューロンは、情報処理や興奮の伝達などの役割を担うために特化した細胞である。ニューロン同士が複雑に接合し、情報を伝え合うことで、一大情報ネットワークをつくり上げている。

グリア細胞は、これまではニューロンを空間的に支持したり、栄養を与えるなどの補助的な役割とされてきた。しかしグリア細胞がないと脳が正常に働かないことなどから、現在では情報処理にも深く関わっているものと考えられている。

■ ニューロンは多数の樹状突起と1本の軸索をもつ

ニューロンは、中心となる細胞体と、細胞から出る突起で構成されている。細胞体は球形に近い形状で、DNA（Deoxyribonucleic Acid：デオキシリボ核酸）を含む核をもち、その周囲を細胞質が取り囲んでいる。

細胞質は、ミトコンドリアやゴルジ装置、粗面小胞体など、すべての動物の細胞と共通の細胞小器官をもつ。

細胞体は灰色をしており、細胞体が密集した部位が、大脳皮質などの灰白質である。

突起には、樹状突起と軸索がある。樹状突起は、細胞体や軸索の終末から木の枝のように伸び、他のニューロンと接合してシナプスを形成している。軸索は、細胞体から長く伸びた構造物で、細胞体からの情報（活動電位）を末端の神経終末に伝える。

■ 突起が3本以上の多極性ニューロンが大多数

ニューロンのうち、突起が1本だけのものは、単極性ニューロンと呼ばれる。細胞体を中心に、それぞれ反対側から突起が出ているものを双極性ニューロン、突起が3本以上のものを多極性ニューロンという。

このうち脳で大多数を占めているのは、多極性ニューロンである。双極性ニューロンは、感覚を伝える感覚ニューロンに多く、ひとつの軸索だけをもつ単極性ニューロンは下等動物に多い。

軸索や樹状突起のうち、長く伸びているものを神経線維といい、白質はこれが集合した部位である。

神経線維は、グリア細胞の膜（髄鞘）で覆われた有髄線維と、被膜をもたない無髄線維に分けられる。髄鞘は、電気を遮断する絶縁被膜の役割を果たしている。

1 ニューロンの基本構造

細胞体の構造

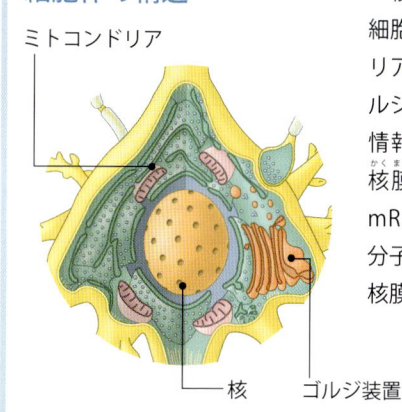

ミトコンドリア
核
ゴルジ装置

　核の周囲を取り巻く細胞質には、細胞呼吸の機能を担うミトコンドリアや、たんぱく質を処理するゴルジ装置などがある。核には遺伝情報の倉庫であるDNAがあるが、核膜外には移動できないため、mRNA（messenger RNA）という分子を介して情報が転写され、核膜外に伝えられる。

軸索と髄鞘の構造

髄鞘
ランビエ絞輪
軸索

　他の器官の細胞にはない、ニューロン特有の部位。細胞体から届く情報を他のニューロンや標的器官に伝える、電線のような役割を果たす。中枢神経では希突起膠細胞、その他の神経（末梢神経）ではシュワン細胞が、軸索を幾重にも取り巻いて髄鞘を形成している。

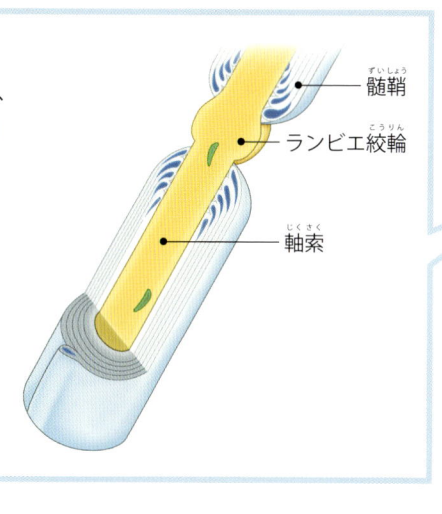

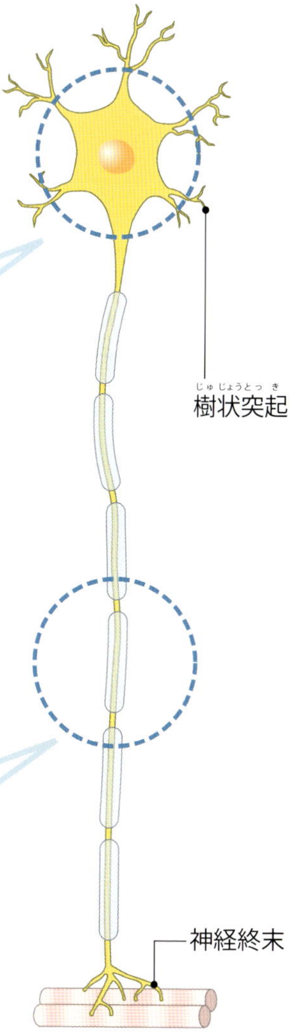

樹状突起
神経終末

■■■ ニューロンからの信号が軸索→神経終末へと伝わる

　ニューロンは、外界からの感覚情報を脳に伝えたり、**運動指令**を末梢器官に送るなど、情報を伝達する働きを担っている。情報は**電気信号（活動電位）**として、ニューロンの長い軸索を通り、神経終末に伝わる。軸索での活動電位の伝わりかたは、有髄線維と無髄線維では多少異なり、有髄線維では伝導スピードがきわめて速い。

　一方、神経終末まで伝達された信号を、他のニューロンや筋線維などの体組織に伝えるときは、電気信号が**化学物質**による信号に代えられる。

　細胞体や神経終末の樹状突起が、他のニューロンや組織に接する部分のわずかな隙間を、**シナプス**という。シナプスでは、**神経伝達物質**という化学物質によって情報が伝えられている。伝達側（**シナプス前細胞**）から神経伝達物質が放出され、相手側（**シナプス後細胞**）が受け取ると、その刺激が再度電気信号に代えられて、ニューロン内を伝わっていくのである。

21

ニューロンでの活動電位発生のしくみ

脳を構成する細胞のしくみ

ニューロンからニューロンへ、ニューロンから他の器官へと伝わる電気信号は、細胞膜付近のイオンバランスの変化により生み出されている。

信号が出ていないときはマイナス電位の状態

ニューロンの情報伝達は、電位の変化というかたちでおこなわれている。

通常、体内のナトリウムやカリウムなどの電解質は、電離してイオンの状態で存在している。細胞膜には、カリウムチャネルがあり、カリウムイオン（K⁺）が出入りできる。

ニューロンが興奮しない静止時、細胞膜の内側はマイナス荷電、外側がプラス荷電の状態になっている。細胞内のカリウム濃度が高く、細胞内がマイナス荷電なので、静止時は平衡を維持しているのである。

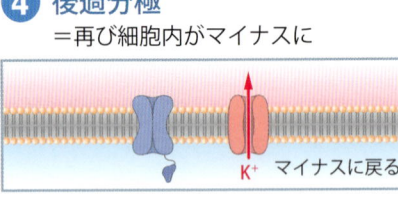

ニューロンに刺激が加わると活動電位が生じる

静止時はマイナス荷電である細胞膜内が、プラス方向に変化することを、脱分極という。ニューロンの活動電位は、この脱分極によって起こる。

何らかの刺激があり、細胞膜内のマイナス荷電が一定以上に強くなると、カリウムチャネルが閉まり、ナトリウムイオン（Na⁺）が出入りするナトリウムチャネルが開いて、Na⁺が流入する。そのため細胞膜内はマイナス荷電からプラス荷電に変化（脱分極）する。しかし一瞬のうちに、今度はナトリウムチャネルが閉じ、カリウムチャネルが数多く開いて、細胞膜内は再びマイナス荷電の状態に戻る。

軸索内で起こる、このプラスとマイナスの荷電の変化が、脳内でさまざまな情報を伝達している電気信号の正体である。

ニューロンの膜電位の変化

① 静止状態
＝Na⁺チャネルは閉じ、K⁺チャネルはある程度開いている

Na⁺チャネル　K⁺チャネル　細胞外
細胞内

② 脱分極
＝細胞の外からNa⁺流入

Na⁺　プラスに変化

③ 再分極
＝K⁺チャネルがより数多く開く

不活化　K⁺

④ 後過分極
＝再び細胞内がマイナスに

K⁺　マイナスに戻る

活動電位が伝わるしくみ

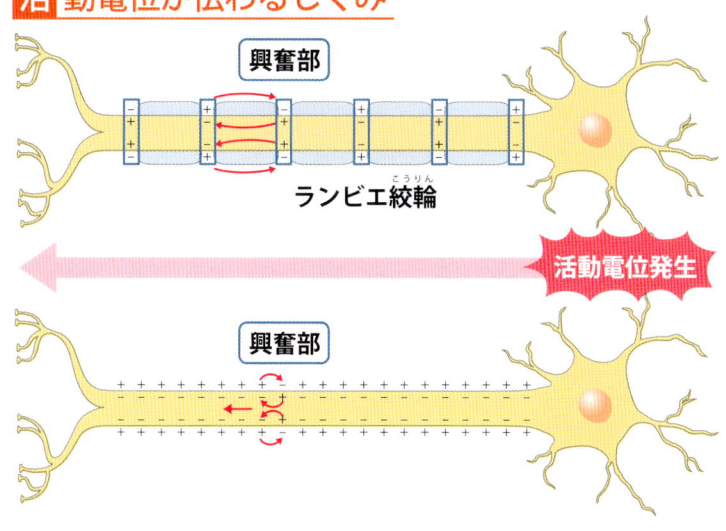

興奮部

ランビエ絞輪

活動電位発生

興奮部

有髄線維の場合
髄鞘の主成分は脂質のため、絶縁体の役割を果たす。髄鞘を飛び越えて活動電位が流れるため、伝導速度が速い。

無髄線維の場合
局所的な電流の刺激が、隣へ隣へと波のように連続的に移るため、伝導速度が遅い。

有髄線維は高速で電気信号を伝導

有髄線維と無髄線維では、活動電位の伝わりかたが異なっている。

有髄線維の軸索を取り巻く髄鞘は1～2mm長さの節に分かれていて、節と節の隙間はランビエ絞輪という。髄鞘部分では脱分極が起きないのに対し、ランビエ絞輪では脱分極が起きやすい。そのため髄鞘部分を飛び越すように、ランビエ絞輪間で電気信号が伝えられる。これを跳躍伝導という。

その結果、有髄線維での電気信号の伝導速度は、無髄線維に比べてきわめて速い。

一方、無髄線維では、軸索内の脱分極が連続的にゆっくり起こっている。

軸索のある部位で脱分極が生じてマイナス荷電になると、隣り合った部分は通常のプラス荷電のため、お互いが引き合って電流が生まれる。すると隣のマイナス荷電部分がさらにマイナス化するため、脱分極が起こる。一度脱分極すると、一定の期間再び脱分極できないため、脱分極が隣へ隣へと連続的に伝わっていくのである。

なお、中枢神経系の神経細胞の軸索はほとんどが有髄線維なのに対し、末梢神経系では、有髄線維と無髄線維が混在している。中枢神経系ではつねに速い伝導が必要とされるのに対し、末梢神経系には伝導が遅くてもよい神経線維もあるためである。

たとえば運動指令を伝えるのは伝導の速い有髄線維で、痛覚のうち鈍い痛み（遅痛）を伝えるのは、伝導の遅い無髄線維である。

細胞体で生じた活動電位は必ず神経終末に届く

細胞体で発生した活動電位は、隣接する軸索に次々と活動電位を発生させ、遠く離れた神経終末まで伝えられる。一度発生した活動電位が途中で消滅することはない。

また、脳には非常に多くの神経線維が密集しているが、活動電位は必ず1本の軸索のみを伝わっていく。別の神経線維がどんなに近い距離に隣接していても、そちらに活動電位が乗り移ることはない。

このような法則にもとづき、脳内の複雑な活動が確実に遂行されているのである。

脳内のシナプス伝達のしくみ

軸索を通じ、神経終末に届けられた電気信号がそのまま他のニューロンに届くことはなく、いくつもの化学物質が、その媒介機能を担っている。

興奮性シナプスと抑制性シナプス

一つひとつの信号は小さく、単独で反応を起こすことはできない。興奮性または抑制性の複数の信号を統合したうえで、より多く入力され、閾値に達したものが出力される。

- 興奮性シナプス伝達
- 抑制性シナプス伝達

多いほうを出力

シナプスの構造

シナプス前細胞のシナプス小胞に貯蔵されている神経伝達物質は、活動電位の発生により、シナプス間隙に放出される。するとシナプス後細胞の受容体と結合し、シナプス後細胞に信号が伝わる。

拡大すると…

- 軸索
- 活動電位
- カルシウム（Ca^{2+}）チャネル
- 神経伝達物質
- シナプス小胞
- シナプス前膜
- シナプス間隙

シナプスを伝わる信号は興奮性と抑制性の2種類

神経終末に送られた電気信号は、他のニューロンとの接合部であるシナプスで、今度は化学物質によって伝達される。送り手側のシナプス前細胞から神経伝達物質が放出され、接合部の隙間を経由して、受け手側のシナプス後細胞の受容体に届けられる。

シナプスで伝えられる情報には、シナプス後細胞を脱分極させる**興奮性シナプス後電位**（EPSP：Excitatory Postsynaptic Potential）と、反対に活動電位の発生を抑制する**抑制性シナプス後電位**（IPSP：Inhibitory Postsynaptic Potential）の2種類がある。

ひとつのニューロンには無数のシナプスがあり、膨大な数の信号が送られている。そのため一つひとつの活動電位では反応は生じず、興奮性か抑制性信号のどちらかが多く届いたときに、はじめて反応が生じる。

1 脳の構造と機能 — 脳を構成する細胞のしくみ

神経伝達物質受容体のしくみ

イオンチャネル型受容体

結合と同時にイオンチャネルも開くため、反応が速い。神経筋接合部に存在する、ニコチン型アセチルコリン受容体などがこのタイプ。

代謝調節型受容体

多くの物質を介してイオンチャネルが開く。立ち上がりは遅いが持続時間が長い。代表例は、ムスカリン型アセチルコリン受容体など。

■ Ca^{2+} の流入をきっかけに神経伝達物質が放出される

ではなぜ、シナプス前細胞の神経終末に活動電位が到達すると、神経伝達物質が放出されるのだろうか。その鍵はシナプス前細胞の**カルシウムチャネル**にある。神経終末には、**カルシウムイオン**(Ca^{2+})が出入りできるカルシウムチャネルが多く存在する。

カルシウムチャネルは、平常は閉じているが、活動電位が神経終末まで伝えられると開く。そこで Ca^{2+} が神経終末に流入し、濃度が上昇したのをきっかけに、神経伝達物質が放出されるのである。これを**開口分泌**という。

じつは開口分泌の前に、神経伝達物質の貯蔵庫である**シナプス小胞**は、活動準備をはじめている。シナプス前膜の活性体にドッキングし、いつ Ca^{2+} が流入してもいいように備えているのである(**プライミング**)。そして開口分泌後のシナプス小胞は、速やかに細胞内に取り込まれ(**エンドサイトーシス**)、再利用される。

■ シナプス後膜には2種類の受容体がある

信号の受け手側であるシナプス後膜には、シナプス間隙に放出された神経伝達物質を受け取る**受容体**が、多数存在している。この受容体は、**イオンチャネル型受容体**と、**代謝調節型受容体**の2種類に大別できる。

イオンチャネル型は、イオンチャネルと神経伝達物質の受容体が一体化したタイプで、神経伝達物質が結合すると、直接イオンチャネルも開くしくみである。

代謝調節型は、神経伝達物質が結合すると、シナプス後細胞内を自由に移動できる**Gたんぱく質**の作用を経由して、間接的にイオンチャネルを開かせる。

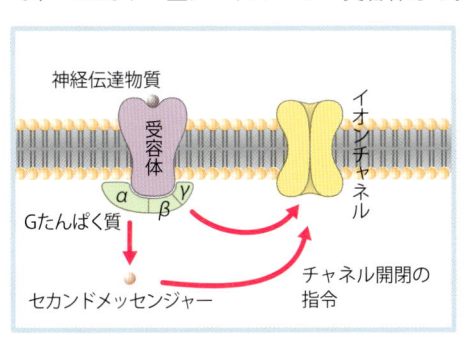

どちらの受容体においても、受容体に神経伝達物質が結合したままでは、次の反応が起こらない。そこで、結合した神経伝達物質はシナプス間隙に存在する特殊な酵素で分解されたり、シナプス前膜にある特殊なたんぱく質で破壊されたり、再度シナプス前膜に取り込まれるなどして、取り除かれる。

25

脳を構成する細胞のしくみ

神経伝達物質の種類とその働き

脳内には60種以上もの神経伝達物質があり
気分や運動機能、内臓の活動など
幅広い機能の調整役として働いている。

■■ 神経伝達物質にはおもに4つの種類がある

1921年にアセチルコリンがはじめて発見されて以来、数多くの神経伝達物質が脳内にあることがわかってきた。神経伝達物質は、大きく4つに分類できる。

小分子伝達物質であるモノアミン類、アミノ酸、アセチルコリンの3つは、窒素原子を含む小さな有機分子である。神経終末のシナプス小胞内に貯蔵されていて、Ca^{2+}などが神経終末に流入すると、それをきっかけにシナプス間隙に放出される。

もう1つの神経ペプチドは、アミノ酸が連なった比較的大きな分子で、1970年代になってから神経伝達物質であることが明らかになった。神経ペプチドは、シナプス小胞よりも大きな小胞である、分泌顆粒に貯蔵されている。

脳内のどの部位のニューロンかによって、放出される神経伝達物質は異なる。ただし脳の各部位と1対1の対応をなすわけではなく、さまざまな神経伝達物質を媒介とするニューロンが、脳内に広く分布している。

4つの神経伝達物質の種類をさらにこまかく見ていくと、全部で60種以上に及ぶ。

モノアミン類でとくに代表的なのは、アミノ酸のチロシンから変換されてつくられる、ドパミン、ノルアドレナリン、アドレナリンである。チロシンはカテコール基という化学構造をもつことから、これらの物質をまとめてカテコールアミンという。カテコールアミンを伝達物質として用いるニューロンは、カテコールアミン作動性ニューロンと呼ばれ、気分や運動、自律神経系（→P76）の調整に関わっている。

モノアミン類にはほかにも、セロトニンやヒスタミンなどの物質がある。セロトニン作動性ニューロンは、気分や情動に関与し、とくにうつ病への影響が指摘されている。実際に、受容体がセロトニンを取り込みやすくするSSRI（選択的セロトニン再取り込み阻害薬）が、うつ病の治療で用いられている。

■■ カテコールアミンは気分や運動、自律神経系に関与

■■ 興奮性と抑制性、2種類のアミノ酸が分布

2つ目の小分子伝達物質に、アミノ酸がある。アミノ酸はたんぱく質の構成物質として全身に分布する一方で、脳内の重要な神経伝達物質としても機能している。

アミノ酸には、興奮性シナプス伝達を促すものと、抑制性シナプス伝達を促すものがある。興奮系伝達物質の代表であるグルタミン酸の受容体には、イオンチャネル型受容体のAMPA（α-Amino-3-hydroxy-5-Methyl-4-isoxazole Propionic Acid）受

26

1 おもな神経伝達物質と、その特徴

ドパミン（DA：Dopamine）
カテコールアミンの一種で、ノルアドレナリン、アドレナリンの前駆物質。ドパミン作動性ニューロンは中脳の黒質、腹側被蓋野に多く存在し、運動の調節や気分、報酬系などに関わっている（→P55）。

ノルアドレナリン（NA：Noradrenaline）
チロシン→ドーパ→ドパミンを経て合成されるカテコールアミンの一種で、ノルエピネフリンともいう。青斑核（→55）に多く存在し、脳内に広く投射。覚醒、不安、注意、学習などに関与する。

アドレナリン（Adrenaline）
チロシン→ドーパ→ドパミン→ノルアドレナリンの変換を経て合成される、カテコールアミンの最終形。エピネフリンともいう。脳以外では、副腎から血液へも放出され、自律神経系（→P76）の調節に関与している。

セロトニン（5-HT：5-Hydroxytryptamine）
必須アミノ酸の一種、トリプトファンから合成される。セロトニン作動性ニューロンは、延髄の縫線核から広範囲に投射する（→P55）。情動や気分、睡眠などに関与するが、数は比較的少ない。

ヒスタミン（Histamine）
ヒスタミン作動性ニューロンは、視床下部から脳内に広範囲に投射し、おもに痛覚の伝達や炎症反応に関与する。そのほかに副腎皮質にも存在し、自律神経系の調節などに関わっている。

アセチルコリン（ACh：Acetylcholine）
脊髄や脳幹などの運動ニューロンで産生される神経伝達物質で、シナプス後膜の受容体に結合すると、筋の収縮が起こる。アセチルコリンの機能障害は、重症筋無力症などの運動障害につながることもある。

グルタミン酸（Glu：Glutamate）
グルコースなどから合成されるアミノ酸の一種で、GABAの前駆物質。中枢神経系全域に存在し、興奮性シナプス伝達を媒介する。過剰に放出されると神経の過活動により、痙攣などが起こる。

GABA（Gamma-Aminobutyric Acid）
アミノ酸の一種で、前駆物質はグルタミン酸。中枢神経系全域に広く分布し、抑制性シナプス伝達の媒介という重要な役割を担う。情動や気分、睡眠－覚醒などに幅広く関与している。

コリン作動性ニューロンは運動指令を末梢に伝える

小分子伝達物質の3つ目、アセチルコリンは、脊髄や脳幹などの運動ニューロンでつくられる物質である。アセチルコリンを伝達物質とするニューロンは、コリン作動性ニューロンと呼ばれる。脳幹や脊髄から、各部位の筋肉に向かうニューロンは、すべてコリン作動性ニューロンである。

4つ目の神経伝達物質である神経ペプチドには、コレシストキニン、ニューロペプチドYなどがあり、その種類は50以上に及ぶ。中枢神経系のあらゆる場所に分布していて、低濃度でシナプス後細胞に作用し、作用が長く続くのが特徴である。

容体、NMDA（N-Methyl-D-Aspartate）受容体と、代謝調節型のmGlu受容体がある。中枢神経系で広く分布しているのは、AMPA受容体である。一方、抑制系伝達物質の代表であるGABAには、イオンチャネル型のGABA$_A$受容体と、代謝調節型のGABA$_B$受容体があり、中枢神経系にはGABA$_A$受容体が広く分布している。

グリア細胞の
おもな種類と働き

脳内に存在するグリア細胞は、全部で3種類。
ニューロンの保護や、髄鞘の形成だけでなく
血液中の不要な物質の侵入を防ぐ働きももつ。

■ グリア細胞が
ニューロンの隙間を埋める

　脳内の細胞で大多数を占めるのは、ニューロンではなくグリア細胞（神経膠細胞）である。ニューロンの10倍もの数のグリア細胞が、脳を空間的に支えたり、栄養を与えるなどの生化学的な支援をおこなうことで、脳の複雑きわまりない情報ネットワークが支障なく稼働されている。
　グリア細胞には、3つの種類がある。もっとも多いのはアストロサイト（星状膠細胞）で、その名の通り、星形の突起をもっている。この複数の突起を、ニューロンの各部位や脳内を走る毛細血管などに伸ばして接合し、ニューロンが複雑にからみ合う立体構造を支えている。
　脳の細胞にはほかにも、オリゴデンドロサイト（希突起膠細胞）、ミクログリア（小膠細胞）などがある。

■ もっとも多いグリア細胞、
アストロサイト

　アストロサイトは、太く短い突起をもつ形質性アストロサイトと、細長い突起をもつ線維性アストロサイトに分けられる。
　2つのアストロサイトの基本的な役割は、ニューロン周囲の環境バランスを維持することである。たとえばシナプスを包むように存在することで、シナプスで放出された神経伝達物質がシナプス間隙外に拡散しないよう防いでいる。
　アストロサイトは、血液中の不必要な物質が脳内に入り込まないよう、血液脳関門の役割も果たしている。突起先端で毛細血管の外壁を覆い、脳への物質の移動を制限しているのである。たとえば水やCO$_2$、O$_2$は容易に通れるが、Na$^+$やK$^+$などの電解質は制限される。それにより、ニューロンを取り巻く環境は、つねに一定に保たれている。

■ 電気の絶縁機能を果たす
オリゴデンドロサイト

　ニューロンは、軸索を伝わる電気信号をほかにもらさないよう、周囲を髄鞘（ミエリン鞘）という脂質に富んだ絶縁組織で覆っている。軸索をらせん状に幾重にも取り巻くこの膜を供給しているのが、オリゴデンドロサイト（希突起膠細胞）である。オリゴデンドロサイトは中枢神経系にのみ存在し、末梢神経系では、シュワン細胞がその役目を果たす。
　オリゴデンドロサイトは、1つの細胞で複数の軸索の膜をつくっているが、シュワン細胞は1つの細胞が1本の軸索の鞘だけをつくっている。
　ミクログリア（小膠細胞）は、死滅したり損傷を受けたり、炎症を起こしたニューロンを貪食して処理する細胞である。
　上衣細胞は、脳室や脊柱管の内壁を覆う。

1 グリア細胞の種類と構造

グリアとは接着剤という意味で、ニューロンとニューロンの間を埋めて、脳の構造を堅固なものにしている。グリア細胞でもっとも多いアストロサイトは、情報ネットワークの一環も担っている可能性がある。

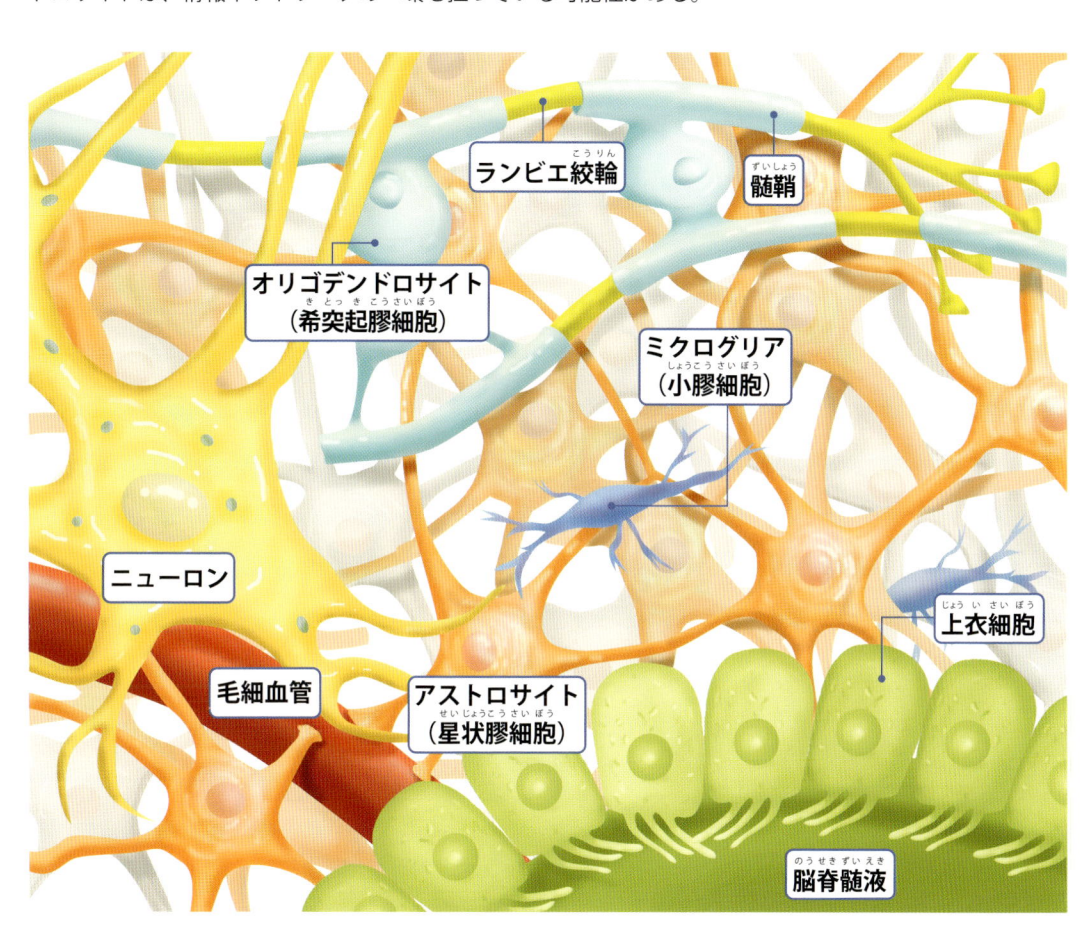

図中ラベル:
- ランビエ絞輪（こうりん）
- 髄鞘（ずいしょう）
- オリゴデンドロサイト（希突起膠細胞）
- ミクログリア（小膠細胞）
- ニューロン
- 上衣細胞（じょういさいぼう）
- 毛細血管
- アストロサイト（星状膠細胞）
- 脳脊髄液（のうせきずいえき）

■■■ 最新研究が照らし出すアストロサイトの新たな作用

アストロサイトが、情報伝達に能動的に関与している可能性も示唆されている。

たとえばアストロサイトの細胞膜には、神経伝達物質を受け取る受容体が存在していることが明らかになっている。シナプス前膜から放出されたグルタミン酸が、アストロサイトの受容体と結合して細胞内のCa^{2+}が上昇するという、ニューロンの興奮と同様のしくみである。興奮したアストロサイトは、エネルギー代謝に重要な役割をもつATP（Adenosine Triphosphate：アデノシン三リン酸）を放出し、これが他のアストロサイトを興奮させる。グルタミン酸だけでなく、ATPやノルアドレナリン、アセチルコリン、ドパミンなど、さまざまな神経伝達物質に対する受容体が細胞膜に存在しているという。

アストロサイトがグルタミン酸を放出し、ニューロンを興奮させることなどもわかってきており、アストロサイトの全貌究明の研究が進められている。

大脳全体の構造

大脳から順に、脳各部の構造としくみを見ていこう。まずは脳幹や小脳を取り除いた状態で大脳全体の構造を確認しておきたい。

下から見る大脳半球の構造

大脳半球はおもに4つの葉に分かれているが、より細かな葉や回の位置関係も確認しておきたい。前頭葉は、上から順に上前頭回、中前頭回に分かれ、その下には下前頭回もある。頭頂葉との境目である中心溝の前方部は中心前回、後方部は中心後回という。頭頂葉は上頭頂小葉と下頭頂小葉の2つの葉に分けられる。

- 前頭葉
- 頭頂葉
- 側頭葉
- 後頭葉
- 大脳辺縁系(辺縁葉)

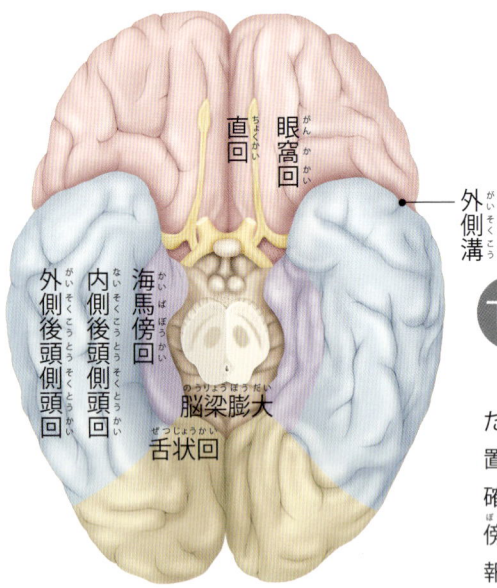

上面：上前頭回、中前頭回、中心前回、中心後回、上頭頂小葉、下頭頂小葉、大脳縦裂、中心溝、Front、Back

下面：眼窩回、直回、外側溝、海馬傍回、内側後頭側頭回、外側後頭側頭回、脳梁膨大、舌状回

脳幹と小脳を取り除き、底面から見た図。大脳に包まれるように中央に位置する大脳辺縁系の構造がはっきりと確認できる。側頭葉の内側にある海馬傍回は、記憶を司る器官、海馬への情報中継路である。

左右の半球と4つの葉に分けられる

脳の大部分を占める大脳は大脳縦裂により左右の半球に分かれる。大脳半球は中心溝、外側溝という大きな溝、および頭頂後頭溝を境に、4つの葉に分けられる。大脳皮質の容積の3分の1を占めるのは、大脳前方(顔面側)の前頭葉である。前頭葉の大脳皮質は、思考や判断など高度な知的活動の中枢であり、運動を司る一次運動野などもある。

脳上部の頭頂葉には、痛みや温度などの皮膚感覚(体性感覚)を司る部位がある。側頭葉には聴覚野が、後頭葉には視覚野が存在する。そのほかに、大脳中央部の帯状回、海馬傍回などからなる大脳辺縁系を、辺縁葉と呼ぶ場合もある。葉以外にも、島と呼ばれる、外側溝奥の皮質領域もある。

側方から見る大脳半球の構造

側頭葉後部には縁上回、角回が見られるが、この2領域にはウェルニッケの感覚性言語野がある（左半球のみ）。前頭葉と側頭葉を隔てる外側溝を開いて内部を見ると、大脳半球に埋没している島も確認できる。

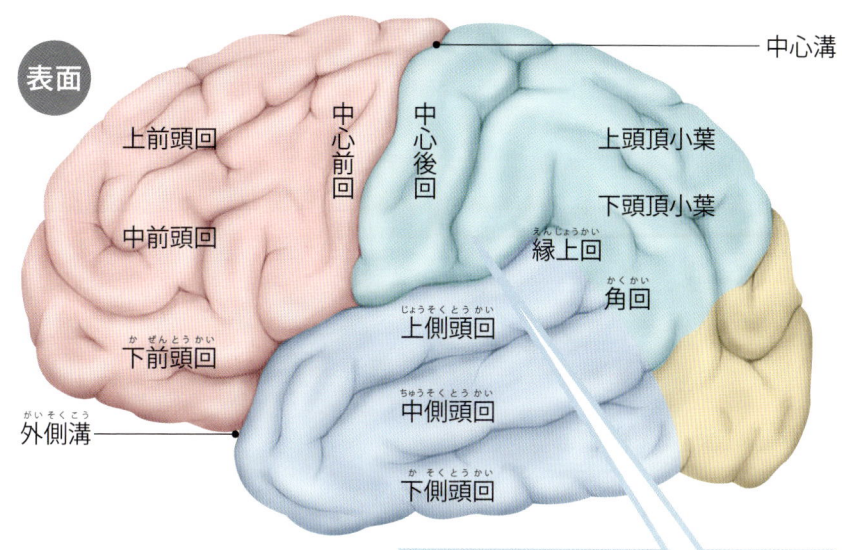

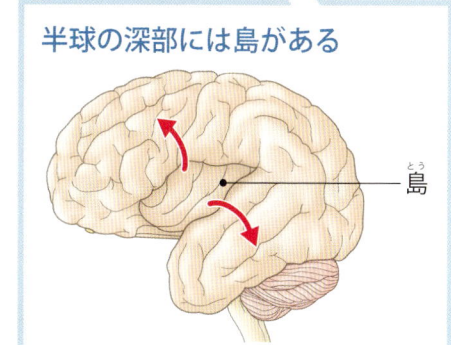

表面

- 上前頭回
- 中前頭回
- 下前頭回
- 中心前回
- 中心後回
- 上頭頂小葉
- 下頭頂小葉
- 縁上回
- 角回
- 上側頭回
- 中側頭回
- 下側頭回
- 外側溝
- 中心溝

半球の深部には島がある
- 島

脳幹を取り除いた状態での正中矢状断では、大脳の内側の回がはっきり見える。中央には、左右の大脳新皮質を結ぶ脳内最大の線維束、脳梁が中央に走っている。それをC字型に取り囲んでいるのが、帯状回、海馬傍回などの大脳辺縁系である。

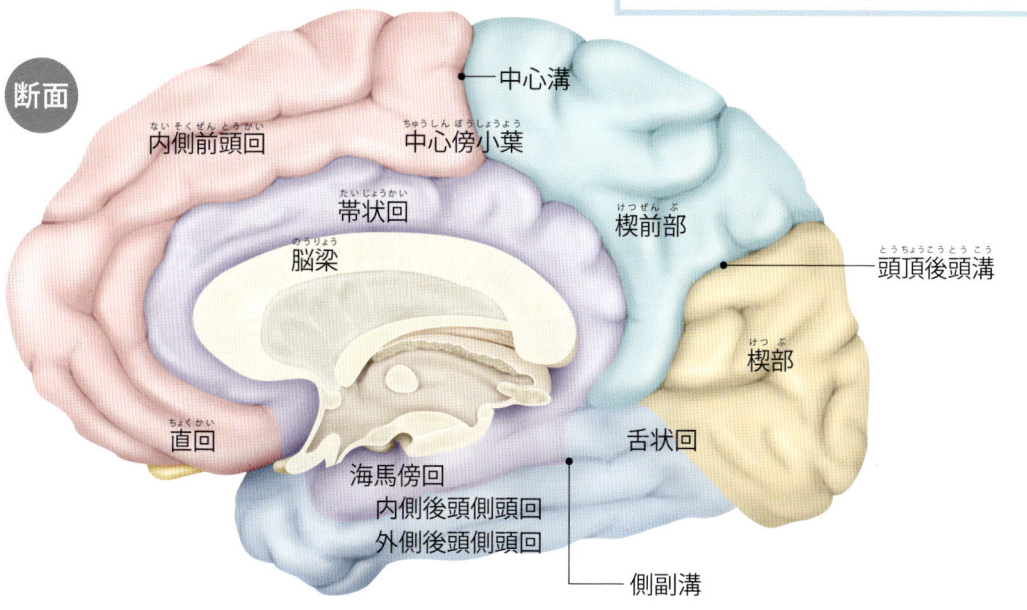

断面

- 内側前頭回
- 中心傍小葉
- 帯状回
- 楔前部
- 脳梁
- 中心溝
- 頭頂後頭溝
- 楔部
- 直回
- 舌状回
- 海馬傍回
- 内側後頭側頭回
- 外側後頭側頭回
- 側副溝

大脳皮質の構造と機能局在

大脳のしくみと働き

大脳表面のしわ（皮質）を伸ばして広げると、新聞紙一面ほどの大きさになるといわれている。そしてその機能は、部位ごとに大きく異なっている。

■■ 厚さ3mmの皮質が大脳の機能の主役

大脳の表面は、厚さ3mmほどの**大脳皮質**という**灰白質**、つまりニューロンの細胞体が凝集した組織であり、ヒトの知的活動を支えている重要な部位である。

大脳皮質には**原皮質、古皮質、新皮質**があり、新皮質は大脳表面に平行に重なる第Ⅰ～第Ⅵ層の6つの層で構成されている。

ニューロンには**顆粒細胞、錐体細胞、星状細胞**などの形態上の分類があるが、大脳新皮質の各層は細胞の組成が異なる。

この6層が縦に連絡し合う円柱（**コラム**）が、ひとつの機能単位になっており、コラム内のニューロンがチームとしてひとつの情報処理にあたっている。大脳新皮質は、このコラムの集合体といえる。

ただし、大脳新皮質の領域すべてがコラム構造であるかは、いまだ研究中である。

大脳新皮質のコラム構造

大脳新皮質のコラム構造は、とくに後頭葉にある一次視覚野で解明が進んでいる。円柱の直径は0.5～1mm程度で、コラム単位で視覚情報を処理している。大脳皮質全体では、こうした大小のコラムが数百万個存在すると考えられている。

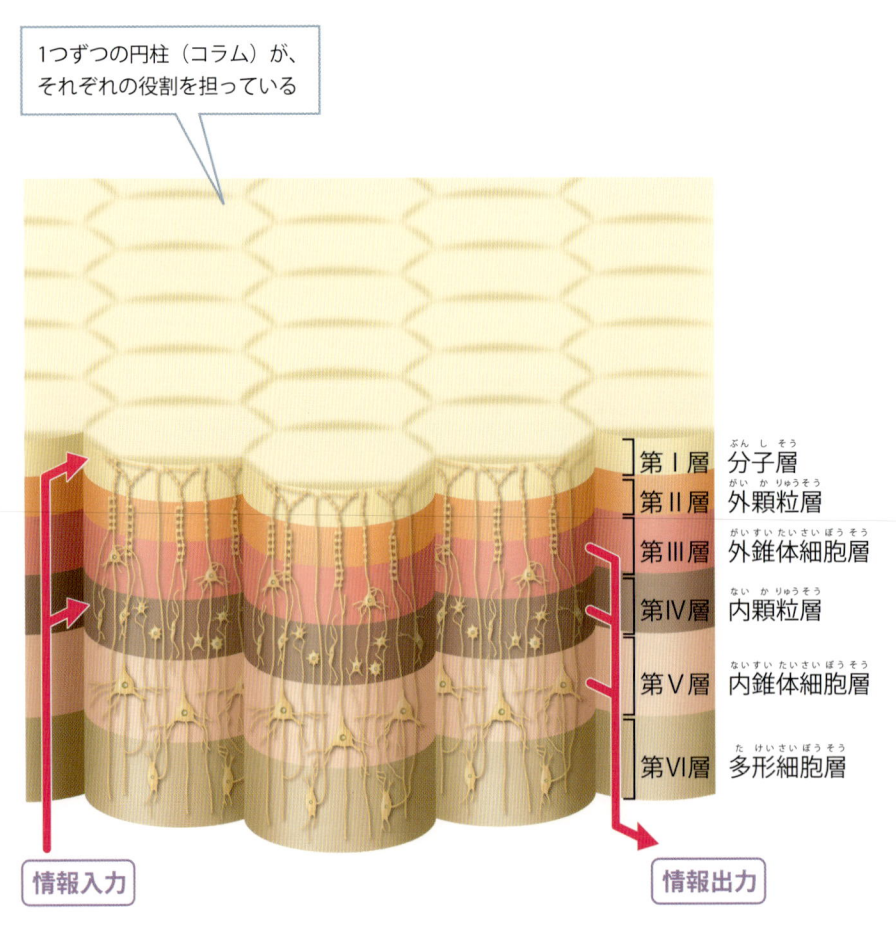

1つずつの円柱（コラム）が、それぞれの役割を担っている

第Ⅰ層	分子層
第Ⅱ層	外顆粒層
第Ⅲ層	外錐体細胞層
第Ⅳ層	内顆粒層
第Ⅴ層	内錐体細胞層
第Ⅵ層	多形細胞層

情報入力 → 情報出力

大脳皮質の機能別エリアマップ

大脳皮質は機能が局在しており、ブロードマン領域は、運動と感覚それぞれに、手や指、足、顔など体の各部に対応して49野ある。機能で大別すると、感覚野、運動野、連合野の3領域に分けられる。

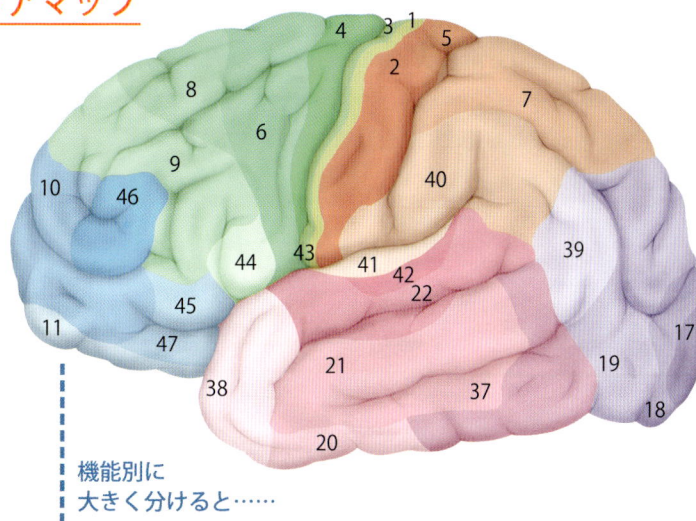

機能別に大きく分けると……

中心溝
一次体性感覚野
一次運動野
頭頂連合野
前頭連合野
一次聴覚野
側頭連合野
一次視覚野

感覚野
ブロードマンの1～3野（一次体性感覚野）。17野（視覚野）と41野（聴覚野）も広義には感覚野の一部である。

運動野
ブロードマンの4野（一次運動野）と、その前方にある6野（補足運動野と運動前野）の2領域。

連合野
運動野や感覚野からの各種情報を統合。高次の知的機能を司る。

層構造の違いによって52の領域に分けられる

大脳皮質の大きな特徴は、機能局在という点で、領域ごとに異なる機能を担っている。その各領域を、「野」と呼んでいる。

現在も広く使用されているものに、ドイツの神経解剖学者・ブロードマンが20世紀はじめに作成した脳地図がある。大脳皮質の層構造の違いに、機能面での違いを加味して分類し、番地をつけたもので、全部で49の番地に分かれている。このうち48～51野、53～56野は欠番である。また57野は外側溝の奥にあり、外表からは見えない。

機能面で大きく分類すると、**運動野（一次運動野）**と**感覚野（一次体性感覚野）**、そしてそれ以外の**連合野（視覚野、聴覚野）**に分けられる。運動を司る運動野は前頭葉の後部に存在し、中心溝の後方には、皮膚や関節、筋肉からの感覚情報を処理する感覚野がある。

大脳皮質でもっとも広い面積を占めているのは連合野で、**前頭連合野、側頭連合野、頭頂連合野**に分けられている。

運動野・感覚野・連合野の機能

大脳のしくみと働き

皮質は運動野、感覚野、連合野などの領域に分かれている。各領域にはさらにこまかな機能別の分布があり、脳の精緻な働きを実現している。

運動野・感覚野の体部位局在性（ペンフィールドマップ）

カナダの脳神経外科医、ワイルダー・ペンフィールドは、体の各部分からの入力が大脳皮質のどの部分に投射されるかを図示した。皮質上の身体部位の図の大きさは、その部位を司る大脳皮質の面積に比例している。

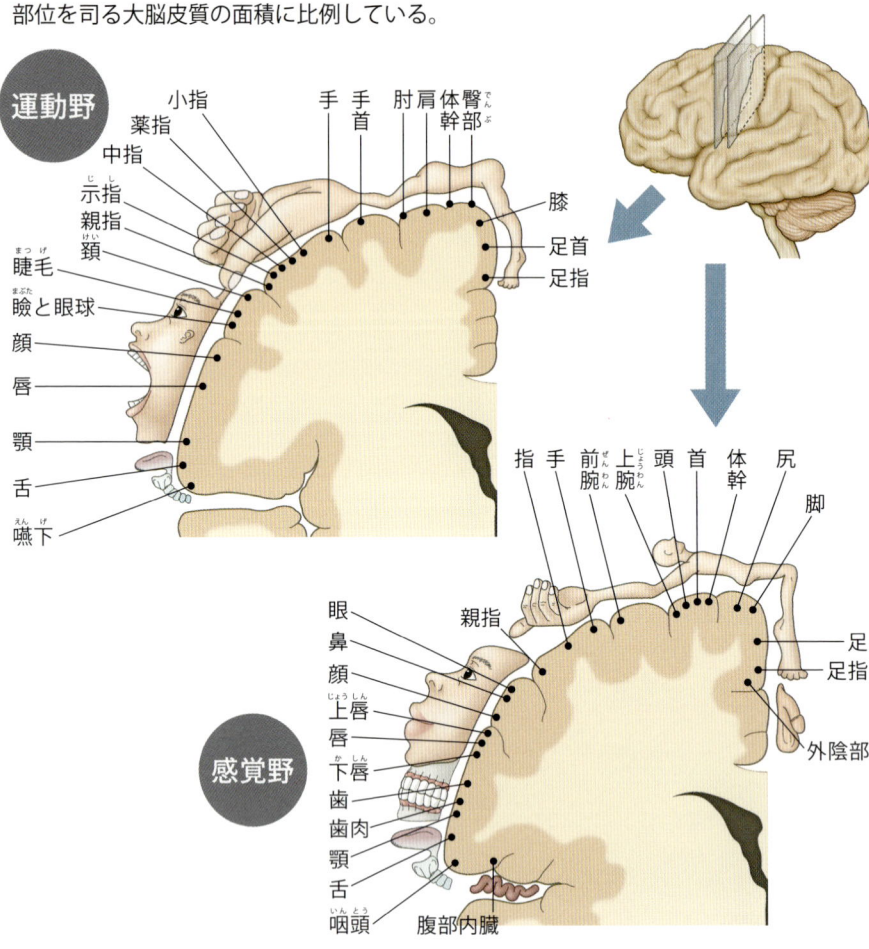

運動野：小指、薬指、中指、示指、親指、頚、手、手首、肘、肩、体幹部、臀部、膝、足首、足指、睫毛、瞼と眼球、顔、唇、顎、舌、嚥下

感覚野：指、手、前腕、上腕、頭、首、体幹、尻、脚、足、足指、外陰部、眼、鼻、顔、上唇、唇、下唇、歯、歯肉、顎、舌、咽頭、腹部内臓、親指

運動野、感覚野の局在性を示すペンフィールドマップ

大脳皮質の運動野と感覚野には、上肢や下肢、顔などの体の各部に対応する領域がある。たとえば、手の動きに対応する大脳皮質があり、その部分が損傷されると、手の動きが障害される。このように、大脳皮質の各領域が体の各部の機能を担っていることを、**体部位局在性**という。

運動野と感覚野の体部位局在性をわかりやすく示したのが、上図のペンフィールドマップである。

運動野と感覚野の体部位局在は、中心溝をはさんで、平行するように並んでいる。なお領域が、**下肢、体幹、上肢、顔**などの**感覚野（一次体性感覚野）**の周囲には二次体性感覚野があり、一次体性感覚野と協同しているが、明確な体部位局在性は認められない。

34

ヒト特有の思考や認知は連合野が司る

運動野と感覚野、聴覚野、視覚野以外の領域である**連合野**は、ヒトで特異的に発達した部位である。

認知や思考、行動の制御、記憶などの高次の知的活動を担い、運動野や感覚野から送られた情報を統合し、それをもとに行動を決定したり、創造的な思考をおこなう。

なかでもヒトでよく発達し、より高次な機能を司るのが、前頭葉にある**前頭連合野**である。目標を設定して計画を立て、論理的で順序だった効率的な行動を起こすという、他の動物にはないきわめて高次な活動を担っている。一部には、性格や社会性、感情表出などに関わる領域もある。**頭頂連合野**は、空間の知覚や体の意識に関わる領域である。空間を立体的に認識できたり、体の左右を正しく判断することなどは、この領域の機能による。**側頭連合野**は、物の認知に関わる領域である。たとえば物を見て、それが何であるかを認識したり、人の顔を見て誰なのかを認識するなどの認知機能をもっている。

3つの連合野が司る高次機能

① 前頭連合野
前頭葉の運動野より前方の領域で、行動の決定や結果の予測、抽象的思考など、他の霊長類にはない最高次の働きを担う。

② 頭頂連合野
頭頂葉の感覚野の後方から、後頭葉の視覚野前方までの領域で、空間や身体の認識に関わる。

③ 側頭連合野
側頭葉の聴覚野を除いた領域で、物体認知やエピソード記憶(→P110)に関わる。

言語に関わる連合野、ブローカ野とウェルニッケ野

言語を聞いたり理解はできるのに、うまく言葉を発することができない病気の患者には、**運動性失語症**という。この病気を、左半球の下部に損傷のあることがわかった。そこから発見されたのが**運動性言語野**(→P120)という領域で、大脳皮質の機能局在がはじめて明確にされた。この部位は、発見者であるフランスの外科医・ブローカの名をとって、**ブローカ野**とも呼ばれる。

言葉を話したり読んだりできるのに、言葉の意味がわからない、という病気もある。この場合は、**感覚性失語症**といい、上側頭回後部にある**感覚性言語野**(→P120)が損傷されている。こちらも発見者の名にちなんで、ドイツの神経学者・ウェルニッケの名にちなんで、**ウェルニッケ野**と呼ばれている。

嗅脳・大脳辺縁系のしくみと働き

大脳のしくみと働き

> 高次の機能を担う新皮質が発達したために系統発生的に古い皮質である嗅脳、大脳辺縁系は大脳の最下部や内部に押しやられている。

■前頭葉の下に位置する
小さな嗅脳

　脳の底面、前頭葉の下に、**嗅脳**（**嗅葉**）という小さな部位がある。系統発生学的には、大脳はここから発達しており、もとは脳の基本構造の一角をなす。動物では発達している部位だが、ヒトでは小さく退化している。

　鼻にある**嗅細胞**による嗅覚情報は、まず**嗅球**に伝えられる。嗅球には、**糸球体**と呼ばれる、直径約50～200μmの球状の構造物が約2000個存在する。この糸球体が2個対になって、それぞれ特定の匂い情報を処理している。

　嗅覚情報はその後、下のような経路で大脳皮質の嗅覚部位に伝えられる。嗅脳でおこなわれるのはあくまで情報処理で、匂いの種類などの判断は皮質でおこなわれる。また、嗅覚と関わりの深い領域として**大脳辺縁系**がある。

■脳梁をC字型に取り囲む
大脳辺縁系

　大脳内側の表面に、脳梁を包み込むように存在する、周囲の皮質とは異なる組織がある。

　中隔、**帯状回**、**海馬傍回**、**海馬**、**歯状回**、**扁桃体**、**乳頭体**など、この部位の原皮質を総称して、**大脳辺縁系**という。この部位は、大脳半球の発達にともない、弓状に引き延ばされてC字型を形成している。

　大脳辺縁系は、1878年にブローカによって発見された当初は、**辺縁葉**と命名されていた。しかしやがて、この部位が情動に関係する神経回路を形成していることがわかり、ある経路をまとめる"系"という言葉を使用して、大脳辺縁系といわれるようになった。

　大脳辺縁系は情動に関わるが、海馬は記憶の形成に関わっている。

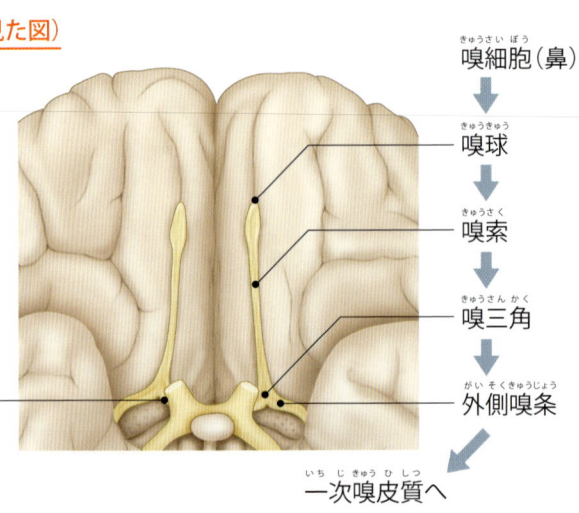

嗅脳の構造（下から見た図）

嗅覚を司る部位で、嗅球、嗅索、嗅三角で構成される。嗅三角は外側嗅条と内側嗅条に分かれるが、嗅覚情報を伝えるのはおもに外側嗅条である。

➡ 嗅覚情報の伝導ルート

嗅細胞（鼻）
↓
嗅球
↓
嗅索
↓
嗅三角
↓
外側嗅条
↓
一次嗅皮質へ

内側嗅条

大脳辺縁系のおもな構造（左側から見た図）

脳梁と脳弓の間に存在する膜状組織である中隔、記憶に関わる海馬、情動反応の中枢である扁桃体などで構成されている。情報伝導路である種々の交連線維も走っている。

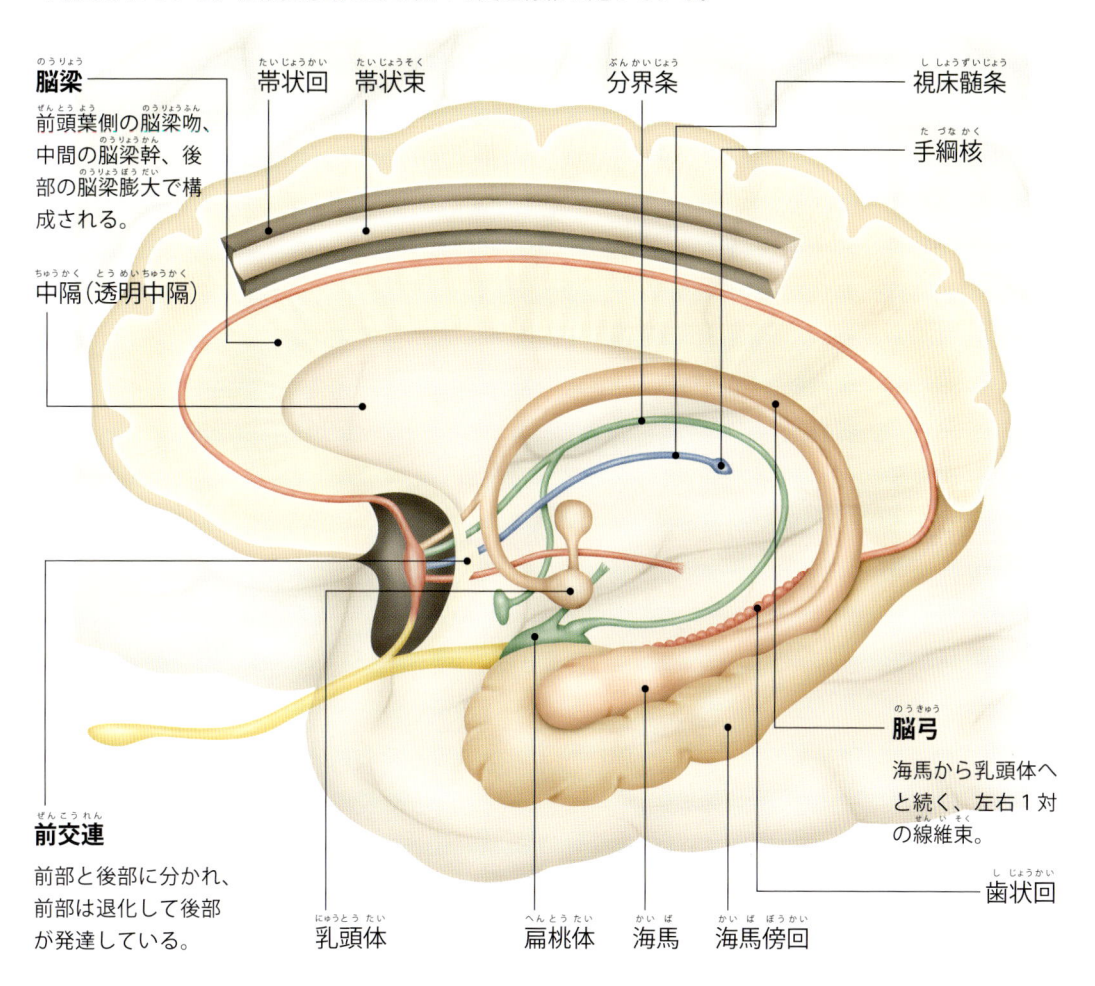

脳梁
前頭葉側の脳梁吻、中間の脳梁幹、後部の脳梁膨大で構成される。

帯状回

帯状束

分界条

視床髄条

手綱核

中隔（透明中隔）

前交連
前部と後部に分かれ、前部は退化して後部が発達している。

乳頭体

扁桃体

海馬

海馬傍回

脳弓
海馬から乳頭体へと続く、左右1対の線維束。

歯状回

左右の大脳半球は交連線維でつながっている

ニューロンの軸索、すなわち情報伝達を担う長く伸びた突起を**神経線維**、その束を**神経線維束**という。大脳の髄質（白質）を走る、情報の伝導路である神経線維束は、3つに大別される。

1つ目は、左右の大脳半球をつなぐ**交連線維束**である。左右の大脳皮質から伸びた神経線維束が中央で交叉し、**脳梁**を形成する。ヒトでは大脳皮質の発達にともない、脳梁が非常によく発達している。左右の嗅脳をつなぐ交連線維束は、海馬と間脳の乳頭体をつなぐ線維の通り道、**脳弓**がある。左右の脳弓が接続する中央部分は**脳弓交連**という。

以上の交連線維束のほかに、**連合線維束**と**投射線維束**の2つがある。これらは左右の半球間を接続するのではなく、各大脳半球内で、別々の領域の皮質同士を結んでいる。同じ高さの皮質同士を結ぶ線維が連合線維束で、高さの異なる部位を結ぶ線維束が投射線維束である。

記憶や感情に関わる海馬と扁桃体

大脳のしくみと働き

大脳辺縁系のなかでもとりわけ重要な役割を果たしているのが、記憶に関わる海馬、そして情動を支配する扁桃体の2つの部位である。

海馬の構造（側面図・断面図）

海馬と歯状回、海馬支脚を合わせて海馬体といい、海馬傍回に包まれるように存在している。断面で見る海馬は羊の角に似ており、古代エジプトの神の名にちなんでアンモン角とも呼ばれる。

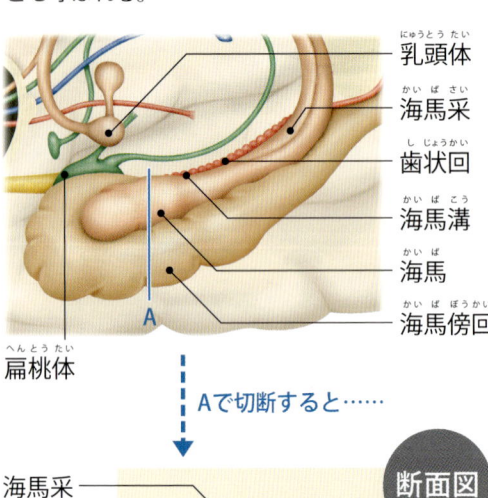

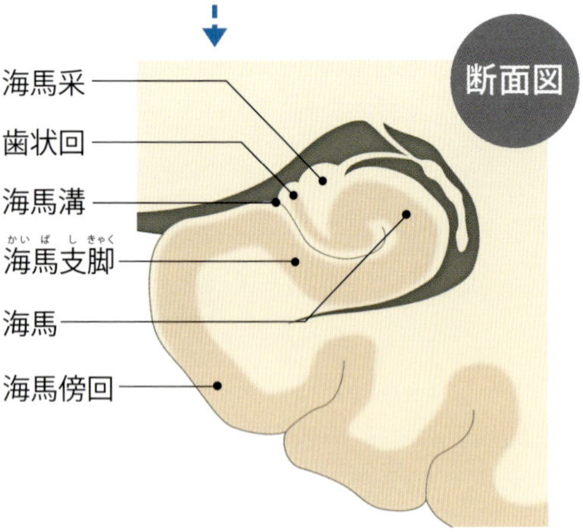

側面図ラベル：乳頭体、海馬采、歯状回、海馬溝、海馬、海馬傍回、扁桃体

Aで切断すると……

断面図ラベル：海馬采、歯状回、海馬溝、海馬支脚、海馬、海馬傍回

原皮質からなる2つの重要領域

大脳辺縁系の構成要素は、系統発生的に古くからある**原皮質**である。

一方で原皮質は、本能や情動など、動物にも共通する機能を果たしている。新皮質である大脳皮質は高次の情報処理を遂行し、ヒトとしての最重要機能を果たしている。

大脳辺縁系で特筆すべき重要な領域が、**海馬**と**扁桃体**である。海馬は**記憶**に深く関わる部位で、タツノオトシゴの意味をもつという説もある。扁桃体は、アーモンド型をしていることからこの名称がついたもので、**情動**に深く関与している。

外からの刺激を海馬が記憶として保管する

側頭葉深部を損傷すると、重症の健忘症に陥ることから、海馬と記憶の関係が解明されてきた。この研究で世界的にも有名なのが、てんかん患者H・M氏の例である。

H・M氏は、当時てんかんの原因と考えられていた、海馬を含む側頭葉の一部の切除手術を受けた。するとそれ以降、新しい出来事を記憶できなくなった。たとえば会話そのものは問題なくできるのに、その直後には誰と何を話したのか、まったく記憶が消えてしまう。しかし手術より数年以前のことは、すべて覚えているのである。

こうしたことから**海馬**は、一時的な記憶保管場所だと考えられている。海馬には、外部からのあらゆる**感覚情報**が絶え間なく入力されており、それを整理して1～数か月間、保管していると推定されている。

38

1 扁桃体を中心とした情動表出システム

大脳新皮質からの感覚情報と海馬からの記憶情報を照合して情動の評価がおこなわれる。その評価は再び大脳新皮質に送られて、主観的な情動体験を生む。また視床下部や脳幹網様体などに出力されて、身体反応や情動行動を引き起こす。

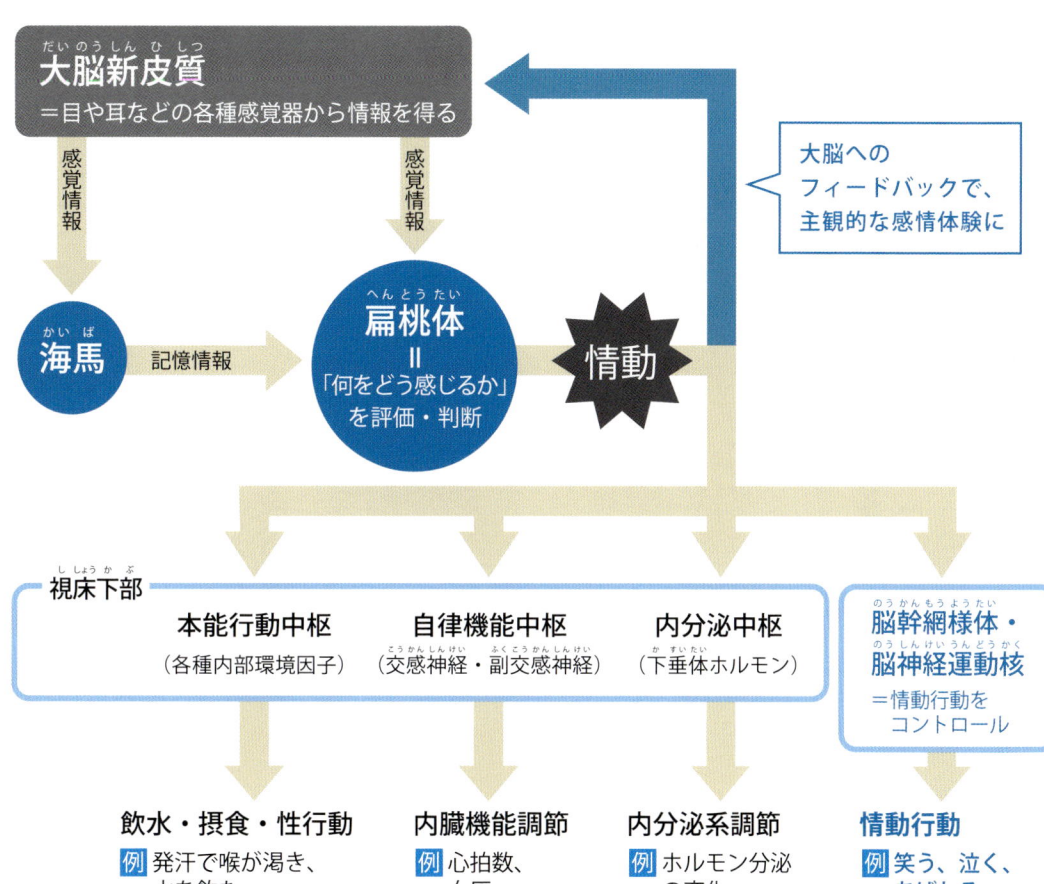

```
大脳新皮質
＝目や耳などの各種感覚器から情報を得る
```

↓感覚情報　↓感覚情報　　　　　　　←大脳へのフィードバックで、主観的な感情体験に

海馬 —記憶情報→ **扁桃体** ＝「何をどう感じるか」を評価・判断　→ 情動

↓

視床下部
- 本能行動中枢（各種内部環境因子）
- 自律機能中枢（交感神経・副交感神経）
- 内分泌中枢（下垂体ホルモン）

脳幹網様体・脳神経運動核 ＝情動行動をコントロール

- **飲水・摂食・性行動** 例 発汗で喉が渇き、水を飲む
- **内臓機能調節** 例 心拍数、血圧up
- **内分泌系調節** 例 ホルモン分泌の変化
- **情動行動** 例 笑う、泣く、あばれる

本能的感情「情動」を生み出す扁桃体

大脳辺縁系は情動に関わる領域であり、その中心となっているのが**扁桃体**である。「情動」は一般的には"感情の動き"としてとらえられるが、脳科学的には**快・不快、怒り、恐怖、喜び**などの本能的な感情と、それにともなう身体反応をさす。身体反応とは、心拍数や血圧が上がったり、筋肉が緊張するなどの身体的な変化をいう。たとえば天敵とばったり出会ったとき、驚きと恐怖で心拍数が上がり、闘争あるいは逃走のために、筋肉が緊張するという状況があげられる。

ヒトの扁桃体を電気刺激すると、怒りや恐怖が誘発される。扁桃体を損傷された人では、驚きや恐怖の表情を判別できないなどの変化が現れる。同様に扁桃体を破壊された動物においても、敵に恐怖を感じないなどの情動反応低下が見られる。

扁桃体は、大脳皮質から送られてくる**感覚情報**と海馬からの**記憶情報**を統合して、**情動**として出力していると考えられる。

大脳基底核のしくみと働き

大脳の深部に位置する灰白質のかたまりが大脳基底核である。間接的な関与ではあるが運動機能、とくに姿勢の制御に関わっている。

■ 大脳半球の最深部にある灰白質のかたまり

ニューロンの細胞体が集まり、情報伝達の中継や分岐をおこなう灰白質部位を、核（神経核）という。大脳基底核は、大脳半球の奥深くに存在する核（神経細胞の集まり）である。大脳基底核が発達しているため、ヒトでは大脳基底核は下位中枢だが、鳥類以下の動物では最高位の中枢である。

大脳基底核を構成しているのは、おもに線条体、淡蒼球、前障である。

線条体は、視床を囲むようにC型を描いて存在する尾状核と、淡蒼球を覆うように存在する被殻で構成され、前頭葉や頭頂葉からの入力を中継している。

被殻に覆われたように存在する淡蒼球は、外節と内節に分けられ、線条体からの入力を視床に出力する。前障は、被殻の一部が神経線維で分断された部分である。

■ 姿勢制御に関わる錐体路の機能をサポート

大脳基底核は複雑な組織で、全貌はいまだ明らかになっていない。記憶や認知機能関連の回路にも関連すると思われるが、もっともよく知られているのは、運動に関わる役割である。

運動に関わる神経のうち、延髄の錐体を通る経路を錐体路（皮質脊髄路）という。自らの意図にもとづいて体を動かす随意運動を司っているが、その活動の一部は、無意識のうちにおこなわれている。

大脳皮質から運動指令が出ると、その一部が大脳基底核に伝わる。すると大脳基底核は、姿勢を制御しなめらかに運動するための信号を、視床経由で大脳皮質に伝える。大脳基底核が損傷を受けると、じっとしていられなかったり、手足が勝手に動くといった不随意運動などの障害が起こる。

■ 基底核-視床間の内包は3領域に分けられる

基底核と視床の間の髄質は内包と呼ばれ、大脳皮質と下位脳をつなぐ上行性線維、下行性線維が走っている。上方は、神経線維束が放射状に分布する放線冠という部位で、大脳皮質へとつながっている。一方、下方は大脳脚へとつながっている。

脳を地面と平行に切断する水平断で内包を見ると、視床や淡蒼球などにはさまれて"く"の字に曲がっており、上部の前脚、屈曲部分の膝、下部の後脚の3つに分けることができる。

内包を走る線維には体部位局在性が認められており、一部でも損傷を受けると、体の特定の部位が障害される。とくに膝から後脚にかけては運動関連の線維が多く走る重要な部位で、脳出血（→P166）などで血流が障害されると、片麻痺を起こす。

大脳基底核の構造

間脳の一部である視床を取り囲むように、大脳基底核の主要な構成要素である、線条体（尾状核）と被殻、淡蒼球が存在する。淡蒼球は、被殻とあわせてレンズ核と呼ばれることもある。

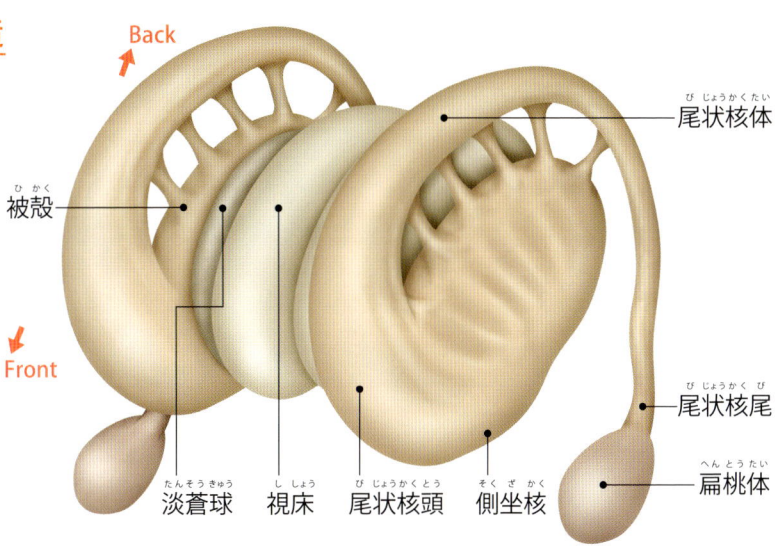

Back / Front

- 被殻
- 尾状核体
- 尾状核尾
- 扁桃体
- 淡蒼球
- 視床
- 尾状核頭
- 側坐核

大脳基底核を通る情報伝達ルート

大脳皮質から大脳基底核へ、大脳基底核から視床へ、視床から大脳皮質（とくに補足運動野）へと戻る、情報伝達ループがある。運動を意図的に選んで開始するために、このような回路が存在すると考えられている。

情報伝達のループ回路

大脳皮質 → 大脳基底核 → 視床 → 大脳皮質

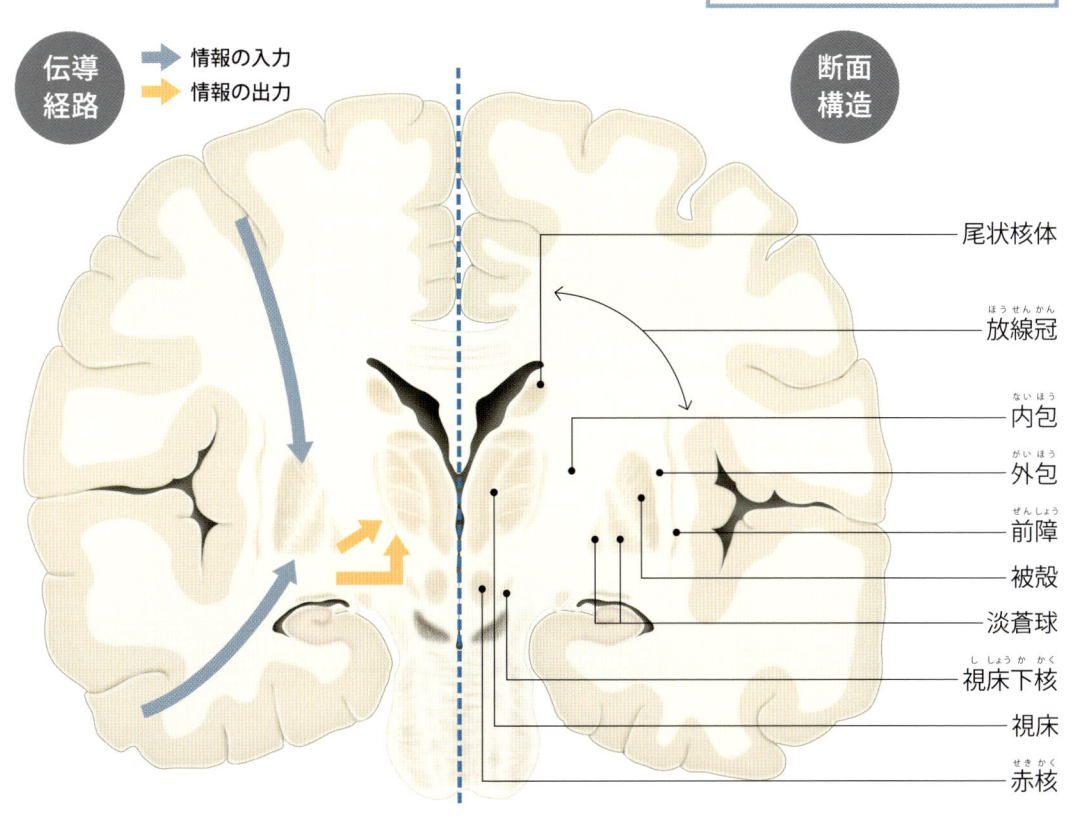

伝導経路
- ➡ 情報の入力
- ➡ 情報の出力

断面構造
- 尾状核体
- 放線冠
- 内包
- 外包
- 前障
- 被殻
- 淡蒼球
- 視床下核
- 視床
- 赤核

間脳の中心・視床のしくみと働き

間脳は、左右の大脳半球にはさまれるように位置する部位で、そのなかでもっとも大きな部位が感覚・運動情報の中継核として働く視床である。

間脳全体の構造

間脳はさまざまな神経核が集まった灰白質のかたまりで、視床、視床下部、視床上部の3領域に分けられる。もっとも大きな面積を占めているのが、視床である。

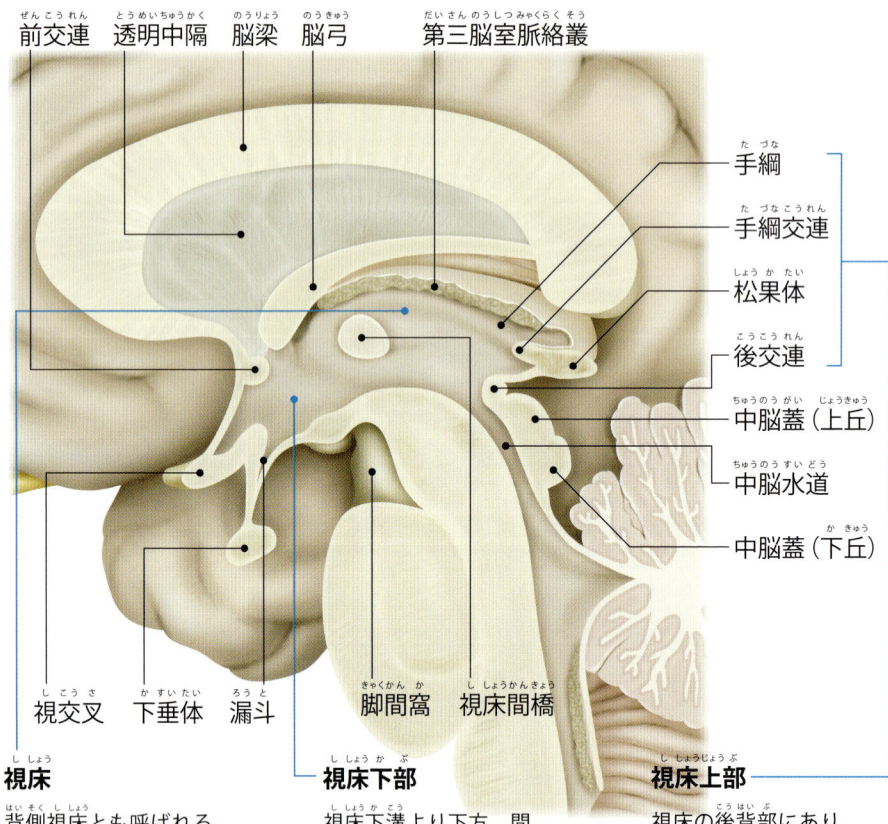

図中ラベル：前交連、透明中隔、脳梁、脳弓、第三脳室脈絡叢、手綱、手綱交連、松果体、後交連、中脳蓋（上丘）、中脳水道、中脳蓋（下丘）、視交叉、下垂体、漏斗、脚間窩、視床間橋

視床
背側視床とも呼ばれる。左右に分かれているが、ヒトでは70%が左右癒合している。

視床下部
視床下溝より下方、間脳の腹側にあたり、第三脳室の側壁と底をなす小さな部位。

視床上部
視床の後背部にあり、第三脳室の後壁をなす部分。松果体を含む。

視床は中枢神経系で最大の神経核

間脳は、視床上部、視床、視床下部で構成されており、その5分の4を占めるのが、視床である。視床は、狭義には背側視床と呼ばれる灰白質で、中枢神経系で最大の神経核のかたまりである。

視床には、内側髄板というY字型の有髄線維束がある。視床核には、内側髄板より前部にある前核群、髄板より内側の内側核群、腹側の腹側核群、髄板の外にある外側核群の4つがあり、それぞれはさらにこまかく分類されている。ちなみに広義には、腹側核群は外側核群に含まれる。また内側核群の内部にある髄板内核群が独自に分類されたり、内側核群に含まれることもある。視床の後部にも内側膝状体と外側膝状体がある。また視床の外側にある外側髄板と内包の間に、細長い網様核が存在する。

42

視床の構造（水平断）と、情報伝達ルート

視床核は、感覚野や運動野など大脳皮質の多くの部位へ投射するが、その連絡は基本的に双方向である。大脳皮質への投射線維は視床放線と呼ばれ、内包を上行している。

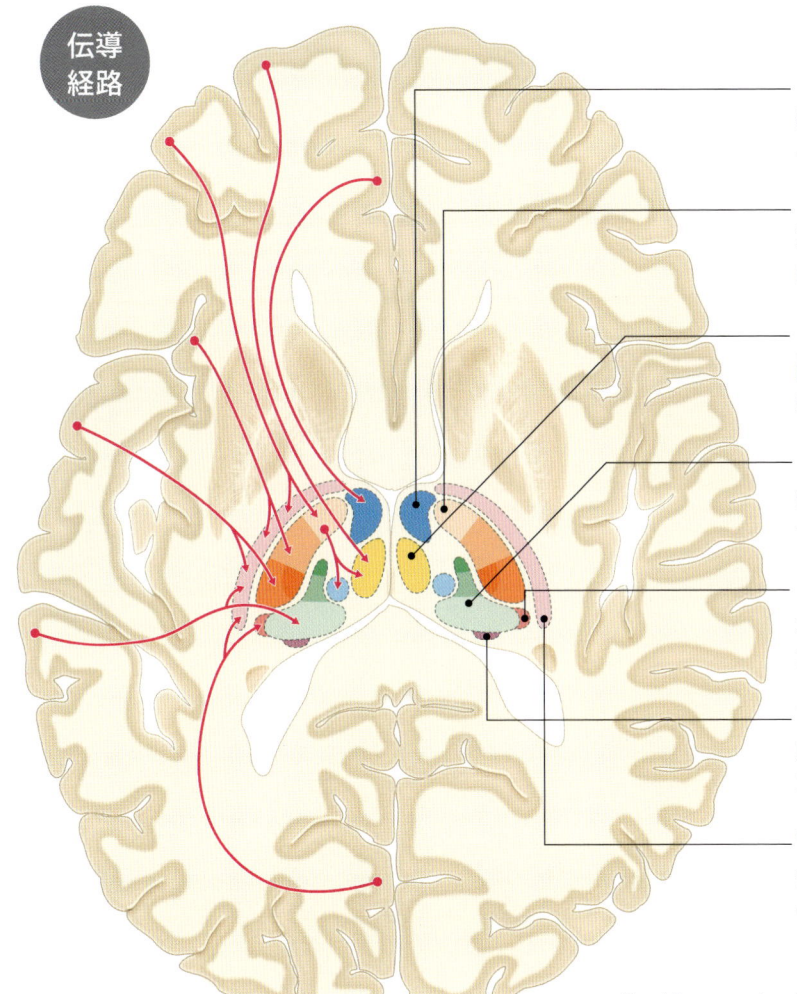

伝導経路

名称と働き

I 前核群
記憶や情動に関与する、大脳辺縁系における中継核。

II 腹側核群
小脳や大脳基底核から入力を受け、運動野へ投射。

III 内側核群
内嗅皮質や扁桃体からの入力を受け、前頭連合野などと連絡。

IV 外側核群
網膜からの入力を受け、感覚連合野に投射する。

V 外側膝状体
視覚路の中継核で、後頭葉の一次視覚野へ投射する。

VI 内側膝状体
聴覚路の中継核で、側頭葉の一次聴覚野に投射する。

VII 網様核
投射線維をもたず、他の視床核の抑制系の調整をおこなう。

視床からの出力ルートを視床皮質路という

神経核の集合体である視床には、嗅覚以外の感覚情報がすべて集まる。その後、異なるニューロンによって大脳皮質へと伝えられる。その一大中継地が視床で、約120もの核の集合体である。

視床から大脳皮質第VI層へ至る放射経路は、**視床皮質路**という。この経路を構成する線維は**視床放線**と呼ばれる。

視床核を機能で大別すると、3つの核に分けられる。

1つ目は**特異核**（または**特殊核**）で、感覚野や運動野の特定の領域に投射し、中継核として機能する。

2つ目は、大脳皮質とは直接の結合がないが、大脳皮質の広い範囲に投射している**非特異核**（または**非特殊核**）である。

3つ目は**連合核**といって、間脳のその他の核や中脳からの投射を受け、連合野に投射している。

視床下部・視床上部のしくみと働き

視床の下方には、生命維持の中枢ともいえる視床下部があり、後背部には松果体などを含む視床上部がある。いずれも視床に劣らず重要な、脳の器官である。

視床下部は、ホメオスタシスの中枢

視床の下方に位置し、下垂体に向かって突出している核群である。30以上あるといわれる核のうち、とくに重要なものを下図に示す。

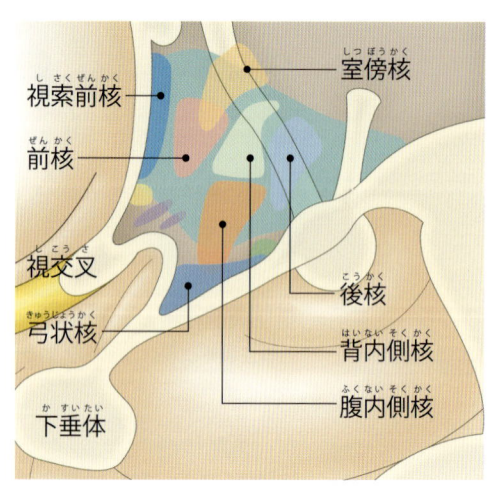

視床を囲む視床下溝よりも下方、室が下垂体に向かっている部位が、視床下部である。

視床下部を構成する灰白質は、第三脳室と接している**視床下部脳室周囲層**、その外側の**視床下部内側野**、視床下部外側野の3領域に分けられ、それぞれに核群が存在している。

視床下部は小さな器官だが、体内環境を調整する、重要な役割を担っている。

ひとつは、**自律神経系**の制御である。自律神経系は、内臓の働きや、血圧や血糖値、脈拍、体温などを無意識下で調整し、生体環境の均衡を保とうとする**ホメオスタシス（恒常性）**を維持している。

視床下部の各部位と自律神経系の働きとの関連は、左上図のように考えられている。

視床下部全体
→ 体温調節に関与。前部は体温上昇、後部は体温低下の機能を担う。

外側核・腹内側核
→ 外側核は摂食中枢、腹内側核は満腹中枢ともいわれ、血糖値の低下・上昇に関与。

視床下部前部
→ 体液量の減少、浸透圧の上昇など、全身の水分調節を担当。

下垂体との連携で内分泌系をコントロール

ホメオスタシスは、自律神経系とホルモン系の連動によって保たれており、視床下部はこのホルモン系の制御もおこなっている。ホルモン系調整の中心は、視床下部の下にある下垂体につながる漏斗という部位の、漏斗核である。

下垂体は、**成長ホルモン、乳腺刺激ホルモン、甲状腺刺激ホルモン、副腎皮質刺激ホルモン、性腺刺激ホルモン**という多くのホルモンを分泌する内分泌器官である。下垂体は前部にある**前葉（腺下垂体）**と、後方の**後葉（神経下垂体）**、その中間の**中間葉**に分けられる。

（図中ラベル）
- 室傍核
- 視索前核
- 前核
- 視交叉
- 弓状核
- 下垂体
- 後核
- 背内側核
- 腹内側核

視床下部－下垂体系の内分泌中枢

視床下部や下垂体で産生されるホルモンは、視床下部－下垂体路を構築するニューロンの軸索を通って下垂体門脈系の血管内に放出される。

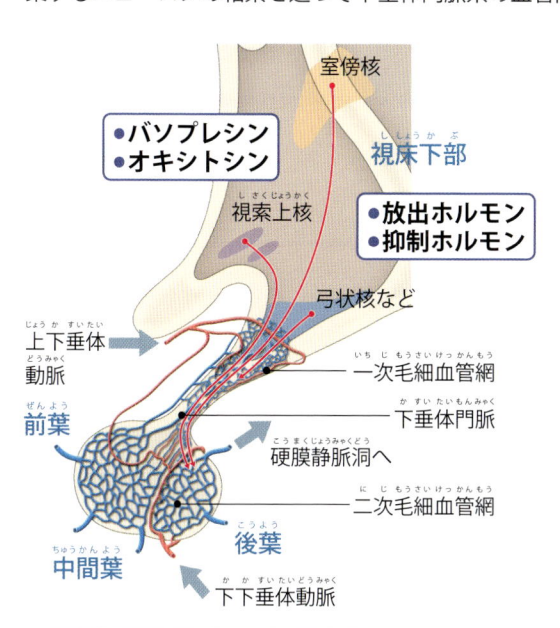

図中ラベル：
- 室傍核
- 視床下部
- バソプレシン／オキシトシン
- 視索上核
- 放出ホルモン／抑制ホルモン
- 弓状核など
- 上下垂体動脈
- 前葉
- 一次毛細血管網
- 下垂体門脈
- 硬膜静脈洞へ
- 二次毛細血管網
- 後葉
- 中間葉
- 下下垂体動脈

視床下部－下垂体系から出るホルモン

下垂体前葉から出るホルモンとして同定されているのは、以下の6種類。それぞれのホルモンに対応した放出（抑制）ホルモンが視床下部から放出され、分泌量を調整している。

下垂体前葉ホルモン

成長ホルモン（GH）：
骨や筋肉など、全身の細胞を増殖・肥大させる

プロラクチン（PRL）：
乳腺細胞に作用し、乳汁の産生を促す

副腎皮質刺激ホルモン（ACTH）：
副腎皮質ホルモンの分泌を促す

甲状腺刺激ホルモン（TSH）：
甲状腺ホルモンの分泌を促す

卵胞刺激ホルモン（FSH）：
女性では卵胞の発育促進や女性ホルモン分泌、男性では精子の形成を促す

黄体形成ホルモン（LH）：
女性では排卵誘発や黄体形成、男性では男性ホルモン分泌を促す

視床下部ホルモン

- 成長ホルモン放出ホルモン（GHRH）
- 成長ホルモン抑制ホルモン（GHIH）
- 甲状腺刺激ホルモン放出ホルモン（TRH）
- 副腎皮質刺激ホルモン放出ホルモン（CRH）
- ゴナドトロピン放出ホルモン（GnRH）
- プロラクチン放出ホルモン（PRH）
- プロラクチン抑制ホルモン（PIH）

→分泌をコントロール

咽頭蓋上皮に由来する前葉はホルモンの産生機能を、間脳の延長である後葉は、前葉で産生されたホルモンの放出機能を担っている。

漏斗核は、下垂体のホルモン分泌を促進させる放出ホルモン、あるいは分泌を抑制させる放出抑制ホルモンを分泌している。ただしヒトでのホルモン分泌の詳細については、まだ解明されていない部分もある。

視床上部には睡眠に関わる松果体がある

視床上部は、第三脳室の後壁、視床の後背部にあたる部位で、手綱、手綱核、松果体、後交連で構成されている。

手綱は、視床髄条と呼ばれる細長い2本の隆起に続く白質部分で、馬の手綱に似た形状のために、この名がついている。視床髄状の尾側にある手綱三角という三角をなす部位にあるのが、手綱核である。手綱の下方には、松笠のような形状の松果体がある。松果体は、睡眠や日内リズムに関与するメラトニンというホルモンを合成し、血中に放出している。

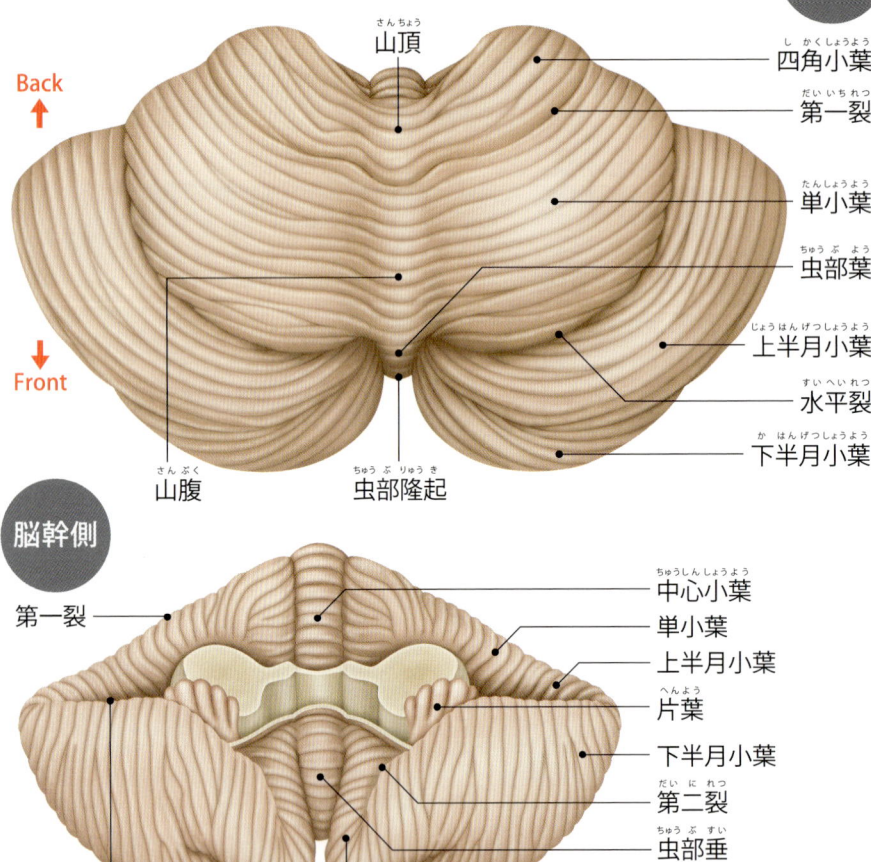

小脳の構造と発生学的区分

小脳のしくみと働き

脳幹の背部に位置し、左右に膨らんだ半球をもつ、小脳。系統発生的には原小脳、古小脳、新小脳の3領域に分けられ、それぞれ異なる機能を担っている。

背側・脳幹側から見た小脳

小脳は、左右に張り出した小脳半球と中央の虫部で成り立ち、大脳と異なり左右は分断されていない。容積こそ脳全体の1/10程度だが、ニューロン数は全中枢神経系の半分以上を占めている。

背側

- 山頂
- 四角小葉
- 第一裂
- 単小葉
- 虫部葉
- 上半月小葉
- 水平裂
- 下半月小葉
- 山腹
- 虫部隆起

Back / Front

脳幹側

- 第一裂
- 中心小葉
- 単小葉
- 上半月小葉
- 片葉
- 下半月小葉
- 第二裂
- 虫部垂
- 水平裂
- 小脳扁桃

片葉・虫部・半球の3つがおもな構成要素

脳幹の背側に存在する小脳の、左右に張り出した部位を小脳半球、背骨のように走る隆起部を虫部という。脳幹の中脳、橋、延髄とは、神経線維束が通る3対の小脳脚で連絡している。中脳と連絡しているのは上小脳脚、橋と連絡しているのが中小脳脚、延髄と結ばれているのが下小脳脚である。小脳には、蛇腹状の溝と回、そして深い溝である裂がある。小葉はこれらによってこまかく分類されているが、大きくは3つに分けられる。第一裂より前方は、前葉と呼ばれる。小脳下面にある片葉と小節を合わせて片葉小節葉、それ以外を後葉という。内部には灰白質と白質があり、灰白質および髄質にある4対の核が大脳からの運動指令を受け、各種感覚情報と照合しながら滑らかな運動をおこなうよう調整している。

系統発生にもとづく小脳の区分

小脳を系統発生順に理解するために、背側から見た小脳の図（右ページ参照）を、虫部隆起を中心に展開したもの。古いものから順に前庭小脳（原小脳）、脊髄小脳（古小脳）、橋小脳（新小脳）と呼ばれる。もっとも大きな面積を占める半球は、発生的に新しい橋小脳である。

半球／傍虫部／虫部

前葉
- 第一裂
- 小舌
- 中心小葉
- 四角小葉
- 山頂
- 単小葉
- 山腹

後葉
- 上半月小葉
- 虫部葉
- 下半月小葉
- 虫部隆起
- 虫部錐体
- 正中傍葉
- 虫部垂
- 二腹小葉
- 小脳扁桃

片葉小節葉
- 小節
- 片葉

1 前庭小脳（原小脳）
片葉と小節を合わせた片葉小節葉が、その大部分を占める。内耳にある前庭器（→P103）から平衡感覚の情報が届き、頭部と眼球の運動を調整、体の平衡を維持する。

2 脊髄小脳（古小脳）
おもに虫部と、その傍らの傍虫部をさす。脊髄から深部感覚の情報が届くと、四肢や体幹の筋緊張を調整し、姿勢をまっすぐ維持できるようサポートする。

3 橋小脳（新小脳）
左右に肥大した半球部分をさす。大脳皮質との結びつきが深く、運動野からの指示で体をなめらかに動かす役割をもつ、運動機能の微調整役である。

発生学的には原小脳・古小脳・新小脳に分けられる

脳幹の背側にある小脳は、系統発生学的には新たに発生した部位である。初期の脳幹は、中脳と菱脳で構成されているが、そのうち菱脳の両脇をなす部位（菱脳唇）の頭側で細胞が増殖し、小脳の最古部分である片葉と小節が生じる。発生が進むにつれて、脳幹背側へと位置が移動していく。菱脳唇はやがて屈曲して癒合し、半球と虫部が生じる。

小脳はその機能を考えるうえで、系統発生学的に古いものから順に、原小脳、新小脳に分けられる。

もっとも古い原小脳は、片葉小節葉をさし、内耳にある平衡を司る前庭器から入力を受けることから前庭小脳とも呼ばれる。

次に古い虫部と傍虫部は、古小脳と呼ばれ、脊髄、筋、腱、関節から感覚入力を受けるため、脊髄小脳という別名をもつ。

小脳半球は、もっとも新しい新小脳で、橋を介して大脳皮質の運動野からの入力を受けるため、橋小脳と呼ばれる。

小脳のしくみと働き

小脳での感覚・運動ネットワーク

感覚や運動などの重要な情報は大脳が司っているが小脳も、体の位置情報、感覚情報を大脳にフィードバックし、その機能に大きく貢献している。

■ 前庭小脳・脊髄小脳は運動の調整、平衡覚に関与

原小脳である前庭小脳は、体の平衡、とくに体軸の維持に関わる。

内耳の前庭器から受け取る情報は、頭部の位置と傾きについてである。この情報は、前庭神経から下小脳脚を通り、片葉小節葉に入る。片葉小節葉に直接入る場合もあるが、前庭神経核でニューロンを代える場合もある。片葉小節葉に入った情報は、白質層に存在する室頂核に伝導される。

古小脳である脊髄小脳は、運動の際に体幹や四肢の筋肉の緊張を調節したり、姿勢の維持に関わる。

脊髄小脳は、位置や運動の感覚、体に感じる抵抗などの全身の深部感覚を、脊髄を介して受け取る。下半身の深部情報は脊髄の側索を通り、上半身の情報は脊髄の後索を通り、虫部と傍虫部に入る。

■ 大脳との連携で運動のプログラム化をサポート

橋小脳、すなわち小脳半球にあたる新小脳は、前頭葉や頭頂葉など大脳皮質の広い領域から、情報を受け取る。

大脳皮質からの神経線維は、脳幹の橋にある橋核でニューロンを代えてから、小脳半球に出力する。この伝導路は、左右で約2000本もの軸索を含んでいる。これは、左右の錐体路の合計の20倍以上という太さである。

大脳皮質からの出力は、小脳の髄質に存在する歯状核で統合され、その後視床の視床外側腹側核を経由し、大脳皮質の運動野に向かう。すなわち大脳皮質から小脳、小脳から大脳皮質への伝導回路を形成している。大脳皮質に情報をフィードバックしながら、具体的な運動プログラム、すなわち実際の動きかたを体得するのである。

小脳の3領域とその役割

系統発生学的な領域をもとに考えると、小脳の機能が理解しやすい。前庭小脳（原小脳）、脊髄小脳（古小脳）、橋小脳（新小脳）の3領域で、それぞれ異なる機能をもつ。

前庭小脳
眼球、頚部、体幹の抗重力筋を制御
→ 眼球と頭部の運動、体軸を調整する

脊髄小脳
全身の深部感覚や触圧覚をキャッチ
→ 全身の動きや、姿勢の維持をサポート

橋小脳
大脳皮質の運動野とループ回路を形成
→ 運動のプログラム化に関与

48

1 小脳の断面図とネットワーク構造

小脳半球から出たプルキンエ細胞の軸索はおもに歯状核へ、虫部からの軸索は室頂核へ、移行部からの軸索は栓状核と球状核で終わる。小脳核はこれらの入力を統合し、大脳皮質へと出力している。

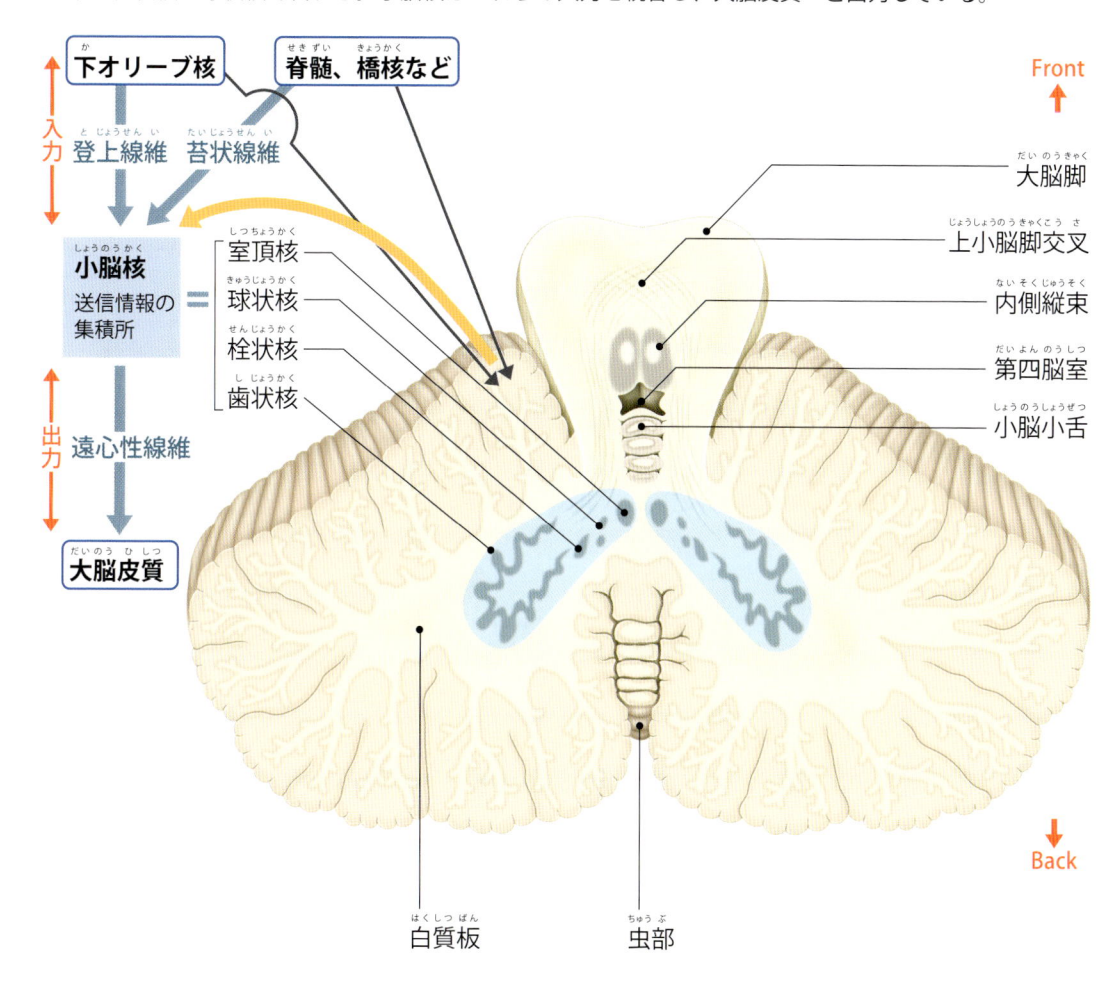

【図の構成】

入力：
- 下オリーブ核 → 登上線維
- 脊髄、橋核など → 苔状線維

↓

小脳核（送信情報の集積所）＝ 室頂核／球状核／栓状核／歯状核

↓ 出力（遠心性線維）

大脳皮質

【断面図ラベル】
- Front
- 大脳脚
- 上小脳脚交叉
- 内側縦束
- 第四脳室
- 小脳小舌
- Back
- 白質板
- 虫部

小脳核を介して情報が入力・出力される

第四脳室の天井に近い小脳半球の髄質には、外側から順に、歯状核、栓状核、球状核、室頂核の4対の核がある。

もっとも大きいのが歯状核で、しわの多い不規則な形状が延髄下のオリーブ核に似ているため、小脳オリーブとも呼ばれる。室頂核は、第四脳室の天井部に接して存在する球形の核、栓状核と球状核は、その名の通りの形状である。これらの核はいずれも、小脳皮質からの線維（プルキンエ細胞の軸索）の中継場所であり、小脳からの出力はほとんどここからおこなわれている。

小脳へ入力する求心性線維（中枢へ向かう線維）には2種類ある。下オリーブ核からの登上線維と、脊髄、前庭神経核、網様体、橋核などからの苔状線維である。どちらも最後は小脳核で終わる。そして小脳核で、小脳皮質からの線維と接合する。

結局、体の位置情報や深部感覚は、小脳核で統合され、その後大脳皮質へと出力されるのである。

小脳のしくみと働き

体で覚える小脳記憶のしくみ

自転車の乗りかたなどをはじめ、頭ではなく体で覚えた記憶は、時間が経っても忘れない。こうした運動記憶は、小脳が担う最重要機能といえる。

■ 体の動かしかたは小脳で記憶されている

はじめてテニスやスキーなどのスポーツをすると、最初こそうまくラケットを扱えなかったり、転んだりするが、経験を積むと体が覚えていく。このような運動の学習は、小脳の働きによると考えられている。

小脳は皮質と髄質からなるが、皮質は3層構造である。最表層の分子層には、星状細胞とバスケット細胞という種類のニューロンが存在している。中間層はプルキンエ細胞層といい、巨大なプルキンエ細胞が、樹状突起を分子層に伸ばしている。

最下層は、顆粒細胞層である。顆粒細胞とゴルジ細胞が存在する顆粒細胞である。この層の顆粒細胞は、軸索を上方へと伸ばし、表層に至ると今度は表層と平行に伸びていく。これを平行線維といい、プルキンエ細胞と平行に伸び、プルキンエ細胞の樹状突起群を貫く。

■ 記憶の鍵となるのはプルキンエ細胞

運動の調整にとくに重要な働きを担っているのが、このプルキンエ細胞である。

小脳皮質の5種類のニューロンのうち、出力している唯一のものがプルキンエ細胞の軸索で、小脳核などで終わり、抑制作用をおよぼす。このプルキンエ細胞に入力している、大脳皮質からの線維に、下オリーブ核から伸びる登上線維がある。

一方、プルキンエ細胞は、5種類のニューロンのうち唯一の興奮性ニューロンである顆粒細胞からも入力を受ける。

この2つの興奮性入力系統からの刺激の組み合わせによっては、プルキンエ細胞に長期抑圧という現象が起こる。プルキンエ細胞に、1時間ほどの長期、伝達効率が低下するのである。

このような小脳皮質のしくみにより、運動時のミスの信号が登上線維から伝導され、それが"消去"される。それによって誤った運動が修正され、適切な動きかたができるようになると考えられている。いわば、運動のトライ&エラーの調整機能である。

そして大脳皮質と同様、小脳皮質にも、機能単位があると考えられている。

登上線維は小脳皮質の特定の小さな帯状領域に分布しており、その領域内に小脳核や下オリーブ核が、ひとつのユニットを形成している。

この複合体が、小脳チップ、あるいはマイクロゾーンや微小帯域などと呼ばれるもので、運動のトライ&エラーの調整機能を担っている。

■ 小脳皮質の機能的単位を「小脳チップ」という

小脳皮質の3層構造と神経線維

小脳には1000億個ものニューロンがあり、ほとんどが3層の小脳皮質内にある。分子層には星状細胞とバスケット細胞、プルキンエ細胞層にはプルキンエ細胞、顆粒細胞層には顆粒細胞とゴルジ細胞が存在する。

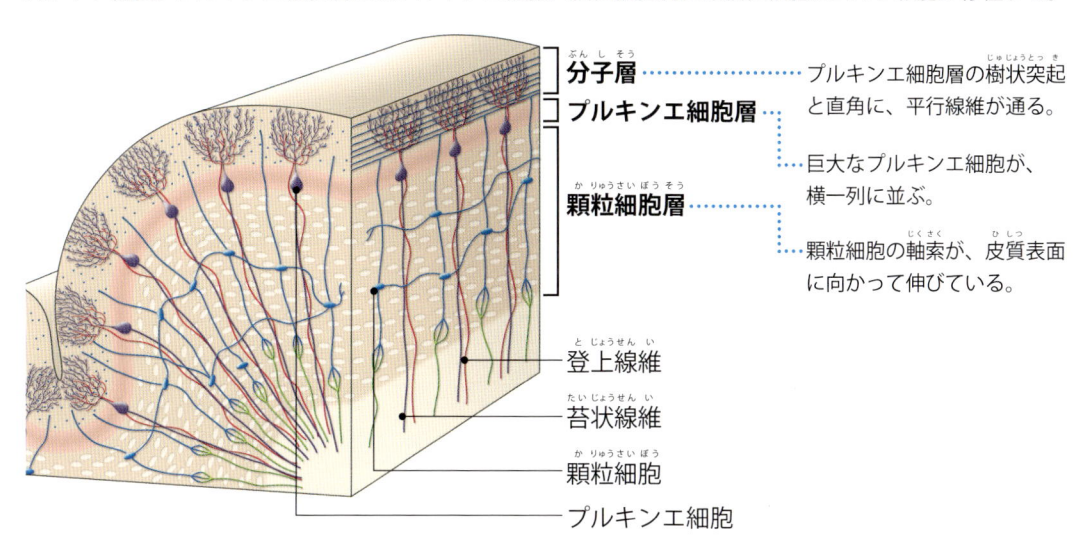

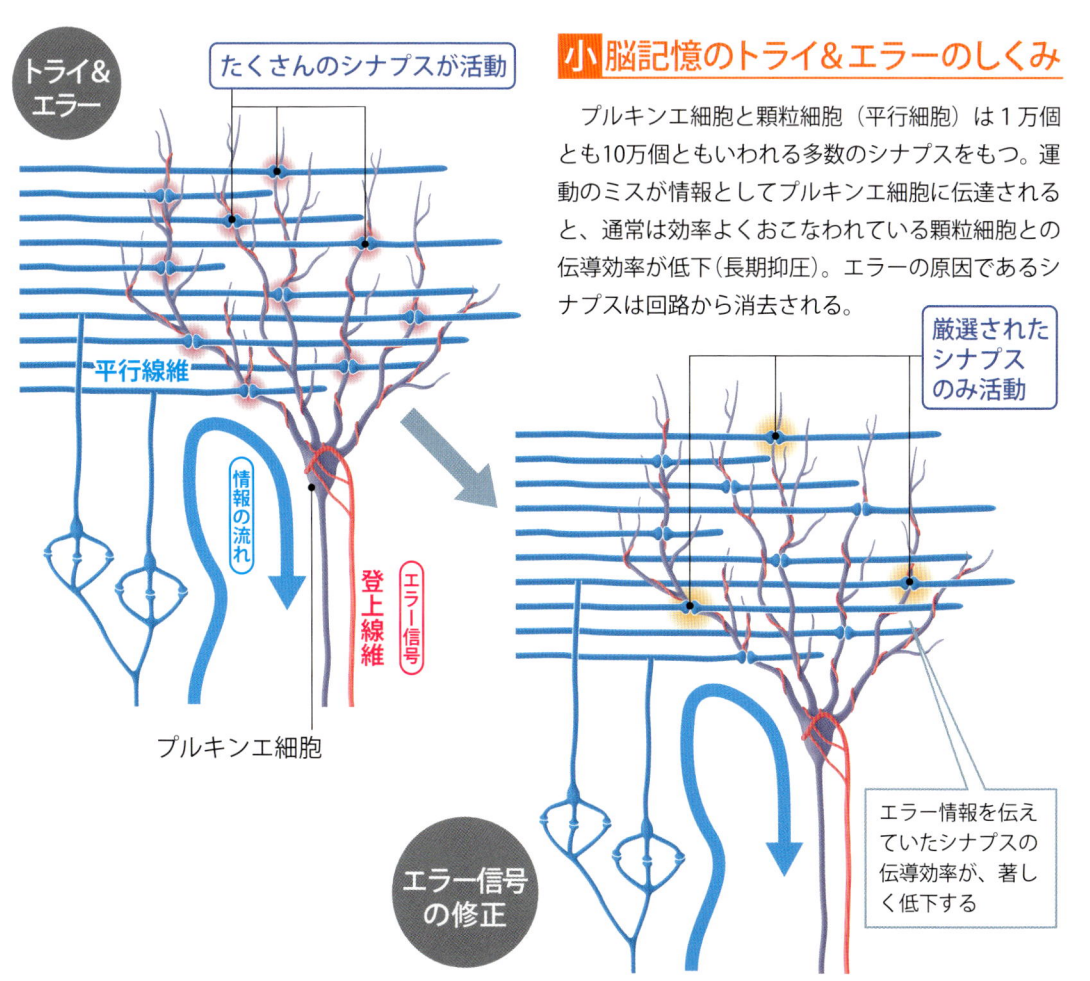

- **分子層**
- **プルキンエ細胞層** … プルキンエ細胞層の樹状突起と直角に、平行線維が通る。
- **顆粒細胞層** … 巨大なプルキンエ細胞が、横一列に並ぶ。
  … 顆粒細胞の軸索が、皮質表面に向かって伸びている。

- 登上線維
- 苔状線維
- 顆粒細胞
- プルキンエ細胞

小脳記憶のトライ&エラーのしくみ

プルキンエ細胞と顆粒細胞（平行細胞）は1万個とも10万個ともいわれる多数のシナプスをもつ。運動のミスが情報としてプルキンエ細胞に伝達されると、通常は効率よくおこなわれている顆粒細胞との伝導効率が低下（長期抑圧）。エラーの原因であるシナプスは回路から消去される。

トライ&エラー
- たくさんのシナプスが活動
- 平行線維
- 情報の流れ
- 登上線維
- エラー信号
- プルキンエ細胞

エラー信号の修正
- 厳選されたシナプスのみ活動
- エラー情報を伝えていたシナプスの伝導効率が、著しく低下

脳の構造と機能 — 小脳のしくみと働き

中脳・橋・延髄からなる脳幹の構造

脳の中心に木の幹のようにまっすぐ立ち巨大な大脳を支えているのが、脳幹である。脳幹は、中脳・橋・延髄の3つの部位で構成される。

後方(背側)から見た脳幹の構造

上から順に中脳、橋、延髄が続き、その下は脊髄につながっている。菱形に開いている中央部は菱形窩という。その中央を左右に走っているのは第四脳室髄条で、延髄と小脳を結びつけている。

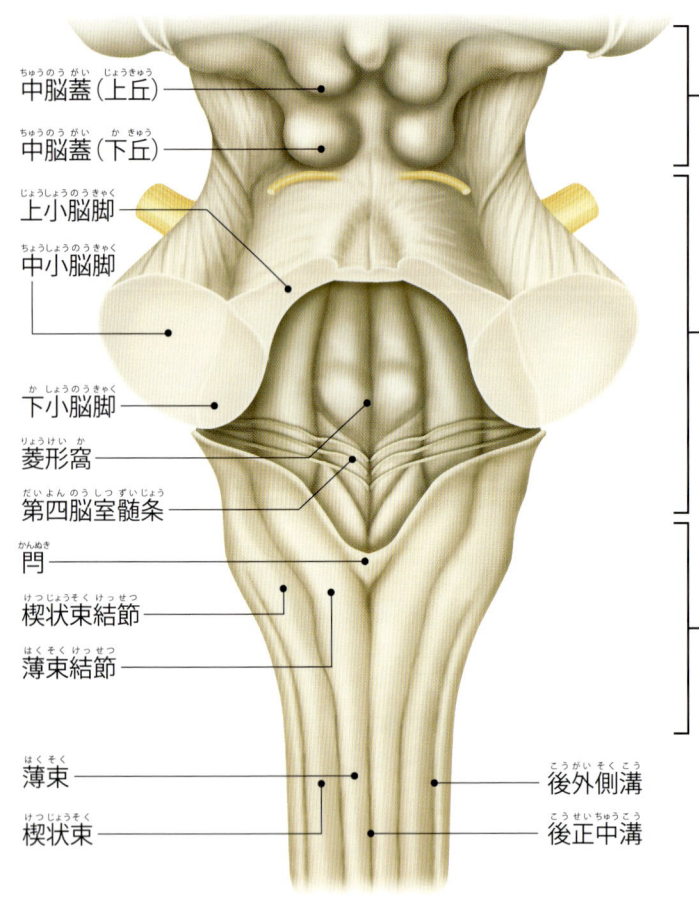

中脳蓋(上丘)
中脳蓋(下丘)
上小脳脚
中小脳脚
下小脳脚
菱形窩
第四脳室髄条
閂
楔状束結節
薄束結節
薄束
楔状束
後外側溝
後正中溝

中脳
腹側には太い線維束である大脳脚があり、視覚野の反射や聴覚に関わる。

橋
下橋溝と上橋溝で中脳と延髄との境をなし、中小脳脚で小脳とつながる。

延髄
腹側に錐体という隆起があり、下方の錐体交叉という交叉線維で脊髄と境をなす。

脊髄と似た構造。脳神経が出入りする

大脳の下方中心部に続く、**中脳、橋、延髄**の3つを合わせて**脳幹**といい、大脳を支える幹という意味をもつ。広義には、中脳上部にある間脳を含める場合もあるが、間脳は機能的には大脳に近いため、現在は独立させることが多い。

脳幹は系統発生学的にもっとも古い脳で、心臓を中心とした血液循環、血圧、呼吸、嚥下といった生命活動の基本を司る中枢である。**呼吸や循環器系**の中枢は延髄にある。

脳幹の3つの部位は、見た目にははっきりした違いはあるが、基本構造は脊髄を含めてすべて同じである。基本的な構成要素は、感覚神経が通る**翼板**、運動神経が通る**基板**、これらを包む**蓋板**である。この基本構造を、脳幹の**被蓋**という。脊髄は被蓋そのものだが、脳幹では、被蓋の外側に各種の核と、

52

前方(腹側)から見た脳幹の構造

橋から延髄にかけて、脳神経のうちの計10対が出入りしている。橋の表面には左右に走る線条が多く認められ、左右の中小脳脚で小脳と接続している。延髄の下方には錐体交叉があり、ここより下が脊髄となる。

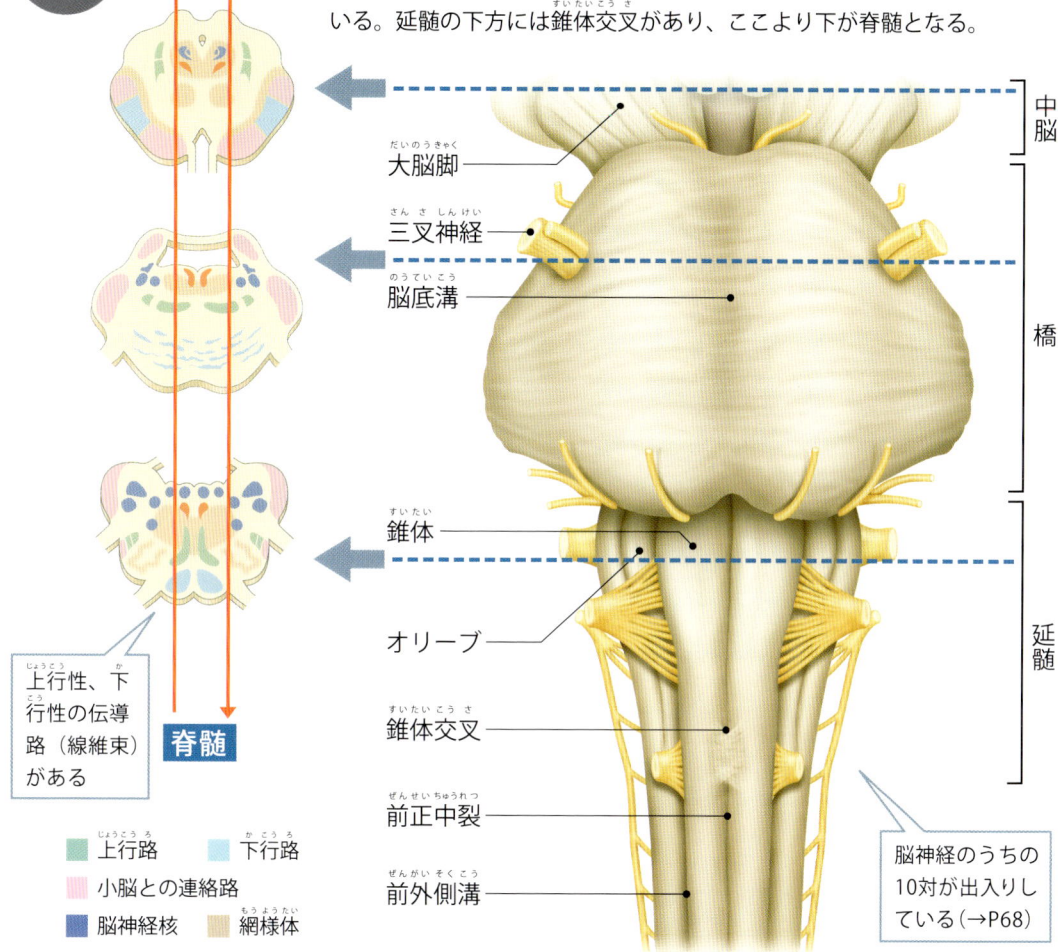

断面図

大脳 ／ 脊髄

上行性、下行性の伝導路（線維束）がある

- 上行路
- 下行路
- 小脳との連絡路
- 脳神経核
- 網様体

ラベル: 大脳脚、三叉神経、脳底溝、錐体、オリーブ、錐体交叉、前正中裂、前外側溝

中脳 ／ 橋 ／ 延髄

脳神経のうちの10対が出入りしている（→P68）

3つの器官を上行性・下行性伝導路が貫く

脳幹のひとつの役割は、神経の伝導路である。脳幹を通る神経には、末梢から中枢へと情報を送る**上行性線維**と、中枢から末梢へと伝導する**下行性線維**がある。**感覚神経**の上行線維と下行線維が通っているのが、**翼板**である。**基板**には、**運動神経**の上行性と下行性の線維が通っている。

中脳、橋、延髄の各部位に翼板と基板があり、神経線維束は脳幹を貫くかたちで通り、脊髄に至る。

脳幹にはこのほかに、**睡眠と覚醒**のレベルを調整する**網様体**や、生命維持に欠かせない**自律神経**の中枢がある。

核のようにはニューロンが密集せずに散在する、**網様体**という領域が加わる。また脳幹の大きな特徴のひとつが、脊髄を通らず脳と末梢を直接結ぶ神経（**脳神経**）が出入りしていることである。脳神経は12対あるが、そのうち10対が脳幹を出入りしている。脳神経の通り道は、頭蓋骨の底面にある孔や裂隙である。

脳幹のしくみと働き

脳幹のおもな働きと広範囲調節系

> 脳幹には、ノルアドレナリンなどのモノアミン系を伝達物質とするニューロン群が、数多く存在する。
> 意識─覚醒レベルを司るニューロン群も、そのひとつである。

■睡眠のリズムをつくる網様体の神経核

脳幹被蓋にある**網様体**は、細胞体と神経線維が混在した領域であり、細胞体だけをさすときは**網様核**という。網様核の役割のひとつは、**睡眠のリズムをつくる**ことだ。

睡眠には、**レム睡眠**と**ノンレム睡眠（徐波睡眠）**があり、睡眠の間中、両者を交互にくり返している。

レム睡眠中は、**眼球**が急速に動いている。体は休息中にもかかわらず、大脳は活動している状態である。ノンレム睡眠は、副交感神経が優位になって血圧や心拍数が低下し、大脳が休んでいる状態である。

脳幹の網様核が損傷されると、睡眠においてレム睡眠が発現しない。すなわち、レム睡眠の発現は、網様核の働きである。ノンレム睡眠を発現させている核は、**視床下部の前脳基底部**にある。

■意識─覚醒レベルを調節する網様体の賦活系

網様体は睡眠だけでなく、**意識─覚醒レベル**の制御に深く関与している。ネコの脳幹を損傷させると、うとうとした状態になってしまうことなどから、脳幹が意識─覚醒レベルに関係することは古くから知られていた。これについては、**上行性賦活系**という概念で説明できる。

脳幹部には、ノルアドレナリン、セロトニン、ヒスタミンなどのモノアミン類を神経伝達物質とする**ニューロン群**がある。このニューロン群は大脳皮質の非常に広い範囲に投射していて、**汎性投射系（広範囲調節系）**と呼ばれている。

この投射系は脳の広い範囲の活動をコントロールしていて、活性化すると大脳全体が興奮し、意識─覚醒レベルが高まることから、上行性賦活系とも呼ばれる。

■調節系の中枢として脳全体の機能を活性化

これらのニューロンの軸索は、大脳皮質をはじめ、脳全体と脊髄に至るまで非常に広範囲に、何度も枝分かれして伸びている。

それぞれのニューロンは、脳内の10万以上のニューロンとシナプスで接している。神経伝達物質は通常、シナプス間隙だけに放出されるが、広範囲調整系では放出後に拡散し、多くのニューロンに作用している。

広範囲調節系の例として、**ノルアドレナリン作動性ニューロン**をあげてみる。橋の網様体にある**青斑核**から軸索が伸び、大脳皮質、間脳、嗅脳、小脳、中脳、さらには脊髄にまで、中枢系全域に枝葉を拡げている。それにより、**学習と記憶、不安、痛み、気分、注意**など、さまざまな脳の機能に関与する。ただしすべてを司るわけではなく、あくまで調節に関与しているのである。

1 脳幹のニューロン群・広範囲調節系

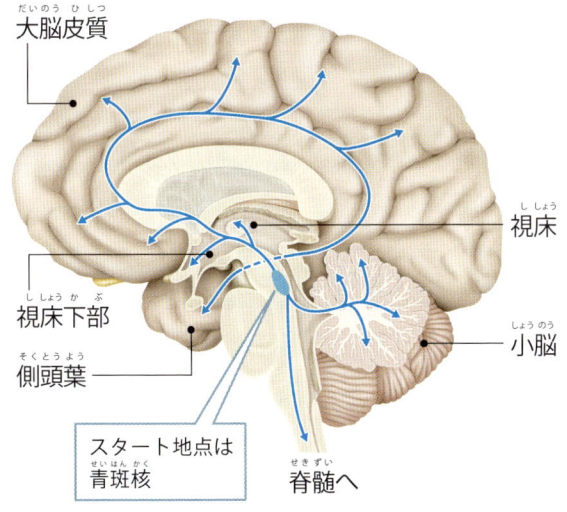

脳の構造と機能 — 脳幹のしくみと働き

大脳皮質
視床
視床下部
側頭葉
小脳
スタート地点は**青斑核**
脊髄へ

ノルアドレナリン作動性ニューロン
➡ **学習、記憶、痛みなど、さまざまな機能と感覚を活性化**

青斑核は25万以上のシナプスを形成でき、広範囲調節系のなかでもっとも広く分布している。

大脳皮質 **大脳基底核** **視床**
視床下部
側頭葉
スタート地点は**縫線核**
脊髄へ
小脳

セロトニン作動性ニューロン
➡ **睡眠－覚醒サイクルに関与**

9つの縫線核群から、ノルアドレナリン作動性と同様、中枢神経系全域に軸索を拡げている。

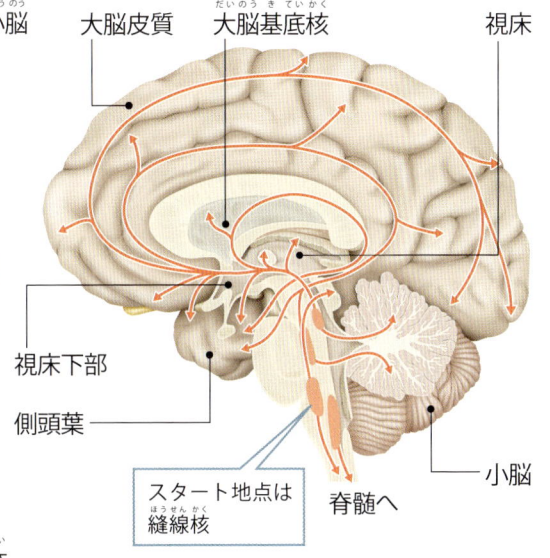

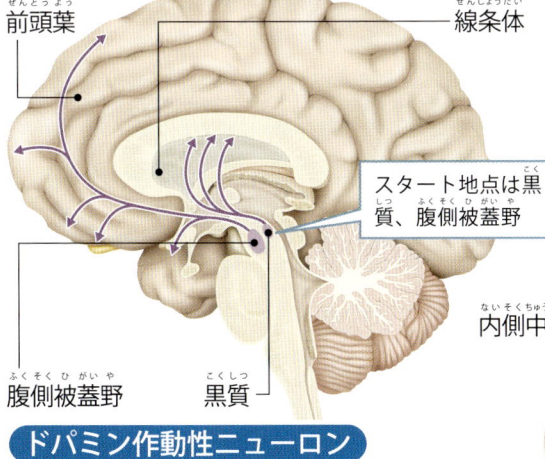

前頭葉
線条体
スタート地点は**黒質、腹側被蓋野**
腹側被蓋野
黒質

ドパミン作動性ニューロン
➡ **刺激への反応や報酬系に関与**

黒質と腹側被蓋野から、線状体（尾状核と被殻）、および辺縁系、前頭皮質領域に軸索を拡げる。

コリン作動性ニューロン
➡ **脳の興奮度合いを調節**

マイネルト基底核や内側中隔核から成る前脳基底部複合体、および橋中脳被蓋複合体から、海馬を含む大脳皮質に広く軸索を拡げている。

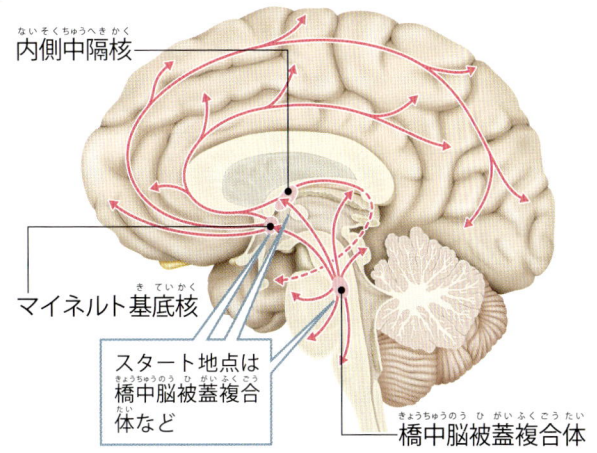

内側中隔核
マイネルト基底核
スタート地点は**橋中脳被蓋複合体など**
橋中脳被蓋複合体

4つの脳室と、髄液をつくる脈絡叢の構造

脳室のしくみと働き

やわらかく脆弱な脳を保護しているのは、脳を包むクッションとなる髄液の存在だ。その髄液を生成しているのが、脳室内にある脈絡叢である。

■■ 脳全体の発達にともない脳室がかたちづくられた

脳には、**脳室**と呼ばれる空隙があり、**脳脊髄液（髄液）**で満たされている。

脳室は、脳の原型である**神経管**の内腔が発達したものである。脳の発達にともない中心管が拡張し、神経管にくびれができると、**第三脳室**、**第四脳室**と、両者をつなぐ**中脳水道**が形成される。そして最後に、左右1対の脳室（**側脳室**）がつくられる。

位置的には、大脳から脊髄にかけて順に、まず左右の側脳室があり、その下に第三脳室がある。中脳の部位には中脳水道という通り道があり、その後に第四脳室、脊髄へと続いていく。

4つの脳室はそれぞれ独立しているわけではなく、すべてつながっている。左右の側脳室から第三脳室へと向かう狭い通路は、**室間孔（モンロー孔）**と呼ばれる。

■■ 房状の脈絡叢で髄液がつくられている

脳室内はつねに30mℓ、軟膜とクモ膜の間のクモ膜下腔は110mℓの髄液で満たされている。この髄液を産生しているのが、脳室の内壁にある**脈絡叢**という部位だ。

側脳室、第三脳室、第四脳室の内壁は、**上衣細胞**と**軟膜**で構成されているが、これらが毛細血管をともなって脳室内に突出したものが脈絡叢である。ここで髄液を産生し、脳室内に放出しているのである。

左右の**側脳室脈絡叢**は、室間孔を通じて第三脳室に向かい、天井を覆う。第四脳室では、背側の下半分が脈絡叢である。

脈絡叢が産生する髄液の量は1日に約500mℓにおよび、その産生速度はほぼ一定である。したがって脳室やクモ膜下腔を循環する髄液は、1日3～4回入れ替わっていることになる。

■■ 脳室の形の変化は診断時の大切な情報

病気や頭部の怪我などで、脳のCTやMRI（→P142）などの画像診断をする際には、脳実質の状態だけでなく、**脳室の形状や大きさ**も大切な診断材料となる。疾患によっては脳室の形状そのものが変化するため、**病巣部位や異常の原因**などが推測できるのである。

たとえば脳に腫瘍ができると、成長した腫瘍がその圧力で脳室の形状を変えてしまう。外傷や脳出血などで**血腫**ができた場合も、脳室の形状が変わる。

また、脳の萎縮を起こすアルツハイマー病（→P146）や、脳室内に髄液が溜まってしまう内水頭症などの疾患は、脳室が著しく拡張するのが特徴である。そのため、CTやMRIで脳室の大きさを計測することが、診断に非常に役立つ。

56

脳室と脈絡叢の構造

脳室には脈絡叢があり、髄液を産生して脳室内に放出している。脈絡叢は、脳を覆う軟膜と上衣細胞が毛細血管を引き込んで形成されたもので、脳室内にぶどうの房のように突出している。脈絡叢が産生した髄液は、脳室と脊髄を循環する。

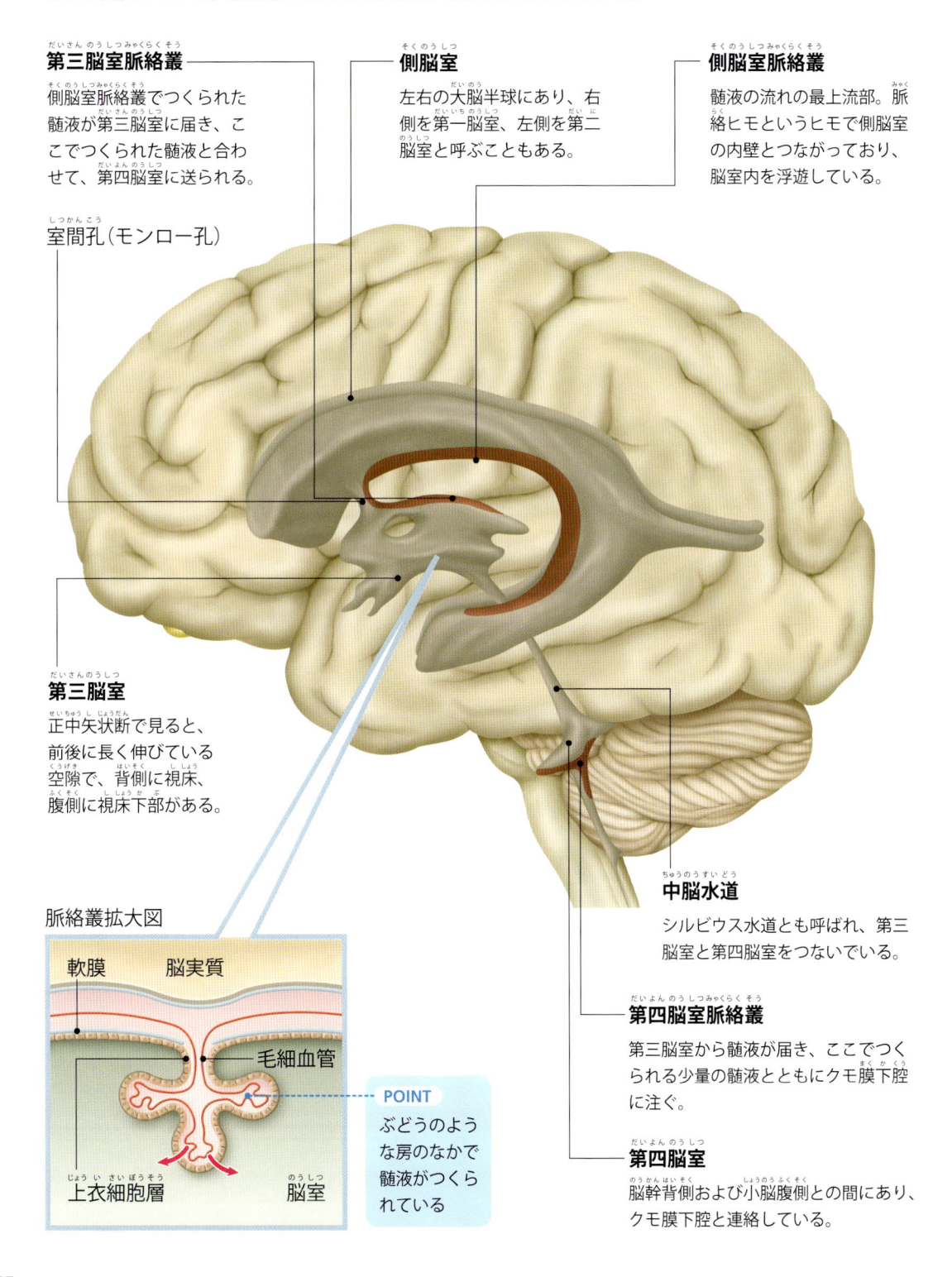

第三脳室脈絡叢
側脳室脈絡叢でつくられた髄液が第三脳室に届き、ここでつくられた髄液と合わせて、第四脳室に送られる。

側脳室
左右の大脳半球にあり、右側を第一脳室、左側を第二脳室と呼ぶこともある。

側脳室脈絡叢
髄液の流れの最上流部。脈絡ヒモというヒモで側脳室の内壁とつながっており、脳室内を浮遊している。

室間孔（モンロー孔）

第三脳室
正中矢状断で見ると、前後に長く伸びている空隙で、背側に視床、腹側に視床下部がある。

脈絡叢拡大図
- 軟膜
- 脳実質
- 毛細血管
- 上衣細胞層
- 脳室

POINT
ぶどうのような房のなかで髄液がつくられている

中脳水道
シルビウス水道とも呼ばれ、第三脳室と第四脳室をつないでいる。

第四脳室脈絡叢
第三脳室から髄液が届き、ここでつくられる少量の髄液とともにクモ膜下腔に注ぐ。

第四脳室
脳幹背側および小脳腹側との間にあり、クモ膜下腔と連絡している。

脳内の髄液の流れ

脳室のしくみと働き

脳では1日500mlもの髄液が新たにつくられ絶えず循環しながら、脳内の空間を満たしている。
脳内をめぐった液は、最後に静脈洞へと吸収される。

■ クモ膜下腔を流れ静脈洞に吸収される

脳室と脊髄を満たしている脳脊髄液（髄液）は、つねに循環し、入れ替わっている。側脳室で産生された髄液は第三脳室へと流れ、第三脳室で産生された髄液とともに第四脳室へ向かう。第四脳室には、正中口（マジャンディー孔）と左右1対の外側口（ルシュカ孔）があり、クモ膜下腔につながっている。髄液はこの孔からクモ膜下腔に流れ、脳表面と脊髄内を循環する。循環を終えた髄液は静脈洞内の静脈血中に入ったのち、内頚静脈に送り出される。

髄液が静脈洞へと入るためには、クモ膜顆粒という特殊な組織を通る。クモ膜顆粒とは、クモ膜の一部が硬膜を貫き、静脈洞内にきのこ形に突出したもので、大脳縦裂に沿って頭蓋表面を走る上矢状静脈洞にくに多い。

■ 診断のために髄液を採取することも

脳や脊髄の病気の診断に、髄液検査（→P144）をおこなうことがある。脳や脊髄に炎症や腫瘍、出血などの異常があると、髄液の組成が変化することがあるからである。髄液を採取する方法にはいくつかあるが、もっとも一般的なのは、腰椎穿刺である。腰部の脊髄（腰椎）に針を刺し、腰部クモ膜下槽まで針を進め、髄液を採取する。

ただし腰椎穿刺は、病状によってはおこなうことができない。たとえば頭蓋内圧が亢進しているような場合は、穿刺によって脳ヘルニアを起こし、延髄の生命維持中枢が圧迫される可能性がある。

こうした場合は、延髄背側と小脳下面にある小脳延髄槽（大槽）という部位に針を刺す、後頭下穿刺という方法で検査をおこなう。

髄液の組成と特徴

1 無色透明で血漿に似ている

血液中の血液成分（赤血球、白血球、血小板）以外を血漿という。髄液は一見すると血漿に似ているが、たんぱく質を含む血漿と異なり、ほとんどたんぱく質を含まない。

2 血液組成の変化に影響されにくい

全身の血液と髄液の間には血液髄液関門があり、髄液に流入できる物質には制限がある。そのため全身の血液の組成に変化が起こっても、脳には影響がおよびにくい。

3 つねに一定方向に循環する

脳室→クモ膜下腔→静脈洞という流れでつねに循環し、逆流することはない。そのため脳内で有害な代謝物が発生しても、それを速やかに取り込み、除去することができる。

58

髄液の循環のしくみ

髄液は脳室の脈絡叢で産生され、各脳室を循環したのち、クモ膜下腔にたどり着く。その後、下矢状静脈洞などのさまざまな静脈洞に吸収され、やがて脊柱管の静脈叢に合流する。

クモ膜下腔のうち、とくに広くなっている部分をクモ膜下槽（脳槽）という。クモ膜下出血（→P166）を起こすと、これらの槽に血液が溜まっている様子が画像検査で見てとれる。

静脈洞への移動

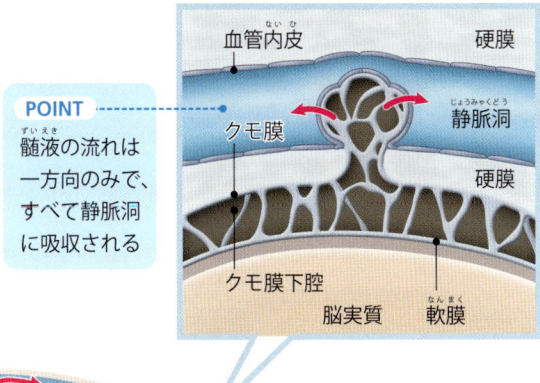

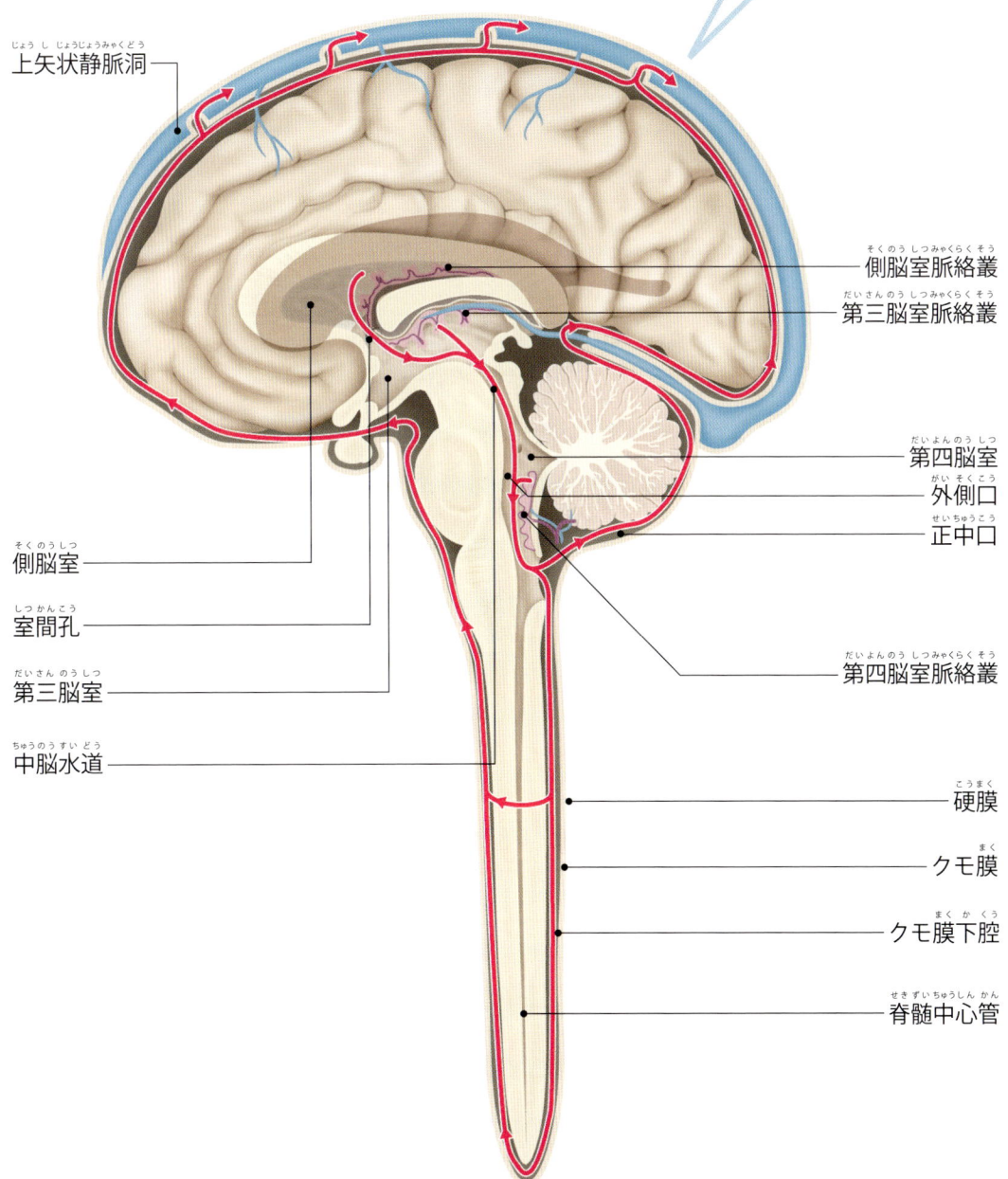

血管内皮／硬膜／クモ膜／静脈洞／硬膜／クモ膜下腔／脳実質／軟膜

POINT
髄液の流れは一方向のみで、すべて静脈洞に吸収される

上矢状静脈洞
側脳室脈絡叢
第三脳室脈絡叢
第四脳室
外側口
正中口
側脳室
室間孔
第三脳室
第四脳室脈絡叢
中脳水道
硬膜
クモ膜
クモ膜下腔
脊髄中心管

脳内の動脈の分布

脳の血液循環のしくみ

脳も他の体部位と同様、血液の循環によって栄養成分の供給を受けている。その運搬の大部分を担うのが、頚部から頭部につながる内頚動脈である。

頚部〜脳の動脈分布

内頚動脈の枝である前大脳動脈は、おもに前頭葉を、中大脳動脈は頭頂葉、側頭葉、大脳基底核に血液を運ぶ。椎骨動脈や脳底動脈は脳幹や小脳、後大脳動脈は後頭葉と間脳を養っている。

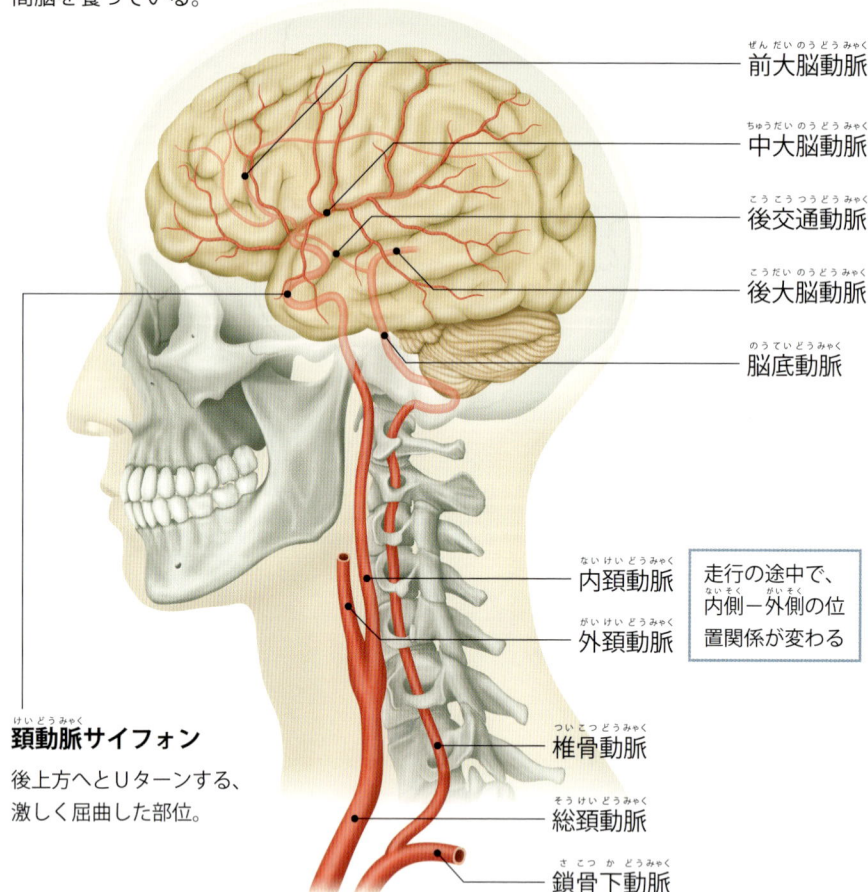

図のラベル：
- 前大脳動脈
- 中大脳動脈
- 後交通動脈
- 後大脳動脈
- 脳底動脈
- 内頚動脈
- 外頚動脈
- 椎骨動脈
- 総頚動脈
- 鎖骨下動脈

頚動脈サイフォン
後上方へとUターンする、激しく屈曲した部位。

走行の途中で、内側－外側の位置関係が変わる

総頚動脈と椎骨動脈が血液を供給している

脳には膨大な数の細胞があり、すべてに十分な栄養と酸素を供給する必要がある。そのため心臓から全身に送られる血液のうち15％が、脳へと届けられる。

脳に血液を提供しているのは、頚部から頭部へ上行する**総頚動脈**と、**鎖骨下動脈**である。

総頚動脈は頚部で枝分かれし、それぞれ**内頚動脈**と**外頚動脈**として上行する。内頚動脈は枝分かれすることなく上行し、**頚動脈管**という通り道を経由して、**頭蓋腔**に入る。その後、眼窩にある**眼動脈**を出してから脳に分布する。**前大脳動脈**と**中大脳動脈**に分かれて脳に分布する。

外頚動脈は、顔面の各部、頭部の皮下、硬膜に分布する。

鎖骨下動脈からは、**椎骨動脈**が枝分かれし、頭蓋骨の底部に開いている**大後頭孔**から頭蓋腔に入り、左右の椎骨動脈が合流し

60

脳底面の動脈の分布

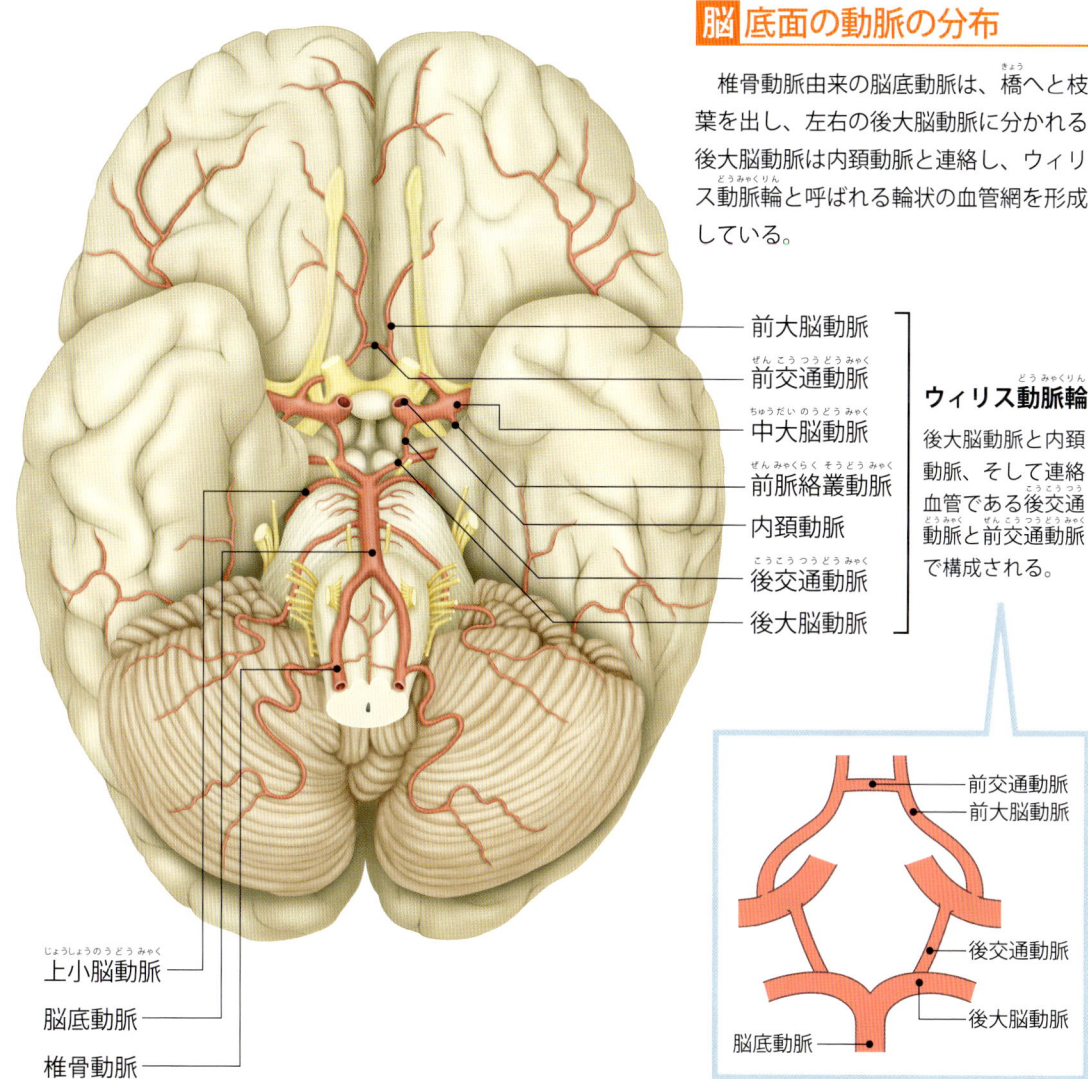

椎骨動脈由来の脳底動脈は、橋へと枝葉を出し、左右の後大脳動脈に分かれる。後大脳動脈は内頸動脈と連絡し、ウィリス動脈輪と呼ばれる輪状の血管網を形成している。

- 前大脳動脈
- 前交通動脈
- 中大脳動脈
- 前脈絡叢動脈
- 内頸動脈
- 後交通動脈
- 後大脳動脈
- 上小脳動脈
- 脳底動脈
- 椎骨動脈

ウィリス動脈輪
後大脳動脈と内頸動脈、そして連絡血管である後交通動脈と前交通動脈で構成される。

- 前交通動脈
- 前大脳動脈
- 後交通動脈
- 後大脳動脈
- 脳底動脈

脳底部を走る ウィリス動脈輪の構造

脳の底面では、一連の脳動脈が、ウィリス動脈輪あるいは大脳動脈輪と呼ばれる輪を形成している。

後大脳動脈と内頸動脈の間は、左右それぞれ**後交通動脈**という血管で連絡している。左右の前大脳動脈は、**前交通動脈**で結ばれており、全体として輪をつくっている。このウィリス動脈輪は、下垂体と視交叉を取り囲む形で存在する。脳底面の動脈が輪をつくって互いにつながっているのは、たとえ一部の血管が閉塞したり損傷されても、他の動脈が血流を補えるからである。

一方、脳表面に分布する血管は**皮質枝**という血管に枝分かれし、クモ膜下腔を走って、皮質内に入る。そのほかに、脳底部から直接脳実質に入り、間脳や大脳基底核に血液を運ぶ**中心枝**という枝もある。

脳底動脈になる。脳底動脈は、延髄と橋に枝を出しながら、橋と中脳の境目で再び2本に分かれ、左右の**後大脳動脈**になる。

脳の血液循環のしくみ

脳内の静脈の分布

栄養を運び終えた血液は、静脈血となり静脈を経由して心臓へと戻る。脳をめぐる静脈は表面を走る浅静脈と、深部を走る深静脈に大別される。

浅静脈と深静脈の2系統がある

二酸化炭素などの不要な物質は、静脈血にのって心臓へと戻る。脳の静脈には、脳表面の浅静脈と、脳深部の深静脈がある。

細い静脈（細静脈）によって脳表に集められた浅静脈は、上大脳静脈、下大脳静脈、浅中大脳静脈、上吻合静脈、下吻合静脈を介し、静脈洞に注ぐ。

一方の深静脈では、視床線条体静脈、脈絡叢静脈などの細静脈が脳深部から集まり、脳底では前大脳静脈と深中大脳静脈が合流して脳底動脈となり、大大脳静脈へと注ぐ。さらに左右の内大脳静脈が合流し、大大脳静脈となる。左右られた浅静脈と内大脳静脈が脳深部から集まり、脳底では静脈洞に注ぐ。

浅静脈は大脳表面から直接、静脈洞に注ぎ出すが、深静脈は大脳深部の血液を集めて大大脳静脈に集まり、ここから静脈洞に注いでいる。

静脈洞・内頚静脈を経由し、血液が心臓に戻る

浅静脈も深静脈も、最終的にはすべて静脈洞に静脈血を注ぐ。静脈洞には、上矢状静脈洞、下矢状静脈洞、海綿静脈洞、錐体静脈洞、横静脈洞などがある。

大脳縦裂内の硬膜、大脳鎌の上部にはもっとも大きな静脈洞である上矢状静脈洞が拡がっている。その下部の下矢状静脈洞から流れる静脈血は、頭蓋後部にある直静脈洞、横静脈洞へと流れ、最終的に内頚静脈に至る。

頭蓋底部を走る静脈洞には、上錐体静脈洞と下錐体静脈洞があり、その流れは海綿静脈洞へと続く。また脳底には、脳底静脈叢があり、海綿静脈洞と下錐体静脈洞へと続いている。

海綿静脈洞の内部をさまざまな脳神経が通る

硬膜と頭蓋骨の間を走る静脈洞を、硬膜静脈洞という。上矢状静脈洞がその代表だが、海綿静脈洞もそのひとつである。

海綿静脈洞は、脳底面で下垂体を取り囲むように存在しており、その名の通り内腔は海綿状を呈している。

その海綿状の組織のなかを、動眼神経、滑車神経、外転神経、眼神経、上顎神経などの脳神経が貫通している。

そのため海綿静脈洞で、炎症や腫瘍、あるいは内頚動脈の血圧上昇などが起こると、脳神経の圧迫にともなう諸症状が現れる。こうした症状を、海綿静脈洞症候群という。

また海綿静脈洞は、上眼静脈を介して顔面の静脈ともつながっているため、顔面の炎症により海綿静脈洞が圧迫されることもある。

頸部〜脳の静脈分布

　脳の静脈系には、おもに脳後部を走り、脳表面をめぐる浅静脈系と、脳底部で独立して静脈血を環流させる深静脈系がある。どちらの系統も、最終的に左右2本の内頸静脈に集まり、心臓へと戻っていく。

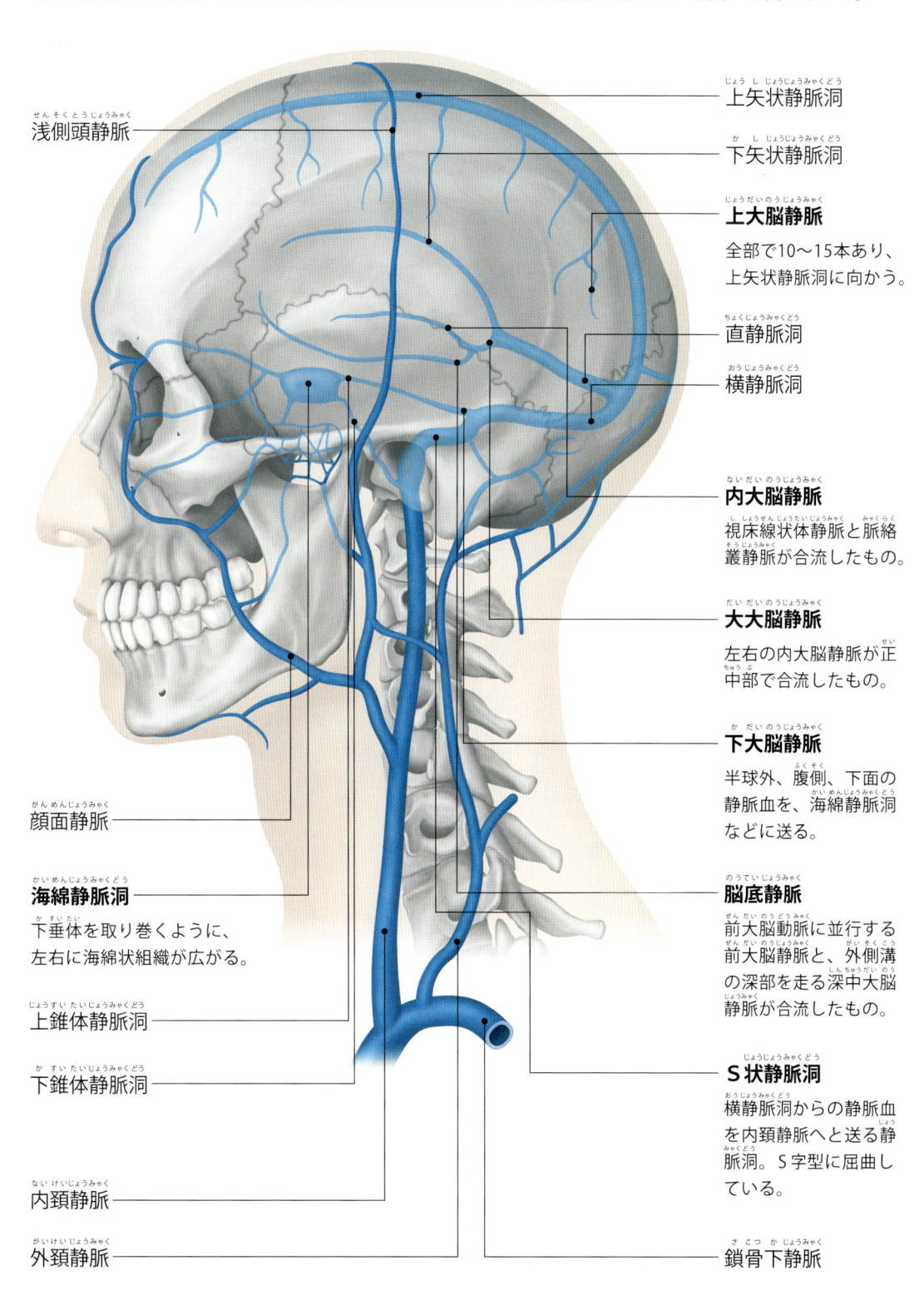

浅側頭静脈

上矢状静脈洞

下矢状静脈洞

上大脳静脈
全部で10〜15本あり、上矢状静脈洞に向かう。

直静脈洞

横静脈洞

内大脳静脈
視床線状体静脈と脈絡叢静脈が合流したもの。

大大脳静脈
左右の内大脳静脈が正中部で合流したもの。

下大脳静脈
半球外、腹側、下面の静脈血を、海綿静脈洞などに送る。

顔面静脈

海綿静脈洞
下垂体を取り巻くように、左右に海綿状組織が広がる。

脳底静脈
前大脳動脈に並行する前大脳静脈と、外側溝の深部を走る深中大脳静脈が合流したもの。

上錐体静脈洞

下錐体静脈洞

S状静脈洞
横静脈洞からの静脈血を内頸静脈へと送る静脈洞。S字型に屈曲している。

内頸静脈

外頸静脈

鎖骨下静脈

脳の構造と機能 ― 脳の血液循環のしくみ

Column

左脳と右脳に機能差はあるか

脳梁離断術に見る左右脳の関係

左右の脳は、脳梁という線維束でつながっている。

この線維束を切断する「脳梁離断術」が、1940年頃より、てんかんの効果的な治療法としておこなわれるようになった。

左右の接続を失った脳は「分離脳」と呼ばれ、左右の手が別々の意図にもとづく行動を起こすなど、不思議な現象が数多く報告されている。

そして1981年には、アメリカの神経心理学者、ロジャー・スペリーが、分離脳研究でノーベル賞を受賞。これをきっかけに左右脳の機能的研究がさかんになり、世間でも左脳、右脳ブームが巻き起こることになる。

左右の脳はどのように関わり合っているか

実際、左右脳には下図のような差異があるとする報告が多いが、左脳は言語的、右脳は非言語的と言い切れるほど、話は単純ではない。

現在は画像検査の進歩で、脳の領域別機能研究が容易になった。しかし左右脳のどちらが活性化しているかわかっても、その機能が完全に別々なわけではない。左右の関わりかたも問題である。現状では下記の2説があるが、画像検査では脳梁の機能はとらえられず、どちらも実証はされていない。

また、活性化が認められない側の脳が、本当にその行動に関与していないのかなども不明で、今後のさらなる研究が待たれている。

左右の機能差についての仮説

左脳優位
- 言語の運用
- 数的計算

右脳優位
- 空間認知
- 非言語的概念構成

- ● 拡散興奮説／拡散抑制説
  → 左右脳の一方が、他方の脳の一般的な活動レベルを上げる、または下げるとする説
- ● 位置興奮説／位置抑制説
  → 左右脳に対称的に存在する部位で、一方が他方を興奮させる、または抑制するという説

Part 2
神経系の構造と機能

ヒトの行動を司るのは、脳だけではない。
脳と脊髄を合わせて中枢神経系といい
両者の連携で全身の複雑な機能が可能となる。
本章では、脊髄をはじめ
脳とつながっている神経系の構造、機能を紹介する。

神経系の分類

神経ネットワークの全体像

脳と全身は、さまざまな神経でつながっている。
神経の種類や構造、働きを理解すると
司令塔としての脳の働きが見えてくる。

■ 脳・脊髄からなる中枢神経、全身に分布する末梢神経

神経は脳を中心として、体のすみずみまで張りめぐらされて、全身を統制している。その神経ネットワークは、**中枢神経系**と**末梢神経系**に大別できる。

中枢神経系は、脳とそれに続く脊髄で、**頭蓋**および**脊柱管**のなかにある神経である。末梢神経系は、中枢神経系以外の神経すべてをさす。

これは脳と脊髄から**末梢組織**へと向かう神経群で、中枢神経からの指令を体内の各部位に伝え、体内の各部位からの情報を中枢に伝えている。

解剖学的に見ると、末梢神経系には、**脳神経**と**脊髄神経**がある。

脳神経は、脳から直接末梢組織に伸びる12対の神経である。脊髄神経は、脊髄の**椎間孔**に出入りする31対の神経である。

■ 機能的には体性神経と自律神経がある

末梢神経系を機能で分類すると、**体性神経**と**自律神経**に大別できる。

体性神経は、意識下での運動（**随意運動**）と感覚を担っており、**感覚神経**と**運動神経**とがある。

感覚神経は、体表や深部にある感覚受容器の興奮信号を、中枢神経に伝えている。運動神経は、中枢神経からの運動指令を、骨格筋などの運動を担う末梢組織に伝えている。

体性神経が司る機能は、動物機能と呼ばれている。自律神経は、無意識下での内臓の動き（**不随意運動**）を司っており、その働きは植物機能と呼ばれている。

自律神経には、機能が相反する**交感神経**と**副交感神経**の2種類があり、お互いが拮抗し合って機能している。

末梢神経系の機能的分類

末梢神経系
- 体性神経 Somatic Nerve
  - 感覚神経
    → 体表や深部の感覚を中枢神経系に伝える
  - 運動神経
    → 中枢神経からの運動指令を、体の各部に伝える
- 自律神経 Autonomic Nerve
  - 交感神経
    → 体内を興奮・緊張状態にし、消化吸収などの働きを抑制する
  - 副交感神経
    → 体内を安静化させ、消化吸収などの働きを促進する

66

全身に分布する末梢神経系

神経系には脳と脊髄からなる中枢神経系と、中枢神経と連絡する末梢神経系とがある。これらの神経が体のすみずみまで張りめぐらされることで、体内外の状況に的確に反応することができる。

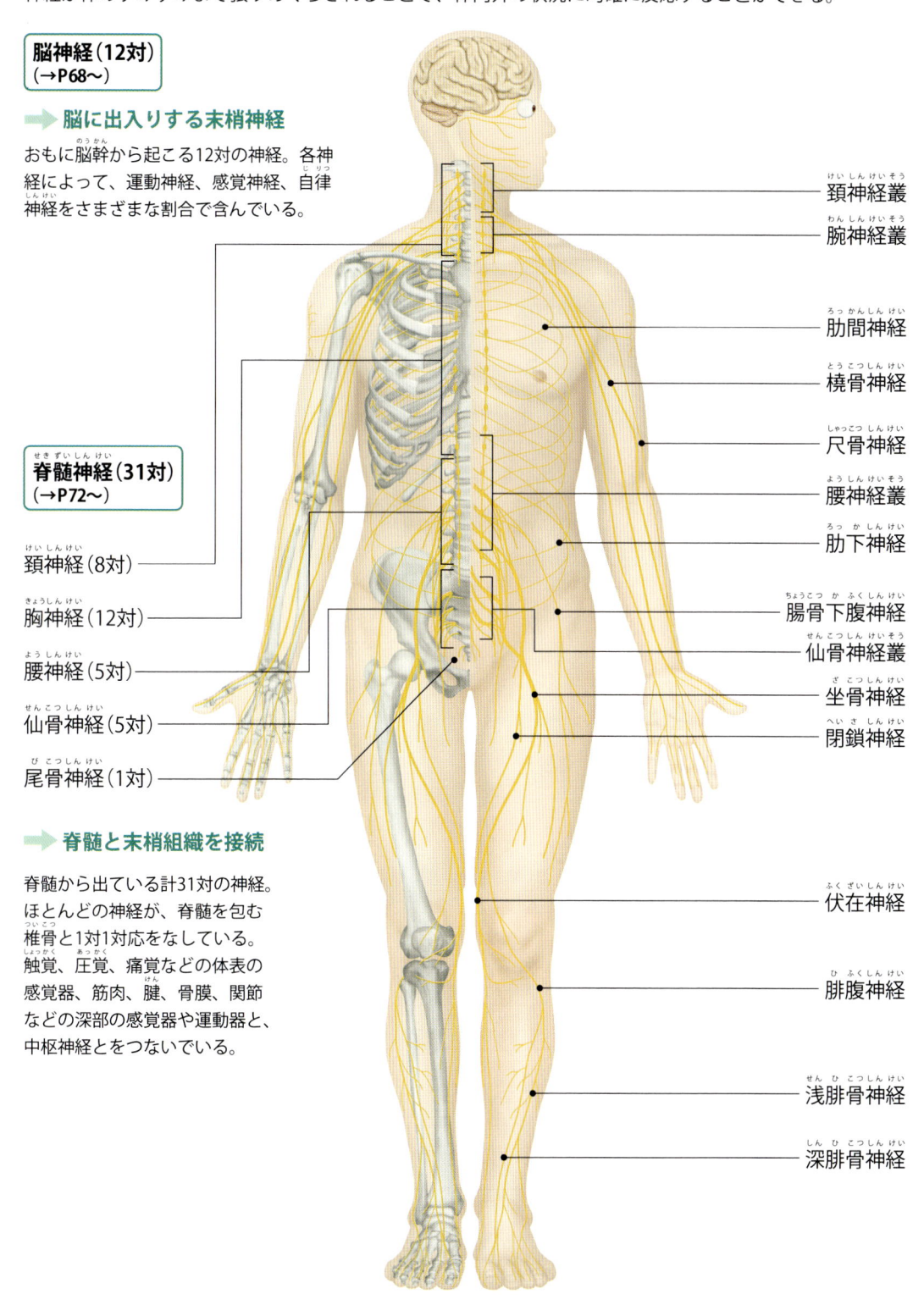

脳神経（12対）
（→P68〜）

➡ 脳に出入りする末梢神経

おもに脳幹から起こる12対の神経。各神経によって、運動神経、感覚神経、自律神経をさまざまな割合で含んでいる。

脊髄神経（31対）
（→P72〜）

- 頸神経（8対）
- 胸神経（12対）
- 腰神経（5対）
- 仙骨神経（5対）
- 尾骨神経（1対）

➡ 脊髄と末梢組織を接続

脊髄から出ている計31対の神経。ほとんどの神経が、脊髄を包む椎骨と1対1対応をなしている。触覚、圧覚、痛覚などの体表の感覚器、筋肉、腱、骨膜、関節などの深部の感覚器や運動器と、中枢神経とをつないでいる。

【図中ラベル】
- 頸神経叢
- 腕神経叢
- 肋間神経
- 橈骨神経
- 尺骨神経
- 腰神経叢
- 肋下神経
- 腸骨下腹神経
- 仙骨神経叢
- 坐骨神経
- 閉鎖神経
- 伏在神経
- 腓腹神経
- 浅腓骨神経
- 深腓骨神経

（2 神経系の構造と機能 ／ 神経系の分類）

脳神経・脳神経核の分布（脳幹断面図）

おもな脳神経は脳幹に出入りし、脳幹にはそれに対応した神経核が存在する。それぞれの脳神経は、体性運動神経、体性感覚神経、内臓運動神経、内臓感覚神経、特殊感覚神経、鰓弓神経の組み合わせで構成されている。

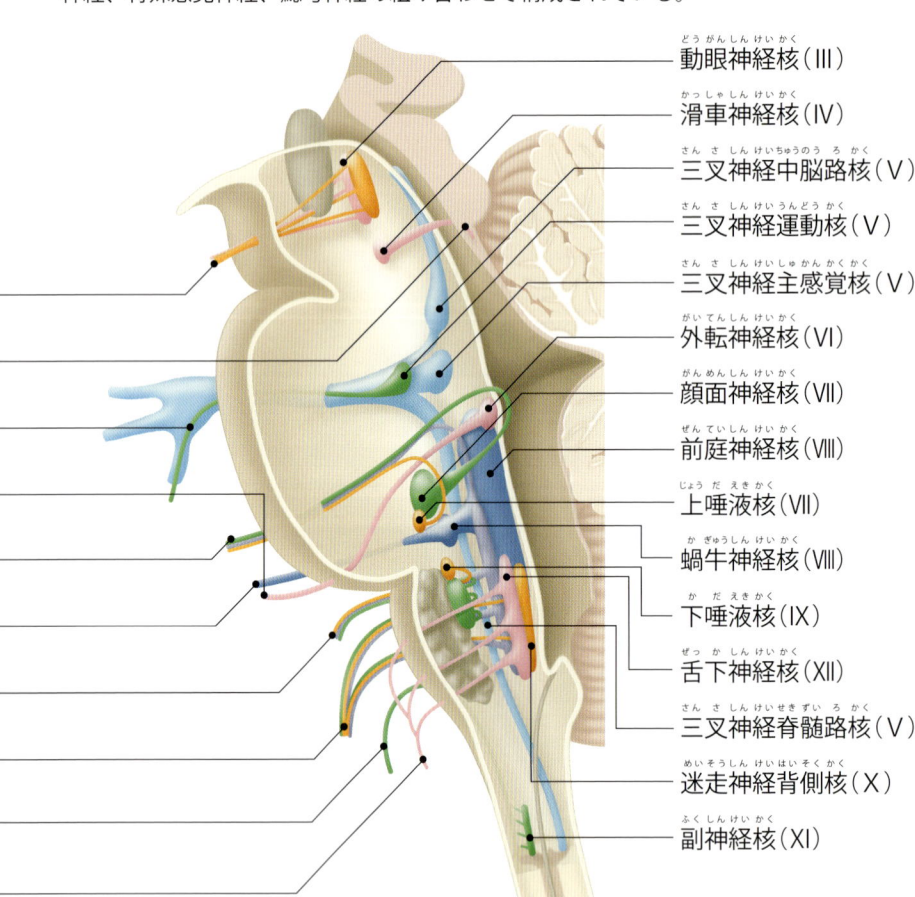

- 動眼神経核（Ⅲ）
- 滑車神経核（Ⅳ）
- 三叉神経中脳路核（Ⅴ）
- 三叉神経運動核（Ⅴ）
- 三叉神経主感覚核（Ⅴ）
- 外転神経核（Ⅵ）
- 顔面神経核（Ⅶ）
- 前庭神経核（Ⅷ）
- 上唾液核（Ⅶ）
- 蝸牛神経核（Ⅷ）
- 下唾液核（Ⅸ）
- 舌下神経核（Ⅻ）
- 三叉神経脊髄路核（Ⅴ）
- 迷走神経背側核（Ⅹ）
- 副神経核（Ⅺ）

脳神経の分布とおもな働き

脳神経のしくみと働き

目や耳などの感覚器官でキャッチした情報は脳幹へとつながる脳神経を経て、脳に伝えられる。脳からの指令もまた、脳神経を通じて伝えられている。

脳に出入りしている12対の末梢神経

12対の**脳神経**は、頭側から尾側へと順に、それぞれの名称とともに、Ⅰ～Ⅻまでの番号がふられている。

Ⅰの**嗅神経**は嗅索に、Ⅱの**視神経**は間脳に出入りするが、そのほかはすべて**脳幹部**に出入りし、脳幹内にはそれぞれの脳神経に対応する**神経核**が存在する。

各神経核は、頭側から尾側にかけて、細胞の柱として連なっている。

脳神経はすべて、頭蓋底面にある孔から頭蓋外と連絡している。

頭部には、目や鼻、口など、**頭頸部**特有の機能をもつ器官が集中しているため、脳神経のほとんどはこれらを司るため、頭蓋の外に出ると頭頸部に多く分布する。

ただし**迷走神経**は、**胸部**と**腹部**にも広く分布している。

2 脳神経の接続先（脳底面の図）

脳を底面から見ると、脳頸部に分布する12対の脳神経がよく見える。III〜XIIの10種類の神経はすべて脳幹に通じているが、Iの嗅神経は嗅球と、IIの視神経は間脳と直接接続している。

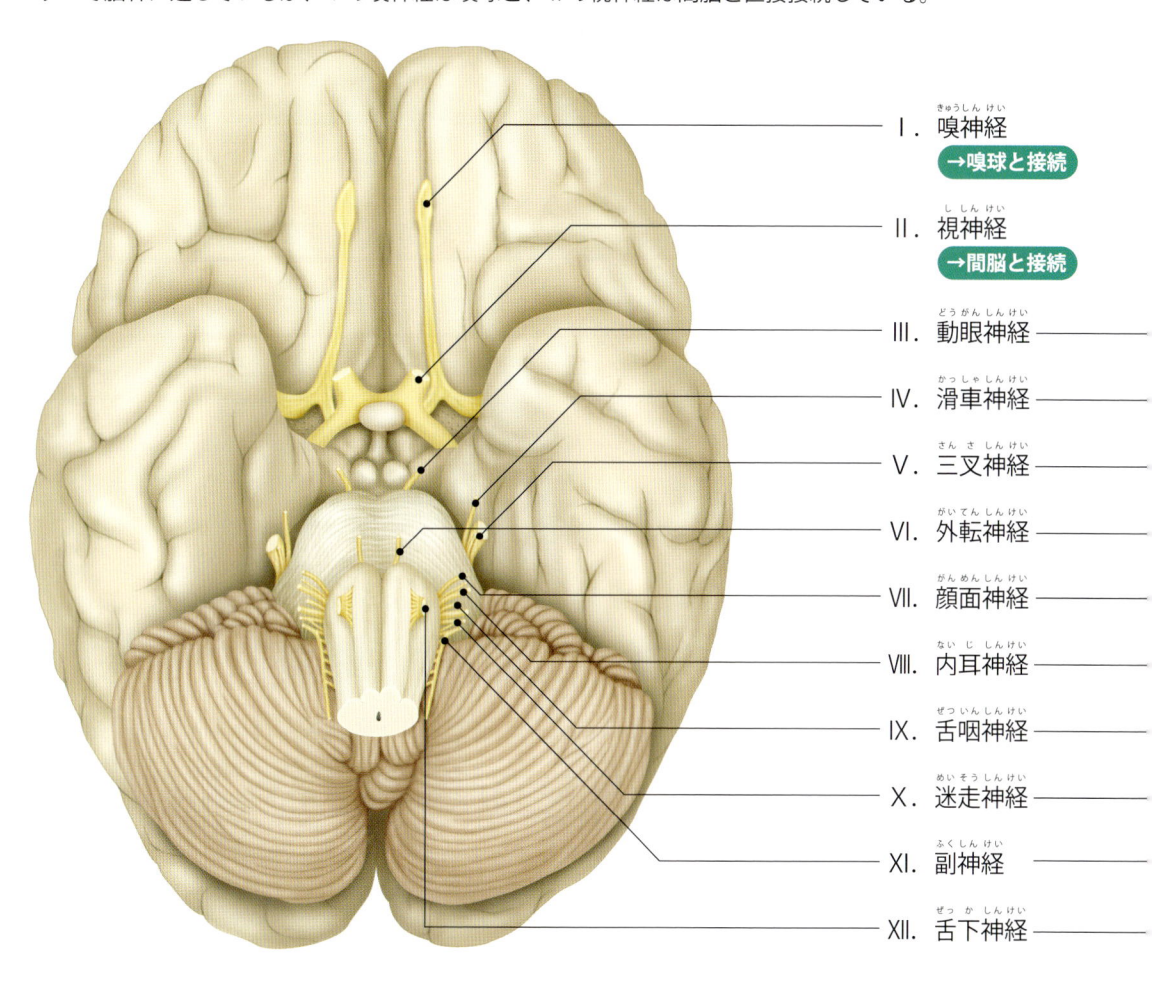

- I. 嗅神経 →嗅球と接続
- II. 視神経 →間脳と接続
- III. 動眼神経
- IV. 滑車神経
- V. 三叉神経
- VI. 外転神経
- VII. 顔面神経
- VIII. 内耳神経
- IX. 舌咽神経
- X. 迷走神経
- XI. 副神経
- XII. 舌下神経

特殊感覚神経、体性運動神経、鰓弓神経の3群に分けられる

脳神経の役割はさまざまだが、機能面で分類すると、**特殊感覚神経、体性運動神経、鰓弓神経**の3つに分けることができる。

これらの特殊感覚神経は、Iの嗅神経、IIの視神経、VIIIの内耳神経であり、末梢から中枢へと向かう求心性神経である。特殊感覚神経は、嗅覚、視覚、聴覚、平衡覚という特別な感覚を伝える。

体性運動神経は、IIIの動眼神経、IVの滑車神経、VIの外転神経、XIIの舌下神経で、おもに顔面の筋肉に関わる。

残りの神経は鰓弓神経である。鰓弓とは胎児期に存在する頸部の器官で、ここに由来する神経群である。多くは運動神経線維と感覚神経線維が混合する。この神経には、咀嚼筋、表情筋など、横紋筋という筋肉を支配する鰓弓運動線維、副交感神経のひとつである迷走神経を代表とする内臓神経線維、顔面の皮膚感覚を伝える三叉神経などの体性と内臓感覚線維、顔面神経、舌咽神経、迷走神経に含まれる味覚線維がある。

I〜XIIの脳神経の特徴

■ 特殊感覚神経
■ 体性運動神経
■ 鰓弓神経

　図中の黄色い線維が、該当する神経である。最大の神経はⅤの三叉神経で、顔面の皮膚感覚を司る。また、目に関連する神経が1/3を占め、目の構造と機能がいかに複雑かがわかる。

IV 滑車神経

→ 眼球運動に関わる細い脳神経

眼球を動かす外眼筋のうち、上斜筋だけを支配して、目の動きを制御する。眼球上部に滑車のような部位があるためこのように命名された。動眼神経同様、中枢神経から末梢へと伝わる遠心性神経である。

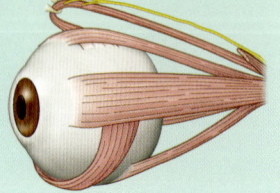

I 嗅神経

→ 鼻最上部の粘膜につながる

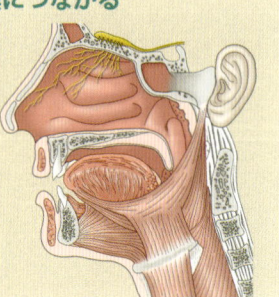

嗅細胞が密集する嗅上皮がとらえた嗅覚情報を、片側20本ある嗅神経が嗅球内に入って伝える。ここでニューロンを代えて大脳皮質に情報を伝える。

V 三叉神経

→ 脳神経最大の混合性神経

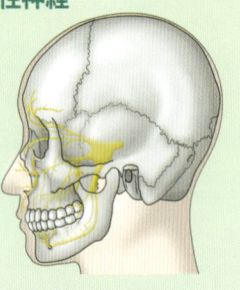

眼神経、上顎神経、下顎神経の3本の感覚神経線維が、それぞれの部位の感覚を中枢神経に伝える。下顎神経には、咀嚼筋に関わる、遠心性の運動神経線維も含まれている。

II 視神経

→ 網膜の細胞が集まってできた束

網膜の神経節細胞の軸索が合流して視神経となり、視覚情報を中枢神経に伝える。視神経は頭蓋腔に入った後、左右に交叉する。視神経は中枢神経系の一部でもある。

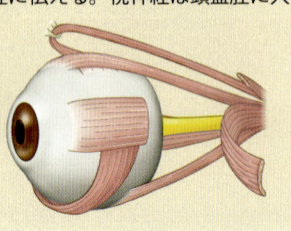

VI 外転神経

→ 眼球周辺の外側直筋を支配

外眼筋のひとつである外側直筋を収縮させて眼球を外側に向ける、運動性の遠心性神経。起始部は橋の外転神経核で、橋と延髄の境目で脳幹を出て、最後は眼窩内につながる。

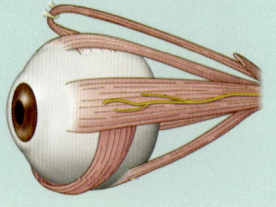

III 動眼神経

→ 眼球の動きを司る

眼球に付着する外眼筋のうち4種を支配する運動神経線維が眼球を動かし、上眼瞼挙筋を支配する運動神経線維が瞼の動きに関わっている。さらに中脳の動眼神経副核からの副交感神経も加わる。

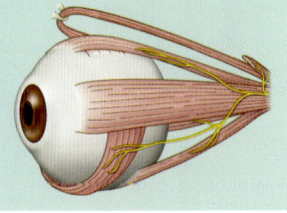

2 神経系の構造と機能 — 脳神経のしくみと働き

X 迷走神経

➡ 分布範囲は脳神経最大

喉頭、咽頭、食道上部1/3などを支配する運動神経線維と感覚神経線維もあるが、中心は副交感神経線維である。胸部や腹部にまで広く分布し、肺、気管支、消化器などを制御する。

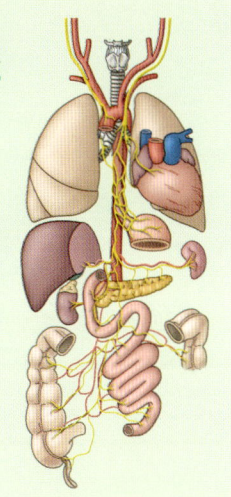

VII 顔面神経

➡ 表情筋に分布する運動神経線維

顔面の表情筋を支配し、表情をつくる。涙腺、顎下腺、舌下腺に関わる副交感神経や、特殊感覚のひとつである味覚を伝える味覚線維がある。味覚線維は、舌の前方2/3の味覚を伝える。

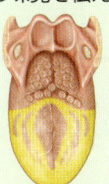

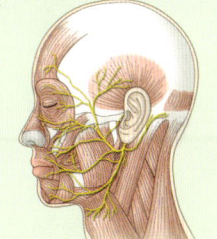

XI 副神経

➡ 脊髄根・延髄根からなる

脊髄根は、頭部を動かすための頚部にある胸鎖乳突筋、肩甲骨を動かす僧帽筋を制御する運動神経線維。延髄根は咽頭や口蓋の筋肉に分布し、迷走神経と合流する。

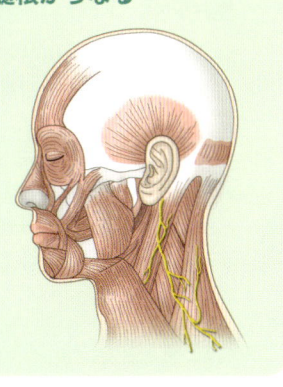

VIII 内耳神経

➡ 前庭神経と蝸牛神経からなる

耳の内耳の感覚上皮に分布する前庭神経は、特殊感覚の平衡感覚を伝える。内耳の蝸牛は音の振動を感知し、これと連絡する蝸牛神経が、聴覚情報を大脳皮質の聴覚野に伝えている。

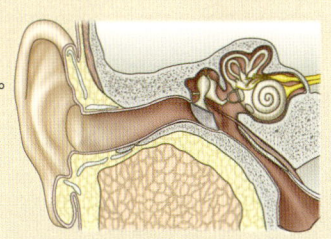

XII 舌下神経

➡ すべての舌筋群を支配する

茎突舌筋、舌骨舌筋、オトガイ舌筋など、舌を動かすための舌筋すべてを支配。延髄の前外側溝から出る神経根は10～14本あり、やがて舌下神経管にまとまる。

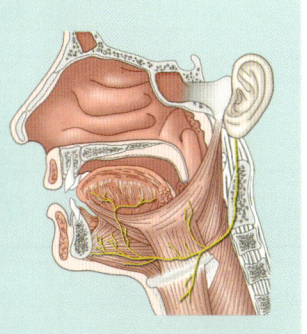

IX 舌咽神経

➡ 舌と咽頭に分布、味覚を伝える

中耳の鼓室、咽頭と軟口蓋の粘膜、舌の後方1/3などに分布し、これらの部位の感覚情報や味覚情報を中枢に伝える。耳下腺に分布する副交感神経線維も含まれる。

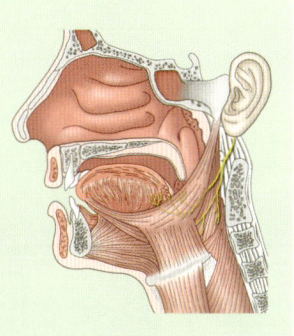

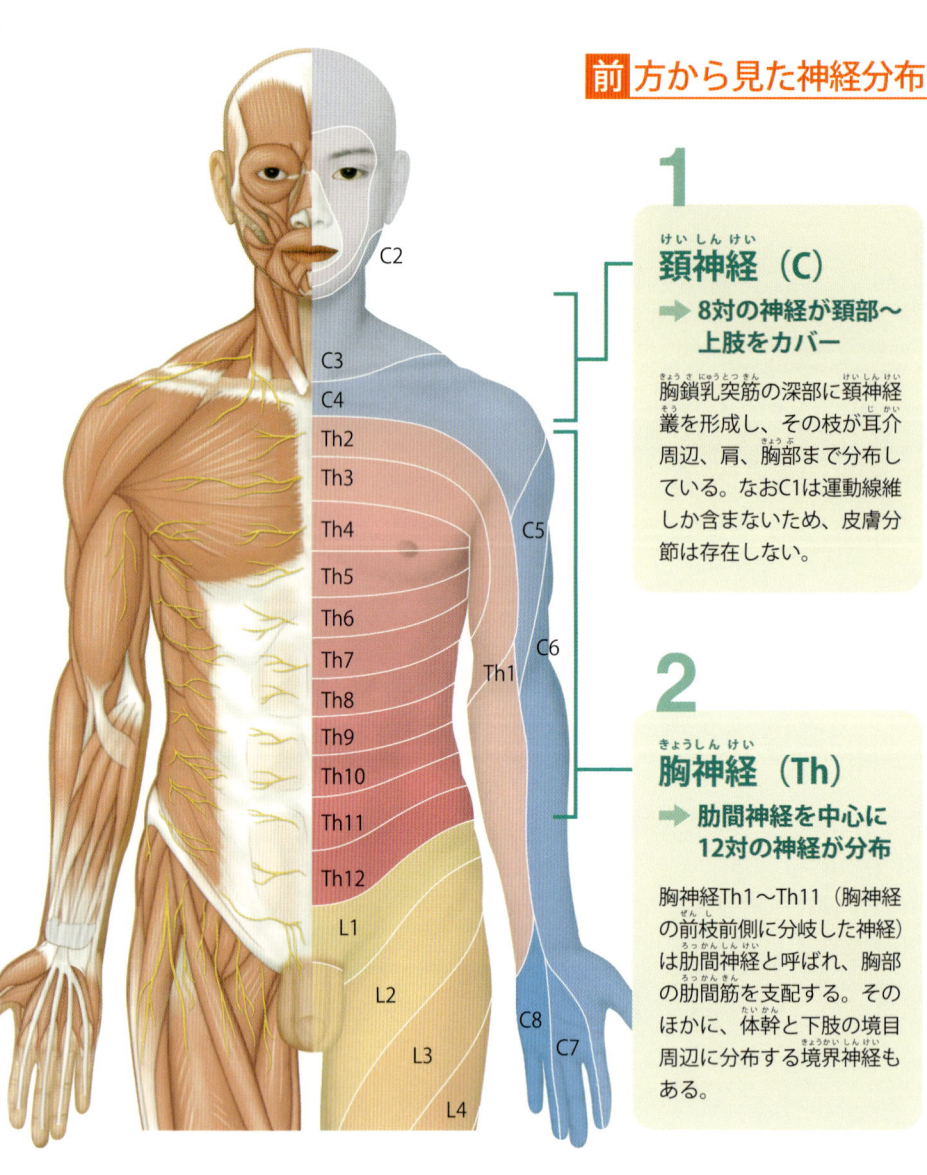

脊髄神経・31対の分布

脊髄神経のしくみと働き

頸部より下の運動、行動はすべて脊髄と末梢を結ぶ脊髄神経を介しておこなわれる。脊髄神経は、全身の末端にまで枝を張りめぐらせている。

前方から見た神経分布

1 頸神経（C）
→ 8対の神経が頸部〜上肢をカバー

胸鎖乳突筋の深部に頸神経叢を形成し、その枝が耳介周辺、肩、胸部まで分布している。なおC1は運動線維しか含まないため、皮膚分節は存在しない。

2 胸神経（Th）
→ 肋間神経を中心に12対の神経が分布

胸神経Th1〜Th11（胸神経の前枝前側に分岐した神経）は肋間神経と呼ばれ、胸部の肋間筋を支配する。そのほかに、体幹と下肢の境目周辺に分布する境界神経もある。

枝分かれした神経が全身の末端までコントロール

脊髄神経は、脊髄から起こる神経線維束で、4種類の線維で構成される。中枢からの指令が骨格筋へと向かう**体性運動線維**、皮膚や骨格筋の感覚情報が中枢へ向かう**体性感覚線維**、自律神経を経由して内臓に向かう**内臓運動線維**、内臓から中枢に向かう**内臓感覚線維**の4つである。

脊髄神経が通る**脊柱管**は、脊柱を構成する椎骨と椎弓に囲まれて、しっかりガードされている。脊髄は脊柱と対応して31に分節しており、脊髄神経が左右の**椎間孔**からそれぞれ1対ずつ出入りする。

31対の脊髄神経は、8対の**頸神経**、12対の**胸神経**、5対の**腰神経**、5対の**仙骨神経**に大別される。頸部の脊椎（頸椎）は7つだが、第7頸椎と第1胸椎の間から脊髄神経が出ているため、8対になる。また脊髄

後方から見た神経分布

3 腰神経（L）
➡ 大腰筋内部と後方の5対の神経

腰神経叢L1〜L4は、脊柱と大腿骨をつなぐ大腰筋と、その後方の腸骨筋を支配する。ほかに肛径部の神経、陰部大腿神経、外側大腿皮神経、閉鎖神経、大腿神経などがある。

4 仙骨神経（S）
➡ 5対の神経が臀部〜足先まで分布

仙骨神経叢を形成する。そこから出る坐骨神経は人体最大の神経で、両足に枝分かれしていき、足先までの下肢すべての筋と皮膚に分布する。

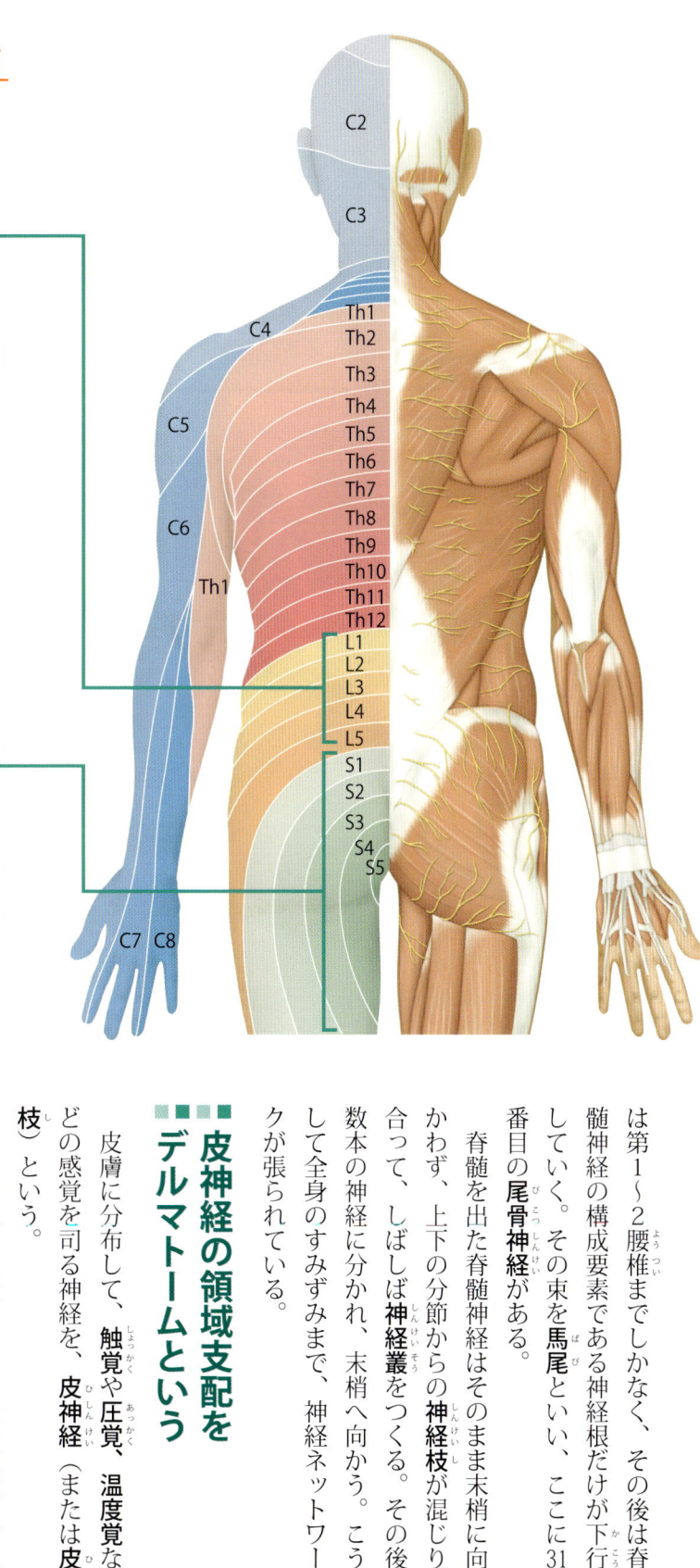

皮神経の領域支配をデルマトームという

皮膚に分布して、触覚や圧覚、温度覚などの感覚を司る神経を、**皮神経**（または皮枝）という。

脊髄神経が支配する皮神経の領域は、比較的はっきりと分節しており、**デルマトーム（皮膚分節）**と呼ばれている。デルマトームは上図左側のように、頭側から尾側へ輪状の分節をつくっている。体幹の筋も分節性をもち、こちらはミオトーム（筋分節）という。ミオトームは皮神経ほど明確な帯にはなっていない。

は第1〜2腰椎までしかなく、その後は脊髄神経の構成要素である神経根だけが下行していく。その束を**馬尾**といい、ここに31番目の**尾骨神経**がある。

脊髄を出た脊髄神経はそのまま末梢に向かわず、上下の分節からの**神経枝**が混じり合って、しばしば**神経叢**をつくる。その後数本の神経に分かれ、末梢へ向かう。こうして全身のすみずみまで、神経ネットワークが張られている。

脊髄の外形と断面の構造

感覚神経根糸は背側から出て後根となり、運動神経根糸は腹側から出て前根となる。その後合流し、感覚神経と運動神経が混在した脊髄神経になる。

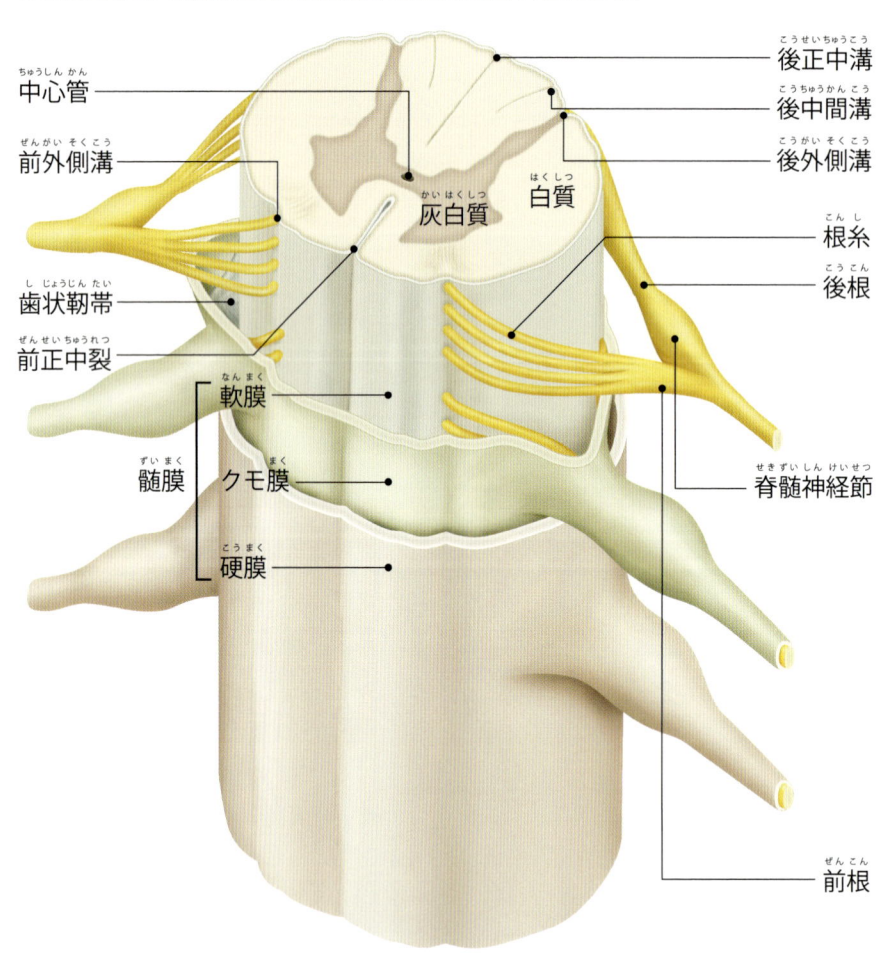

図中ラベル：
- 中心管
- 前外側溝
- 歯状靭帯
- 前正中裂
- 髄膜
  - 軟膜
  - クモ膜
  - 硬膜
- 後正中溝
- 後中間溝
- 後外側溝
- 灰白質
- 白質
- 根糸
- 後根
- 脊髄神経節
- 前根

脊髄の構造

脊髄神経のしくみと働き

神経系の全貌を理解するには、脳と双璧をなす神経器官である、脊髄について知ることも欠かせない。ここでは脊髄を構成する要素を、詳しく見ていきたい。

脊髄は直径1cmの円柱型。脊柱管に包まれている

脊柱の椎骨と椎弓の間隙である脊柱管のなかにある**脊髄**は、長さ40〜45cm、直径約1cmの円柱型をしている。

脊髄は、脳と同様に内側から**軟膜、クモ膜、硬膜**の3層の膜（**髄膜**）に覆われている。硬膜と椎骨の間には、**静脈叢や脂肪組織**が存在している。

脊髄の表面には縦に溝があり、とくに深い**前正中裂**と**後正中溝**が脊髄を左右に分ける。溝が比較的浅い**前外側溝**と**後外側溝**は、**根糸**と呼ばれる神経線維の束が出ていく場所である。前外側溝から出た根糸は、複数集まって**前根（糸）**になり、後外側溝から出た根糸は**後根（糸）**になる。後根は硬膜内で**脊髄神経節**という膨らみをつくり、その後、前根と合流して1本の**脊髄神経**となり、脊柱管を出て末梢器官へ向かう。

4つのレベルで見る脊髄断面図

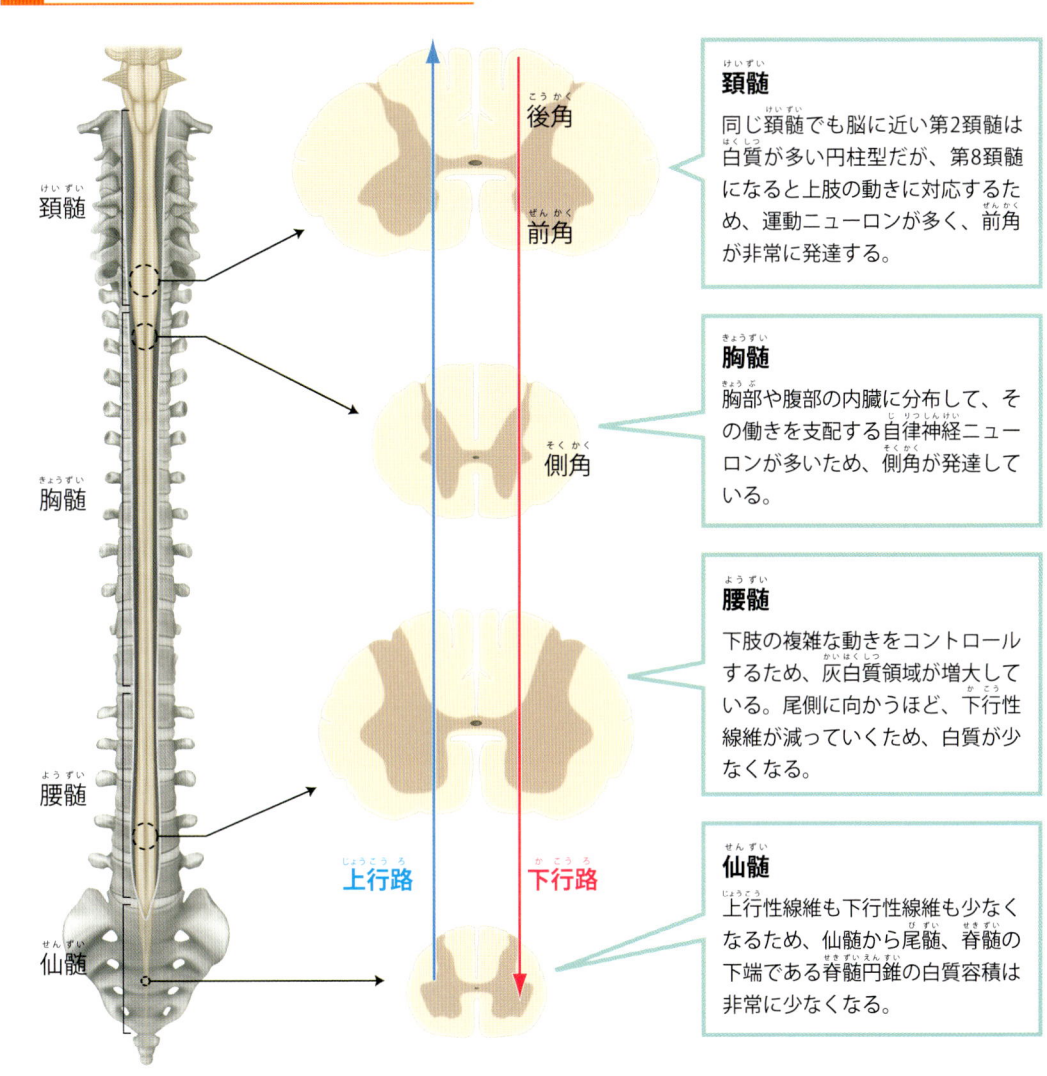

頚髄
同じ頚髄でも脳に近い第2頚髄は白質が多い円柱型だが、第8頚髄になると上肢の動きに対応するため、運動ニューロンが多く、前角が非常に発達する。

胸髄
胸部や腹部の内臓に分布して、その働きを支配する自律神経ニューロンが多いため、側角が発達している。

腰髄
下肢の複雑な動きをコントロールするため、灰白質領域が増大している。尾側に向かうほど、下行性線維が減っていくため、白質が少なくなる。

仙髄
上行性線維も下行性線維も少なくなるため、仙髄から尾髄、脊髄の下端である脊髄円錐の白質容積は非常に少なくなる。

■■■ 神経が集まる箇所はとくに太くなる

脊髄にも、脳と同様に、**灰白質と白質**がある。脳と大きく異なるのは、内側に灰白質があり、外側に白質が存在する点である。灰白質領域には機能が異なる区分があり、それぞれ**前角、後角、側角**と呼ばれている。前角にはおもに運動ニューロンが、後角にはおもに感覚ニューロンが、側角にはおもに自律神経が存在する。

白質領域は、上方の中枢に情報を伝導する**上行性線維**と、下方へと伝導する**下行性線維**の通り道である。上行性線維は感覚性で脊髄の後角から始まり、後索を通って延髄の核に向かう経路と、前側索を通って視床に向かう経路などがある。下行性線維は運動性で、大脳皮質から側索を通って脊髄の前角に達する経路がある。

脊髄は、高さによって太い箇所と細い箇所があり、灰白質と白質の分布も異なっている。頚髄と腰髄のとくに膨らんだ部分は**頚膨大、腰膨大**と呼ばれ、上肢と下肢関連の複雑な情報処理をおこなっている。

内臓や血管を支配する自律神経系

自律神経のしくみと働き

交感神経と副交感神経からなる自律神経系は内臓などの器官を無意識のうちにコントロールしヒトの生命を維持するために働いている。

副交感神経の全身への作用

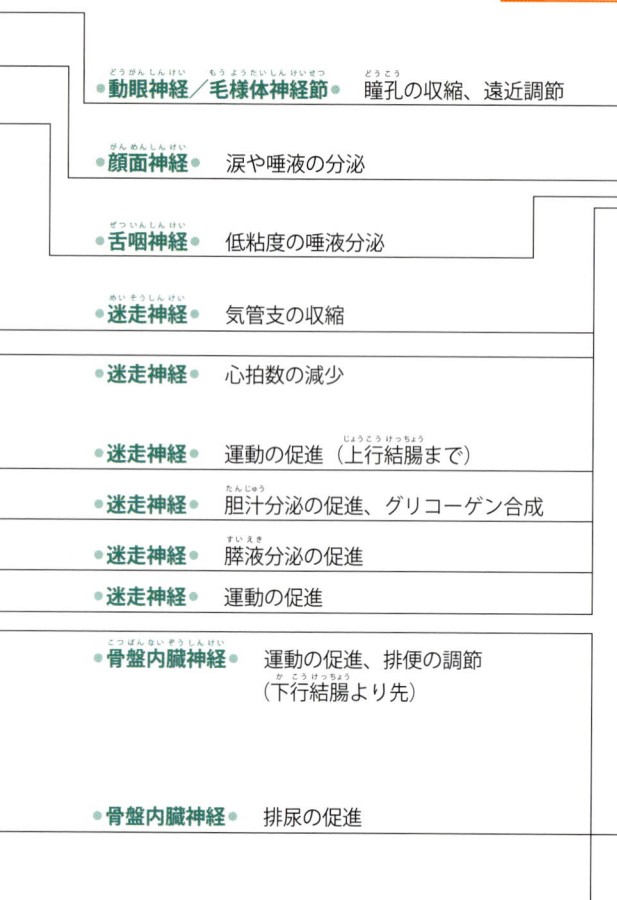

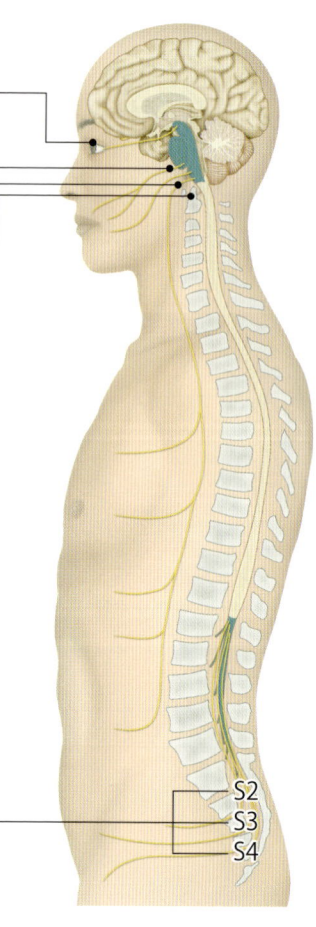

- 動眼神経／毛様体神経節 —— 瞳孔の収縮、遠近調節
- 顔面神経 —— 涙や唾液の分泌
- 舌咽神経 —— 低粘度の唾液分泌
- 迷走神経 —— 気管支の収縮
- 迷走神経 —— 心拍数の減少
- 迷走神経 —— 運動の促進（上行結腸まで）
- 迷走神経 —— 胆汁分泌の促進、グリコーゲン合成
- 迷走神経 —— 膵液分泌の促進
- 迷走神経 —— 運動の促進
- 骨盤内臓神経 —— 運動の促進、排便の調節（下行結腸より先）
- 骨盤内臓神経 —— 排尿の促進
- 骨盤内臓神経 —— 勃起
- 骨盤内臓神経 —— 弛緩

S2 / S3 / S4

■■■ 内臓をコントロールする無意識の制御システム

特別に意識しなくても、心臓は絶え間なく鼓動し、消化器は食物が入れば消化吸収する。これらはすべて、**自律神経**による体内コントロールによるものである。

自律神経には**交感神経と副交感神経**の2系統がある。このうち交感神経の細胞体は**胸髄および腰髄の側角**にあり、脊柱管を出ると脊髄神経と分かれ、**神経節**をつくる。交感神経の神経節は**頚部3対、胸部10〜12対、腰部4〜5対、仙骨部4〜5対**にある。これらの神経節は上下がつながり、脊椎の両側に**交感神経幹**を形成している。

その後の経路は、分布先によっていくつかあるが、どれも途中でニューロンを代えて末梢に分布するのが特徴である。

副交感神経は、**脳幹と仙髄**から起き、交感神経のような神経幹はつくらずに、内臓

76

2 交感神経の全身への作用

図の内容:

脳幹・交感神経幹

- 頚神経 C1〜C8
- 胸神経 Th1〜Th12
- 腰神経 L1〜L5

神経節と作用:
- 上頚神経節 → 瞳孔の拡大、遠近調節 → 眼球（顔面）
- 上頚神経節 → 高粘度の唾液分泌 → 涙腺、唾液腺（顎下神経節経由）
- 中頚神経節／星状神経節・上頚神経節 → 心拍数の増加 → 心臓（循環器）
- 胸心臓神経 → 気管支の拡張 → 肺（呼吸器）
- 大内臓神経・腹腔神経節 → 運動の抑制 → 胃
- → グリコーゲン分解 → 肝臓
- → 運動の抑制 → 膵臓
- 上頚神経節 → 運動の抑制 → 腸（消化器）
- 小内臓神経 → レニン分泌の促進 → 腎臓
- → アドレナリン分泌の促進 → 副腎
- 下腸間膜神経節 → 運動の抑制 → 膀胱
- 下腸間膜神経節 → 排尿の抑制
- 下腸間膜神経節 → 射精 → 陰茎（生殖器）
- 下腸間膜神経節 → 収縮 → 子宮

交感神経は全身を活性化。副交感神経は抑制系に働く

自律神経は、つねに変化している体内外の環境に対応して、内臓機能を調整している神経系である。たとえば、気温が低下すると、末梢血管を収縮させて血流量を減らし、体熱の放散を防ぐ。こうした環境変化に即応するシステムが自律神経である。

自律神経が分布する器官は上図のように、眼球、心臓、気管支、胃腸、膀胱、肝臓など、体内のあらゆる部位におよび、全身の内蔵と血管をコントロールしている。自律神経は交感神経と副交感神経の2系統があるが、臓器に与える作用は相反している。

交感神経は、アドレナリン作動性神経であり、身体活動を活発化させる。副交感神経は、コリン作動性神経で、身体を休息させる役目を担っている。

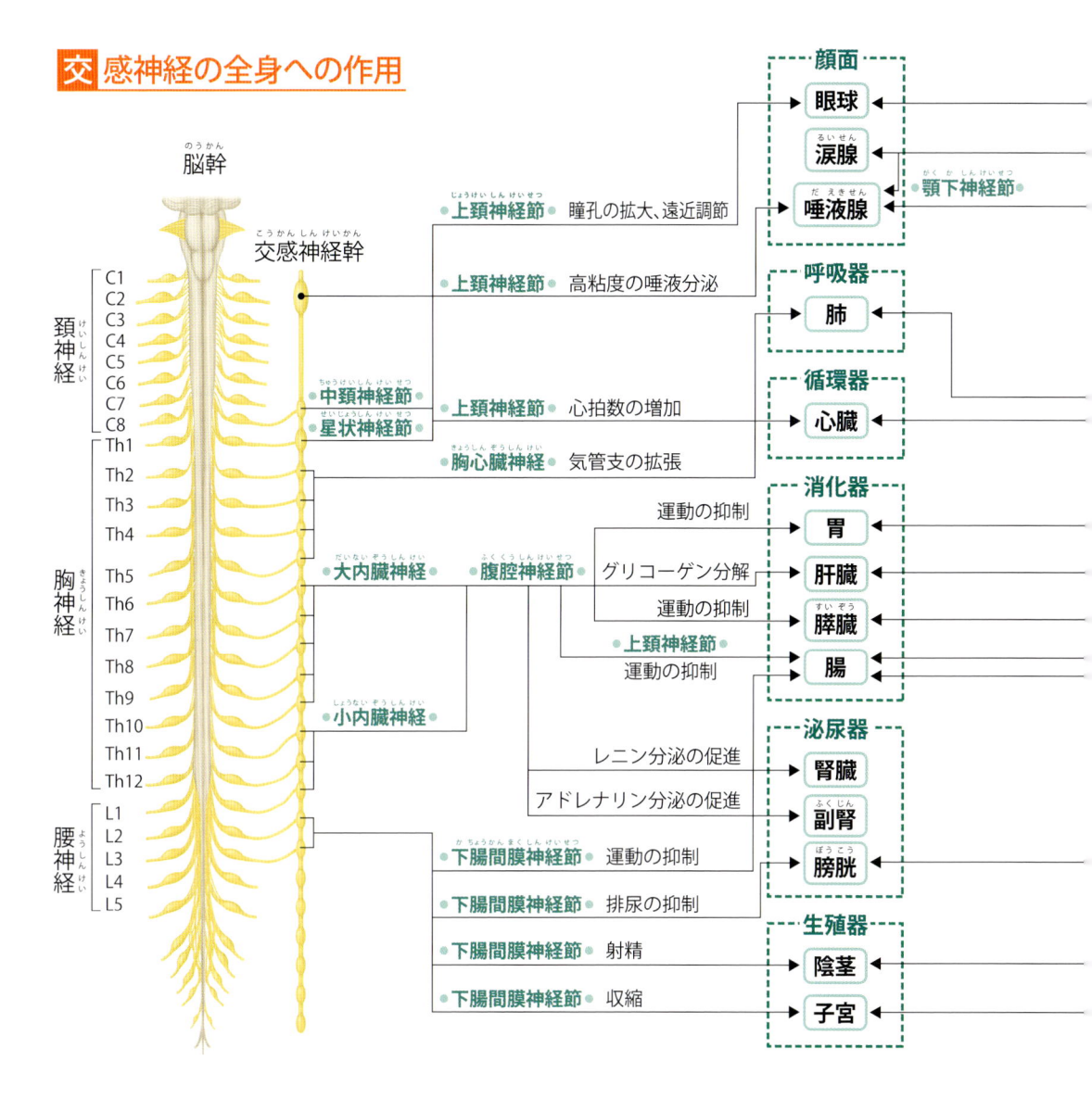

などに分布する。ただし副交感神経も、途中でニューロンを代える。交感神経線維の一部は、血管周辺に自律神経叢を形成する。

77

自律神経のしくみと働き

交感神経・副交感神経の二重拮抗支配

全身を活性化する交感神経、活動を抑制する副交感神経は、異なる作用をもつ反面驚くほど精密にバランスをとりながら機能している。

■■ 交感神経はアドレナリン作動性
■■ 副交感神経はコリン作動性

自律神経の大きな特徴は、内臓壁の平滑筋などの末端が、二重支配および拮抗支配を受けていることである。

二重支配とは、交感神経と副交感神経、両方の作用を受けることである。拮抗支配とは、交感神経と副交感神経のどちらかの作用が促進されると、もう一方の作用が抑制される関係を意味する。

たとえば恐怖や怒りなどを感じると、交感神経のシナプスではノルアドレナリンを放出して体内を活性化、すなわち心拍数や血圧などを上昇させ、筋肉を中心とした標的器官に大量の血液を送り出す。その後、今度は副交感神経がアセチルコリンを放出して、活性化した体内状況を抑制して元に戻す。一方で、消化器系の動きは、副交感神経が活性化し、交感神経が抑制する。

ストレスによる自律神経反応の変化

強いストレスを感じたときの、交感神経、副交感神経反応の例。ストレス下では交感神経優位になり、全身を闘争準備状態に導く。ストレスからの解放後は、副交感神経が優位になり、全身をリラックス状態にする。

ストレス状況下

交感神経 ＞ 副交感神経

ノルアドレナリン、アドレナリン、ストレスホルモンなどの分泌量増加
↓
全身を闘争状態に
- 心拍数増加、血圧上昇　● 汗の分泌
- 胃や腸の運動抑制（→食欲低下）
- グリコーゲンの分解（→使用するエネルギーの確保）など

ストレス消失後

交感神経 ＜ 副交感神経

アセチルコリンの分泌量増加
↓
全身をリラックス状態に
- 心拍数減少、血圧低下　● 汗の減少
- 胃や腸の運動促進（→食欲増加）
- グリコーゲンの合成（→エネルギーの貯蔵）など

2 自律神経が関わるホメオスタシスの例

血圧調節
➡ 心拍数・心収縮力の調整で恒常性を維持

　交感神経は心筋の拍動力を強めて心臓の鼓動を速め、血管を収縮させることで、血圧を上昇させて、末梢組織に大量の血液を送る。腎臓から昇圧ホルモンであるレニンの分泌も促す。
　副交感神経は、心筋の力を弱めて心拍数を下げ、血圧を下げる。

体温調節
➡ 熱産生の調整で体温を36〜37℃に維持

　恒温動物であるヒトは、外気温に左右されないよう、寒いときは交感神経が皮膚の立毛筋を緊張させて熱の放散を防ぎ（＝鳥肌）、全身の筋肉を震わせて熱を産生する（＝震え）。暑いときは、立毛筋を拡張させて発汗する。
　汗腺や立毛筋は交感神経だけに支配される。

血糖調節
➡ 血糖値の変化に応じ、満腹＆摂食中枢を刺激

　交感神経の作用で体内が活性化すると、全身の筋肉に多量のエネルギーが必要になる。そこで肝臓に貯蔵されたグリコーゲンが分解されて、血中にブドウ糖が放出されるため、血糖値が上昇する。副交感神経が作用すると、グリコーゲン分解が抑制される。

水分調節
➡ 水分の摂取量＆排泄量のバランスをとる

　交感神経が亢進すると腎臓での塩分と水の排出が抑制され、排尿が抑制される。それにより体液が増えて血圧が上がる。
　一方、副交感神経が作用するとこの緊張が解かれ、水分の排泄が促される。なお、体液量の変化は喉の渇きとして視床下部に伝えられ、飲水行動を引き起こす。

　促進と抑制という拮抗する作用をもつ自律神経の大局的な機能は、体内の**ホメオスタシス（恒常性）**である。ホメオスタシスとは、個体を取り巻く環境が変わったとき、体内環境がそれに影響されて変化しないよう均衡を保とうとする働きである。
　たとえば、交感神経の作用により前述のように心拍数と血圧が上昇した場合、そのままでは心臓機能が破綻したり、血圧が異常に上昇することになる。そこで副交感神経の作用で、平常に戻るシステムが構築されている。ほかにも、上のような例があげられる。
　ホメオスタシスは自律神経だけが担っているのではない。体内調整に機能する**ホルモン系**と互いに連携し合って、ホメオスタシスの緻密なシステムを構築している。

■内分泌系との連携プレーも重要

なお自律神経は二重拮抗支配が原則だが、なかには交感神経・副交感神経のどちらか一方にだけ支配を受けたり、拮抗的支配を受けない器官もある。

運動を司る神経の構造

運動指令が伝わるしくみ

運動の基本構造は、**大脳→脊髄→末梢器官**という指令系統である。さらに小脳などの器官が補完的に関わることで、複雑精緻な運動が可能となる。

■ 大脳で企画した運動がプログラム化され下行する

我々は日常さりげなく手足を動かして活動しているが、運動時には、脳を中心とした非常に複雑な神経系が働いている。

脳による運動制御は、高位、中位、下位の階層構造をしており、高位から下位へと指令が下りていく。

総司令官である高位脳は、**大脳皮質の連合野**である。ここでおこなわれるのは、運動の"企画・立案"である。「あの本を手にとりたい」「髪を整えたい」「階段を上って2階へ行きたい」など、動作の目標を定め、それを達成するためにどの筋肉をどのように動かせばベストなのか、戦略を立てるのである。

この高位レベルの判断を司っているのは、大脳皮質の6野にある高次運動野、すなわち運動前野、補足運動野、前補足運動野、

帯状皮質運動野である。高次運動野での企画・立案は、大脳皮質4野にある運動指令基地である**一次運動野**に送られる。

■ 基底核のブレーキ機能で不必要な動きを制御

運動制御の中位としてプログラミングの役割を担う器官のひとつに、**大脳基底核**がある。

運動をおこなうときには、運動野だけでなく大脳皮質が広範囲に活性化する。一次運動野から送られる情報も広範囲にわたる。そこで大脳基底核では、そのときどきの状況に応じて、適切な情報を取捨選択していると考えられている。

不必要な動作は抑制してブレーキをかけ、必要な情報は興奮信号として、視床外側腹側核を経由して、補足運動野にフィードバックしているのである。情報を受けた補足運動野は、抑制を受けなかった情報が

程度の量を超えたら、下行ニューロンに伝えるしくみである。

大脳基底核はこのような役割を果たしているため、この部位が傷害されると、意図とは関係なく体が動く不随意運動が起こる。

■ 小脳ループの働きで行動がより適切に

運動制御の中位を担うもうひとつの部位が小脳であり、ここで動作計画のより詳細なプログラミングがおこなわれる。

小脳は大脳皮質の感覚野から、広く情報を集める。その情報群と照合して、運動の向きや力のかけ具合、タイミングなどを修正して、一次運動野にフィードバックする。

さらに小脳では、企画・立案した運動と、実際に起こった運動を照合するという作業をおこなっている。それにより、次に同じ動作を企画・立案するとき、より正確なプログラミングができるようになる。

2 運動指令を伝える階層構造

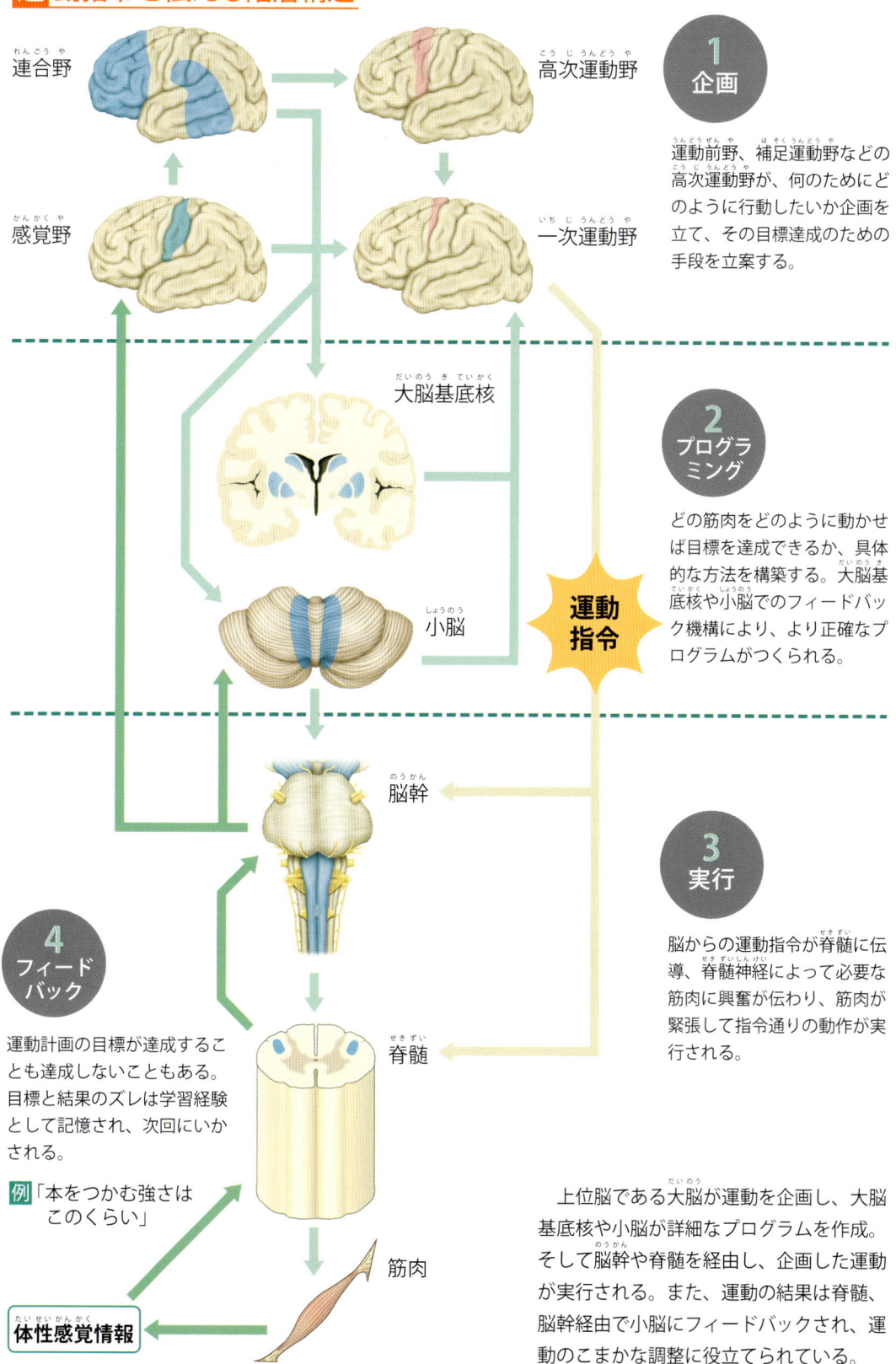

神経系の構造と機能 — 運動を司る神経の構造

連合野

高次運動野

感覚野

一次運動野

1 企画

運動前野、補足運動野などの高次運動野が、何のためにどのように行動したいか企画を立て、その目標達成のための手段を立案する。

大脳基底核

小脳

2 プログラミング

どの筋肉をどのように動かせば目標を達成できるか、具体的な方法を構築する。大脳基底核や小脳でのフィードバック機構により、より正確なプログラムがつくられる。

運動指令

脳幹

脊髄

3 実行

脳からの運動指令が脊髄に伝導、脊髄神経によって必要な筋肉に興奮が伝わり、筋肉が緊張して指令通りの動作が実行される。

4 フィードバック

運動計画の目標が達成することも達成しないこともある。目標と結果のズレは学習経験として記憶され、次回にいかされる。

例「本をつかむ強さはこのくらい」

筋肉

体性感覚情報

　上位脳である大脳が運動を企画し、大脳基底核や小脳が詳細なプログラムを作成。そして脳幹や脊髄を経由し、企画した運動が実行される。また、運動の結果は脊髄、脳幹経由で小脳にフィードバックされ、運動のこまかな調整に役立てられている。

運動を司る神経の構造

脳から末梢に向かう下行性伝導路

大脳でプログラミングされた運動指令は中枢神経系最大の神経経路である皮質脊髄路を通り脊髄神経、末梢器官へと伝えられる。

■ 大脳→脊髄のルートを皮質脊髄路（錐体路）という

大脳皮質で企画・プログラム化された情報は、脊髄神経へと伝えられるが、そのルートを**皮質脊髄路（錐体路）**という。

皮質脊髄路は約100万本もの軸索を含む、中枢神経系最大の経路のひとつで、大脳皮質の**運動野**に由来する。

大脳皮質の出力を受けるこれらの神経線維は、視床にある**内包**、中脳の**大脳脚**を通り、延髄の腹側にある膨らみ（**錐体**）に集まる。錐体に集まった軸索は、**脊髄**を下行する。

大脳皮質由来の出力路とは別に、中脳の**赤核**と呼ばれる核を由来とする**赤核脊髄路**も存在している。

脊髄に入ってから錐体路と合流するこの経路は、哺乳動物では運動制御に大きな役割をもつが、ヒトでの役割はそれほど大きくないと考えられている。

■ 錐体路の障害と錐体外路症状

錐体路は、大脳皮質からの指令を正確に末梢へと伝える役目がある。

そのため、経路のどこかで何らかの障害があると、運動や動作にさまざまな異常が現れる。

代表的な異常に、**運動麻痺**のほかに、脊髄反射の亢進による腱反射の亢進、バビンスキー反射がある。

バビンスキー反射とは、足裏をこすると通常は内側に曲がる親指が、背側に屈曲してしまう異常のことである。運動麻痺が起こる部位やその拡がりかたは障害部位によって異なり、これらの異常は錐体路の障害を知る手がかりとなる。

一方、**不随意運動**や**筋緊張**など、**錐体外路症状**と呼ばれる異常もある。

■ 右脳が左半身を、左脳が右半身を支配

脳梗塞などで運動機能に障害が出る場合、病巣が大脳の右半球にあれば左側の手足に障害が現れる。左半球が障害されれば、右側の手足の動きに問題が生じる。

支配領域が左右逆転するのは、脊髄へと向かう錐体路を通った軸索は、延髄と脊髄の境目でいったん**左右交叉（錐体交叉）**したのちに、下行しているからである。

右半球由来の軸索は左側へ、左半球由来の軸索は右側へと向かい、脊髄に入ると脊髄の側索を下行する。

このルートは、**外側皮質脊髄路**と呼ばれる。前角の**運動ニューロン**に接続して、大脳からの指令を直接伝導している。

ただ、一部の軸索は錐体交叉をせず、**前皮質脊髄路**として脊髄の前索を下行し、脊髄で交叉している。

運動指令が末梢に伝わるまで

皮質脊髄路は、高次脳が企画・立案した動作を実行させるための伝導路で、ヒトの神経回路のなかでもっとも大きい。大脳皮質から脳幹を経て、左右交叉して下行し、それぞれ右半身・左半身のすみずみまでを支配する。

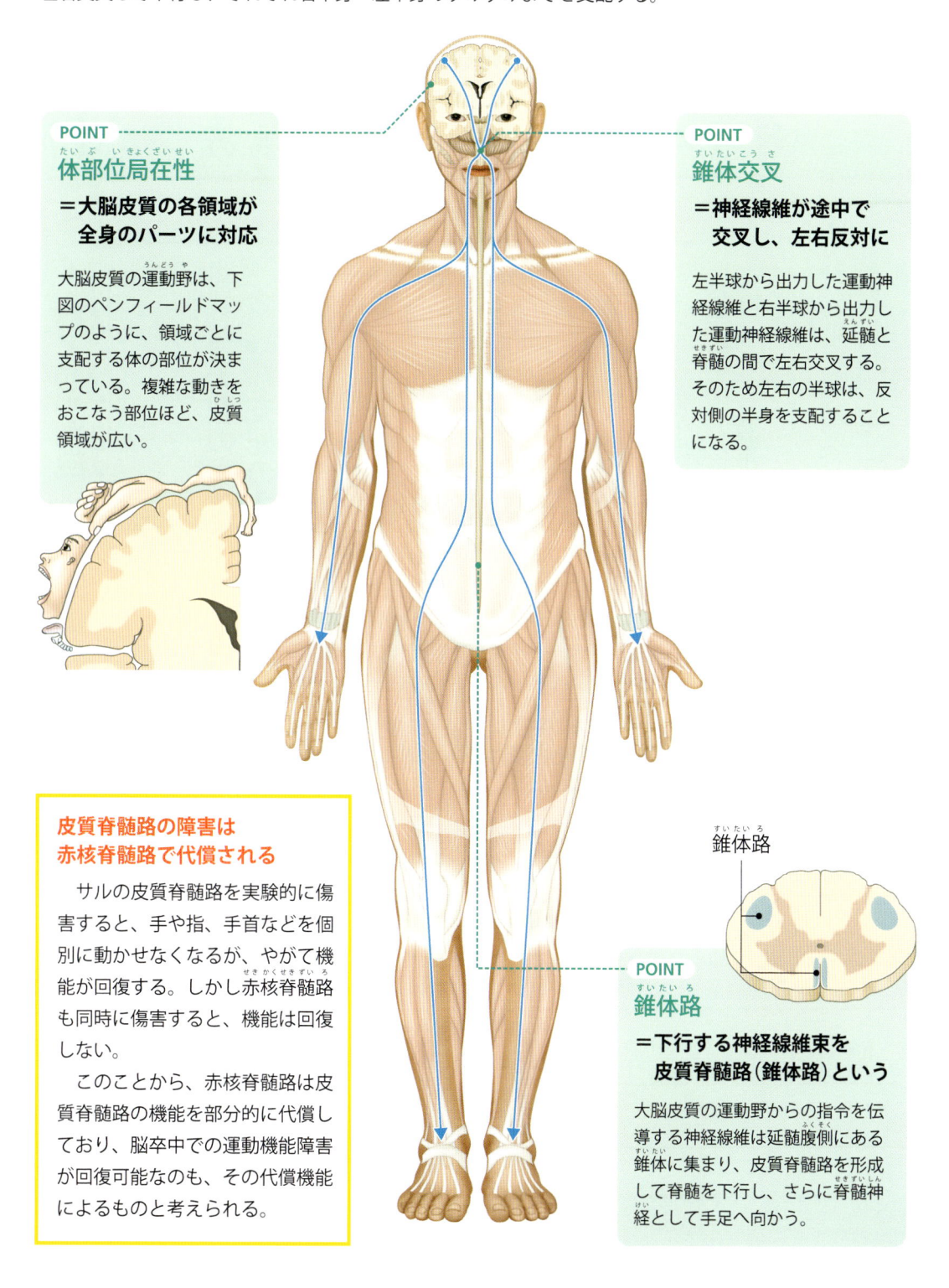

POINT
体部位局在性

＝大脳皮質の各領域が全身のパーツに対応

大脳皮質の運動野は、下図のペンフィールドマップのように、領域ごとに支配する体の部位が決まっている。複雑な動きをおこなう部位ほど、皮質領域が広い。

POINT
錐体交叉

＝神経線維が途中で交叉し、左右反対に

左半球から出力した運動神経線維と右半球から出力した運動神経線維は、延髄と脊髄の間で左右交叉する。そのため左右の半球は、反対側の半身を支配することになる。

皮質脊髄路の障害は赤核脊髄路で代償される

サルの皮質脊髄路を実験的に傷害すると、手や指、手首などを個別に動かせなくなるが、やがて機能が回復する。しかし赤核脊髄路も同時に傷害すると、機能は回復しない。

このことから、赤核脊髄路は皮質脊髄路の機能を部分的に代償しており、脳卒中での運動機能障害が回復可能なのも、その代償機能によるものと考えられる。

POINT
錐体路

＝下行する神経線維束を皮質脊髄路（錐体路）という

大脳皮質の運動野からの指令を伝導する神経線維は延髄腹側にある錐体に集まり、皮質脊髄路を形成して脊髄を下行し、さらに脊髄神経として手足へ向かう。

運動を司る神経の構造

筋肉を動かす脊髄・運動ニューロンの構造

脊髄から末梢への運動指令は脊髄前角に存在する2つのニューロンを介して筋肉を組織する筋線維に届けられている。

■■■ 脊髄前角に遠心性の運動ニューロンがある

体内にはおよそ700もの筋肉があり、それらの組み合わせで、手足や体幹のさまざまな動きが実行されている。この筋肉に大脳皮質からの指令を直接伝えているのが、脊髄から伸びる運動ニューロンである。脳・脊髄での**上位運動ニューロン**に対し、**下位運動ニューロン**とも呼ばれる。

運動ニューロンは、目標の筋肉にシナプスを接して、筋肉細胞に興奮信号を送って収縮させる。

ただし筋肉の動きは、運動ニューロンだけが支配しているのではない。**興奮性**および**抑制性の脊髄内介在ニューロン**が、運動ニューロンと協同して働いている。

また運動には、大脳皮質からの指令を受けない経路と別に、脊髄固有のニューロンなども関与する。

■■■ 大型のα運動ニューロンが筋支配の主役

下位運動ニューロンは、筋肉の収縮をコントロールして、関節などを屈曲・伸展させる役割をもつ。

運動ニューロンには、大型の**α運動ニューロン**と、中～小型の**γ運動ニューロン**の2種類がある。このうち中心的な役割を果たしているのは、α運動ニューロンである。

骨の周囲にあって体を動かしている骨格筋には、**神経筋接合部**という特殊なシナプスがあり、α運動ニューロン末端はここに接合すると、収縮する**屈筋**と伸展する**伸筋**があり、屈筋にアセチルコリンが作用すると活動電位が発生して収縮し、関節などの骨格が**屈曲**する。伸筋は関節の反対側にあり、屈筋が収縮すると**伸展**（弛緩）するという拮抗性をもつ。

前角から出るニューロンが筋を動かす

脊髄前角には、α運動ニューロンとγ運動ニューロンという2種の運動ニューロンがある。これらが、筋紡錘の内側と外側にある別々の筋線維に接続し、運動指令を伝えている。

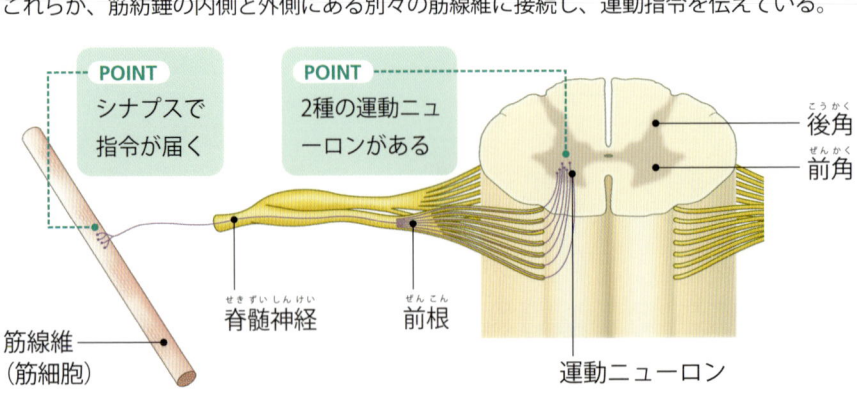

POINT シナプスで指令が届く

POINT 2種の運動ニューロンがある

- 後角
- 前角
- 筋線維（筋細胞）
- 脊髄神経
- 前根
- 運動ニューロン

2 筋肉の伸張を2つのニューロンで調節

中央が膨らんでいる筋線維が、筋紡錘と呼ばれる特殊な構造である。脳から指令が下行すると、α運動ニューロンとγ運動ニューロンが同時に活性化する。α運動ニューロンは筋紡錘外側の筋線維を、γ運動ニューロンは筋紡錘内側の筋線維を支配し、筋収縮の度合いをこまかく調整している。

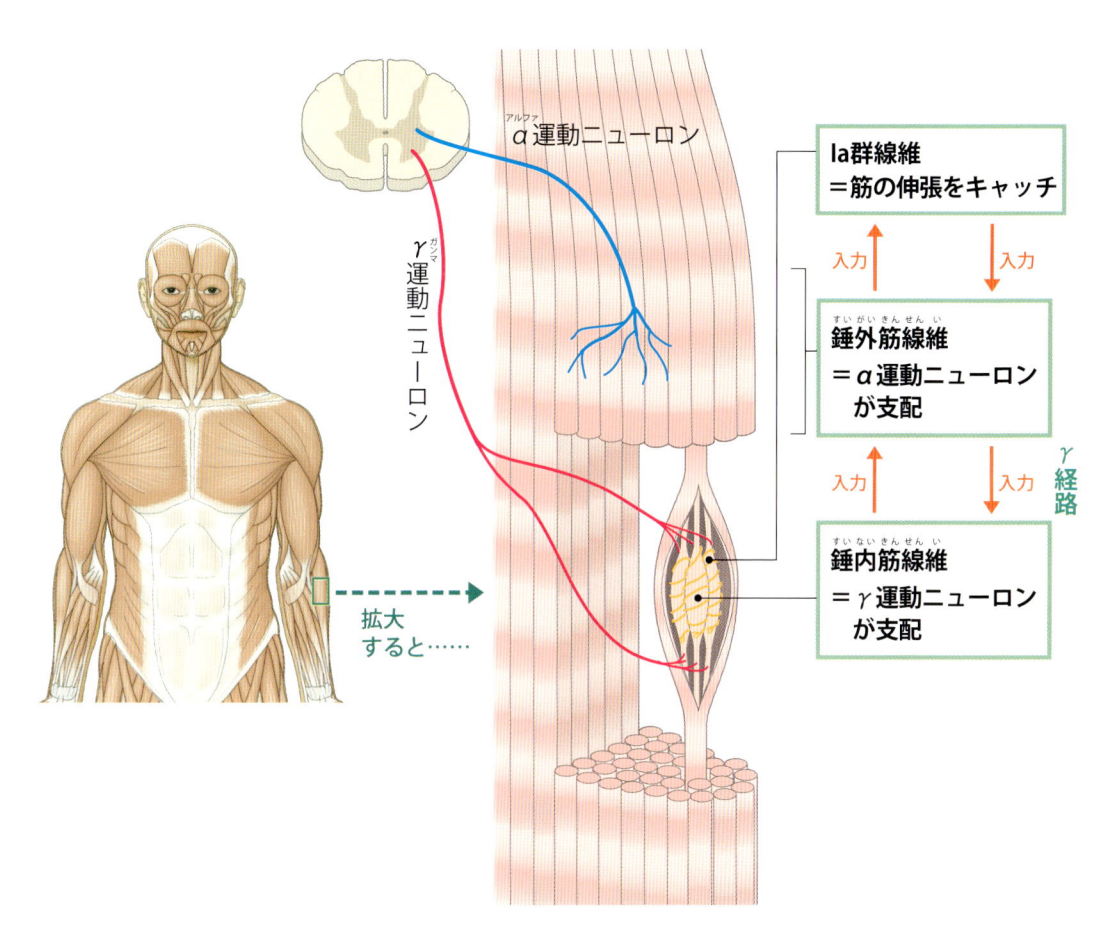

- Ia群線維 ＝筋の伸張をキャッチ
- 錘外筋線維 ＝α運動ニューロンが支配
- 錘内筋線維 ＝γ運動ニューロンが支配

γ経路

■■■■ γ運動ニューロンが筋の緊張をこまかく調整

骨格筋深部には、**筋紡錘**と呼ばれる特殊な組織が存在する。紡錘形の線維状カプセルに、特殊な**骨格筋線維**が内在している。筋紡錘内部の錘内筋線維中央部には、Ia**群線維**と呼ばれる感覚線維が巻きついている。この錘内筋線維を支配しているのが、**γ運動ニューロン**である。γ運動ニューロンは、α運動ニューロンの作用を調整し、筋収縮の正確性を高める働きをしている。

まずα運動ニューロンが筋に興奮伝導を送り、筋紡錘の外側にある**錘外筋線維**が収縮する。Ia群線維は、自らが巻きついている**錘内筋線維**の長さの情報を中枢に送っているが、錘外筋線維が収縮すると、錘内筋線維が短くなってたるみ、長さ情報を中枢に送らなくなる。このときγ運動ニューロンも一緒に信号を送ると筋紡錘の両端が収縮し、中枢への情報伝達機能が起こる。すなわち、α運動ニューロンとγ運動ニューロンの相反する作用が、バランスのとれた運動を可能にしているのである。

反射運動のしくみ

運動を司る神経の構造

脊髄が司る反射運動

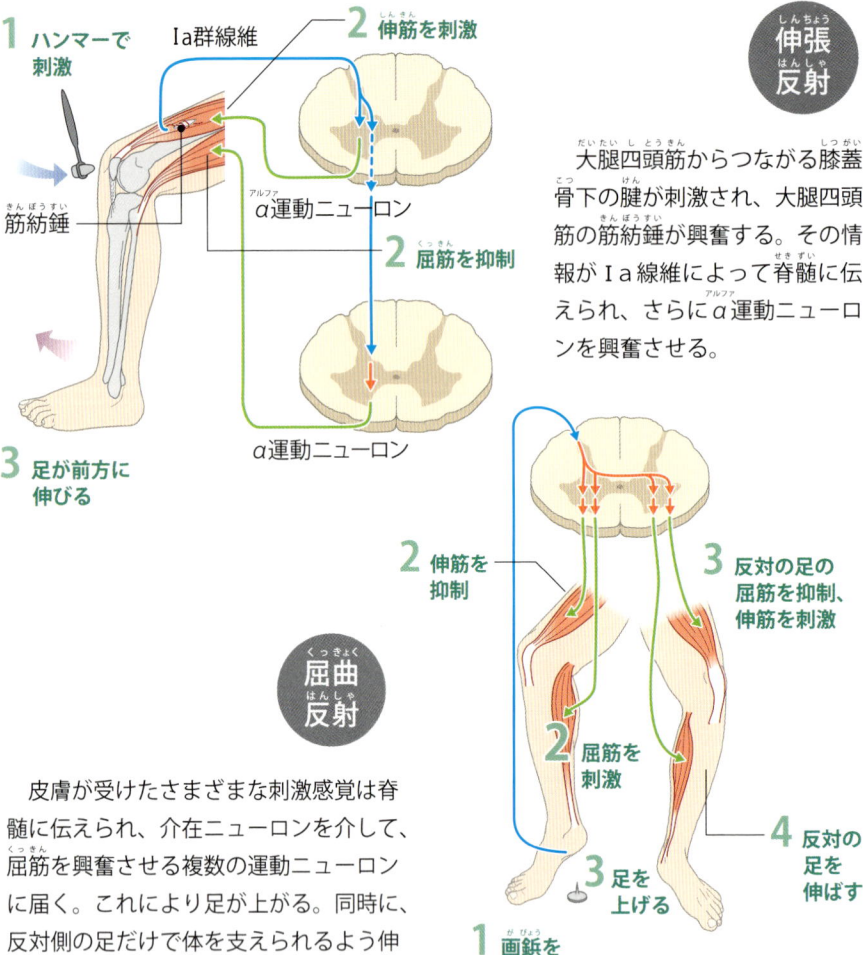

伸張反射

1. ハンマーで刺激
2. 伸筋を刺激
   Ia群線維
   筋紡錘
   α運動ニューロン
2. 屈筋を抑制
   α運動ニューロン
3. 足が前方に伸びる

大腿四頭筋からつながる膝蓋骨下の腱が刺激され、大腿四頭筋の筋紡錘が興奮する。その情報がIa線維によって脊髄に伝えられ、さらにα運動ニューロンを興奮させる。

屈曲反射

1. 画鋲を踏む
2. 伸筋を抑制
2. 屈筋を刺激
3. 足を上げる
3. 反対の足の屈筋を抑制、伸筋を刺激
4. 反対の足を伸ばす

皮膚が受けたさまざまな刺激感覚は脊髄に伝えられ、介在ニューロンを介して、屈筋を興奮させる複数の運動ニューロンに届く。これにより足が上がる。同時に、反対側の足だけで体を支えられるよう伸展する動作も起こる。

運動には、大脳で企画され末梢に伝わる随意運動のほかに、脊髄や脳幹レベルでコントロールされ無意識におこなわれている反射運動もある。

脊髄や脳幹が指示するパターン化された運動

運動ニューロンによる運動制御は、基本的に随意運動、すなわち意識しての動作である。しかし日常動作のなかには、熱湯に指がふれると反射的に指を引っ込めるといった、無意識の動作がある。これを**反射運動**という。反射運動は、**脊髄や脳幹**などの運動制御経路でパターン化されたもので、大脳の指令を受けることなく起こる。

反射運動の代表が、上に示した**伸張反射**や**屈曲反射**である。

腱反射は、**膝蓋骨**の下をハンマーなどで叩くと、足が上がる反応である。**腱反射**とも呼ばれる伸張反射は、膝蓋骨の下にある**腱**が刺激されて**筋紡錘**が興奮し、それがⅠa群線維によって脊髄に送られ、α運動ニューロンに興奮が伝導し、足が上がるしくみである。

屈曲反射は、熱いものにふれると反射的

2 脳幹が司る反射運動

前庭動眼反射

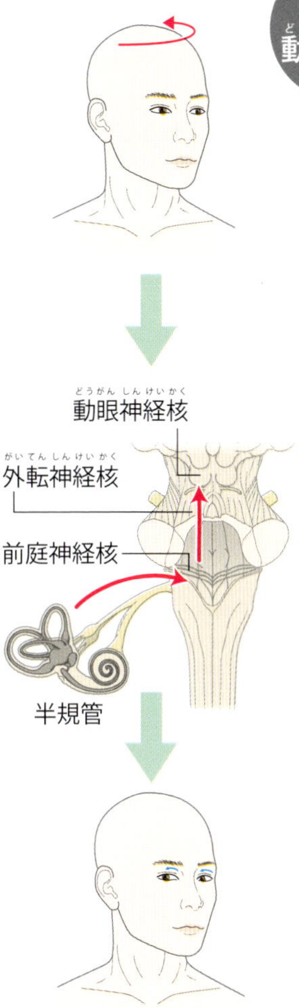

1 頭が左に動く
頸部が左に回転する。本来ならここで眼球も左に回転するはずだが、それでは視線の方向がずれて視覚情報が乱れてしまう。

2 前庭神経核が動眼神経に作用
そこで左の半規管が前庭神経核に信号を送り、さらに外転神経核、動眼神経核へと信号が届けられる。

（図中ラベル：動眼神経核、外転神経核、前庭神経核、半規管）

3 頸部の傾きと反対に眼球が動く
左右の外眼筋の運動ニューロンに信号が届くと、左右の眼球は同じ方向を向き、視線が一定方向に保たれる。

前庭頸反射

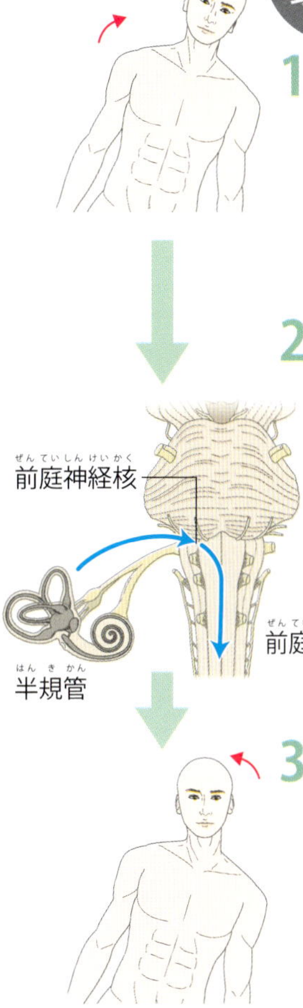

1 頭が左に動く
上半身が、地面に対して大きく傾く。

2 前庭神経核が頸筋のニューロンに作用
そこで内耳の前庭三半規管が頭部の傾きを検知し、その情報が前庭神経核から頸筋運動ニューロンに届けられる。

（図中ラベル：前庭神経核、前庭脊髄路、半規管）

3 頭部が地面に垂直になる
頸部の運動ニューロンの作用で首が右に動き、バランスが維持される。

姿勢や視線の方向を一定の角度に保つ

立ったり座ったり階段を上ったり、さまざまな動作をおこなっても、普通はバランスを崩して倒れたりはしない。これは、**姿勢反射**と呼ばれる反射運動で、**姿勢制御**がおこなわれているからである。伸張反射と屈曲反射は、脊髄が運動制御をおこなっているが、姿勢制御の中枢は**脳幹**にある。

姿勢反射のひとつである**前庭頸反射**は、上半身が傾いたときに頭部を垂直に保とうとする反射で、司令塔は延髄から橋にかけて存在する**前庭神経核**である。ここより**前庭脊髄路**を通り、頸筋の運動ニューロンによって、頭部を反対方向に向けさせる。

頭部が動いたとき、視線を一定に保つ反射を、**前庭動眼反射**という。これも前庭神経核が司令塔になっている。

この反射には、複数の**屈筋と伸筋**に、複数の**運動ニューロン**、複数の**介在ニューロン**が関わっている。

に手を離したり、足裏に痛みなどの異常を感じると足を上げるといった反射である。

神経の損傷による運動障害

運動を司る神経の構造

脊髄は、運動指令を末梢の器官に伝えたり末梢の情報を脳に届けるという役割を担っている。そのため傷害を受けると、さまざまな運動障害が起こる。

脊髄損傷による障害

■損傷部位の高さで運動障害の程度が変わる

脊髄は、中枢と末梢を結ぶ重大な役割を果たすため、外傷や疾病で損傷されると、甚大な運動障害が現れる。全体ではなく一部が損傷された場合は、どこが傷害されたかによって、異なる症状が現れる。

完全損傷

完全損傷の場合、運動障害の程度は、脊髄の傷害がどの高さで起こったかによる。傷害された部位以下のすべてが麻痺し、感覚が消失してしまうからである。

たとえば、もっとも高い位置にある**頚髄**が損傷されると、手足すべてが麻痺し、損傷部位によっては命の危険もある。**胸髄**の傷害では腕以外はすべて麻痺し、**腰髄**の場合は、下肢の運動障害が起こる。脊髄の下端である**脊髄円錐**や**馬尾**の傷害なら、障害の程度は軽くなる。

一部の損傷

31対ある脊髄のどの場所が損傷されたかによって、それに対応する末梢組織に症状が現れる。

たとえば頚髄のC7〜C8が一部損傷されると、α運動ニューロンが機能しなくなり、手や腕の筋が収縮できなくなる。ただし、多くの筋は複数の脊髄分節から支配を受けているため、損傷部位と症状が必ず合致するわけではない。

完全な損傷

事故などで急激に起こる脊髄の完全損傷は、**脊髄ショック**といわれる。

傷害された脊髄以下すべての**運動障害**と**感覚消失**が現れ、膀胱直腸障害や勃起不全なども起こる。また**自律神経系**も影響を受け、発汗や体温調節にも支障が出る。傷害部位ごとの障害内容は、下表の通りである。

脊髄の損傷部位による、障害レベルの違い

	傷害部位	運動障害	感覚障害	自律神経の障害
頚髄	C1-C3	四肢麻痺または下顎の麻痺、痙攣、呼吸麻痺	後頭部または下顎より下の感覚消失、後頭部・後頚部・肩の痛み	
	C4-C5	四肢麻痺、横隔膜呼吸（腹式呼吸）の困難	鎖骨〜肩より下の感覚消失	膀胱・消化器の反射機能障害、ホルネル症候群
	C6-C8	四肢麻痺、横隔膜呼吸（腹式呼吸）の困難、痙攣	上胸部〜背部・腕の感覚消失（肩を除く）	
胸髄・腰髄・仙髄	Th1-Th5	対麻痺（左右両方の下肢の麻痺）、呼吸量の減少	前腕内側・上胸部・背部の感覚消失	
	Th6-Th10	対麻痺（左右両方の下肢の麻痺）、痙攣	上胸部と背部の感覚消失	膀胱・直腸の反射機能障害（排泄障害）、不随意性の勃起
	Th11-L3	対麻痺（左右両方の下肢の麻痺）	会陰部または大腿前面の感覚消失（＊傷害部位による）	
	L4-S2	遠位麻痺（体幹から遠い手足の末端部分の麻痺）	大腿前面・足底部・足底部または大腿後面の感覚消失（＊傷害部位による）	膀胱・直腸の弛緩性麻痺（排泄障害）、勃起不全
	S3-S5	障害なし	肛門周辺・大腿内側の感覚消失	

小脳の損傷による障害

運動のテンポやタイミングにズレが生じる

小脳には運動を修正する働きがある。そのため傷害されると、運動の向きや大きさなどのこまかい調整ができなくなる。運動麻痺や不随意運動は見られず、**平衡障害**や**筋緊張の低下**や、**小脳性運動失調**と呼ばれる運動障害が現れる。平衡障害は、酩酊したようなふらついた歩きかたが特徴である。

小脳性運動失調

運動修正の不備から、運動の開始が遅れて適切なタイミングで動けなかったり、ゆったりと動いているかと思うと突然速く動くなどの異常が生じる。また、複数の筋の協調的な動きができなくなり、まとまりのないバラバラな動作になってしまう。目標物との距離が正確につかめないのも、小脳障害の特徴である。

そこで臨床検査では、指先で自分の鼻にふれることができるかどうかを試す、**指鼻試験**がおこなわれる。

大脳基底核の損傷による障害

手足を動かしにくくなったり不随意運動が起きる

随意運動の調整役である大脳基底核が損傷されると、手足が動かしにくい、手が震える、勝手に動くなどの運動障害が現れる。運動障害は、2つに大別される。ひとつはパーキンソン病のように、自発的な運動が少なく筋が固縮する、**運動減少・筋緊張亢進型**。もうひとつはハンチントン舞踏病やバリスムのように、不随意運動が起こる**運動亢進・筋緊張減少型**である。

パーキンソン病

黒質のドパミン作動性ニューロンが変性することで、手足の振戦、筋の固縮、動作緩慢、無表情な顔つき、前屈姿勢などの異常が現れる（→P152）。

ハンチントン舞踏病

線条体への出力ニューロンが欠落している遺伝病で、中年になってから発病する。もっとも特徴的な症状は**舞踏運動**で、身体のさまざまな部位に、こまかく速い、不規則で不連続な制御不能の運動が起こる。

バリスム

乱暴に手足を投げ出したり、振り回すような異常動作が特徴である。原因は**視床下核**の損傷で、病巣とは反対側の手足に異常運動が起こる。

脳幹の損傷による障害

眼球につながる神経の損傷で眼球運動が障害される

脳幹は呼吸など生命維持の重要な役割を担っているため、損傷が大きいと運動障害より先に生命の問題が生じる。損傷が一部の場合には、眼球運動が障害されるMLF症候群などが現れることがある。

MLF症候群

片側の眼球が外転すると、反対側の眼球は内転するのが普通である。ところが眼球運動の調整に関わる**内側縦束（MLF：Medial Longitudinal Fasciculus）**という神経線維束が損傷されると、片方が外転しても反対側が内転しなくなってしまう。

体性感覚を伝える神経の構造

体性感覚伝導路のしくみ

皮膚が感じる温度や痛み、筋肉が伸び縮みしたり、関節が動く感覚などは体性感覚情報といい、脊髄内の経路で伝えられている。

■ さまざまな感覚受容器が脳に情報を届けている

物を見たりふれたり、音を聞いたり、匂いを感知するなど、ヒトは多様な感覚情報によって環境を察知し、必要な場合は危険を回避するなどの行動をとる。

神経系が感知する感覚は、**体性感覚、内臓感覚、特殊感覚**の3つに大別できる。体性感覚には、皮膚が感知する**痛覚・触圧覚（接触、圧力、振動の感覚）・温度覚**などの**皮膚感覚**と、筋肉・腱の張力や伸展の感覚、関節の動きなどの**深部感覚**がある。

特殊感覚は、**視覚・聴覚・平衡覚・味覚・嗅覚**で、脳神経が担っている。

内臓感覚は、内臓に分布する神経が内臓の動きや炎症などを感知する。

■ 右半身の感覚は左脳へ 左半身の感覚は右脳へ届く

全身には、感覚を感知する各種の感覚受容器が分布している。感覚受容器は、感覚神経線維が複数に分岐したもので、その先端に受容器が形成されている。

受容器が感知した情報は、分岐元である**感覚神経線維（一次ニューロン）**へと集まっていき、**脊髄**に至る。

感覚情報は、脊髄を上行していき、**視床**を経由して**大脳皮質**の**体性感覚野**に伝わる。脊髄を上行する途中、経路は左右に交叉するため、右半身の情報は左半球の大脳皮質へ、左半身の情報は右半球の大脳皮質へ伝わる。したがって、疾患や外傷で脳が障害されると、傷害箇所と反対側の身体に感覚異常が現れる。

運動野同様、体性感覚野にも、身体の各部位ごとに領域をもつ**体部位局在性**がある。

ただしその情報は上位ニューロンまでは上行しないため、自覚されることはほとんどない。

脳が受け取る感覚の種類

1 体性感覚
⇒ 皮膚で感じる刺激や筋の伸張の感覚

痛覚、温度覚、触覚・圧覚・振動を合わせた触圧覚などの皮膚感覚と、筋・腱の伸張感覚や関節の動きといった深部感覚がある。特殊感覚と内臓感覚以外のすべてと考えていい。

2 特殊感覚
⇒ 目や耳、鼻など特殊な器官の情報

顔面や頭部にある、非常に繊細な器官の感覚情報で、視覚、聴覚、平衡覚、味覚、嗅覚など。脊髄経由で伝導される体性感覚に対し、脳神経が大脳皮質へと伝達している。

3 内臓感覚
⇒ 胃痛、心拍数増加など内臓で生じる感覚

内臓を動かす平滑筋、心臓の伸筋、内臓の粘膜などに分布する神経がとらえる、痛覚や炎症などの感覚。胃痛などの一部を除けば、はっきり自覚できるものは少ない。

体性感覚を伝える上行性伝導路

後索−内側毛帯路

POINT
左右交叉（延髄）
＝延髄で神経線維が交叉する

延髄の後索核（薄束核と楔状束核）で二次ニューロンが交叉する。

POINT
体部位局在性
＝大脳皮質の各領域が全身の感覚に対応

体性感覚野は体の各部位に対応した領域をもち、手など緻密な感覚の部位は領域が広い。

脊髄視床路

POINT
左右交叉（腰髄、頚髄）
＝腰髄と頚髄で神経線維が交叉する

下肢からの神経線維は腰髄で、上肢からの線維は頚髄に入り、左右交叉する。

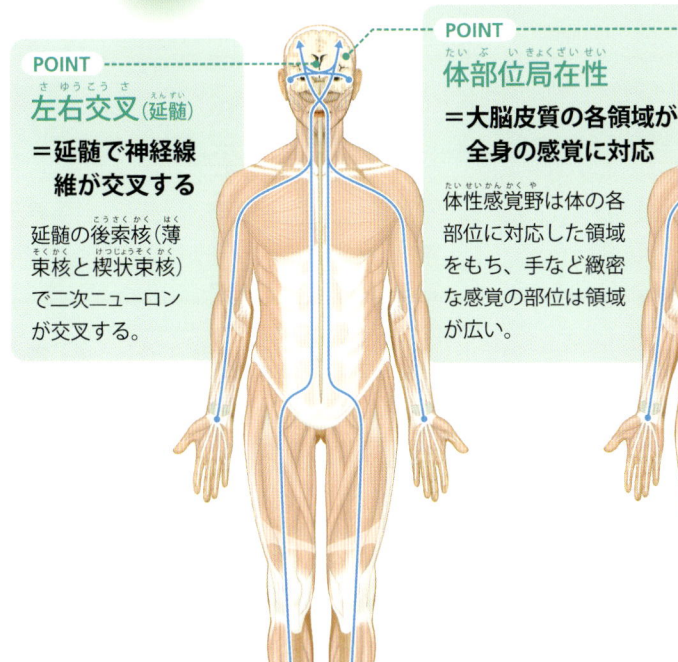

末端に感覚受容器を形成している一次ニューロンの軸索が、同じ側の脊髄後索に入り、そのまま上行する。延髄で二次ニューロンに連絡し、左右交叉してさらに上行する。

脊髄に入ると二次ニューロンに連絡して左右交叉した後、温度覚と痛覚は側索（外側脊髄視床路）を上行、粗大な触圧覚は前索（前脊髄視床路）を上行して視床に至る。

粗大な触圧覚は前索を こまかな触圧覚は後索を通る

一次ニューロンの細胞体は後根神経節にあり、脊髄の後角に入る。その後の上行経路は、2つある。

ひとつは、**脊髄視床路**である。一次ニューロンが後角に入ると、二次ニューロンに乗り換え、すぐに左右交叉して上行する。この脊髄視床路には、**痛覚や温度覚、粗大な触圧覚**などの神経が通る。粗大な触圧覚とは、体表のうち毛のある部分での、局在性の低い粗い触圧覚である。

もうひとつは、同じ側の脊髄後索をそのまま上行する**後索−内側毛帯路**である。このルートでは、一次ニューロンが延髄まで上行して二次ニューロンに乗り換えてから、左右交叉する。この経路を通るのは、**詳細な触圧覚や深部感覚**である。詳細な触圧覚とは、唇や手のひらなど無毛部の受容器が局在した部位の感覚をさす。

なお触圧覚は伝導速度の速い、**太い有髄線維**で伝えられるが、温度覚や痛覚は細い有髄線維や無髄線維で脳へと伝えられる。

体性感覚を伝える神経の構造

触圧覚、深部感覚が伝わるしくみ

体性感覚情報の伝導路には、後索―内側毛帯路と脊髄視床路の2つがある。ここでは後索―内側毛帯路で触圧覚や深部感覚が伝わるしくみを見ていこう。

■自由神経終末と固有受容器で刺激をキャッチ

体性感覚神経は、脳と内臓以外の全身にくまなく分布し、さまざまな刺激を感知している。なかでも感覚受容器が密集しているのが、皮膚である。皮膚は体表側から順に、表皮、真皮、皮下組織の3層構造をしている。感覚神経の末端はおもに真皮内に伸びており、いくつかの種類がある。

ひとつは末端に特別な感覚受容装置をもたない自由神経終末と呼ばれるタイプで、痛覚や温度覚の受容器の役割をもつ。

もうひとつは、感覚を感知するための特別な構造物をもつ神経線維である。これらは機械受容器と呼ばれ、触圧覚の受容器であるメルケル盤、繊細な触覚を感知するマイスナー小体、圧力を感じるパチニ小体、皮膚の伸展を感じるルフィニ終末、毛の傾きを感知する毛包受容体がある。

■受容器で活動電位が生じ脳に伝わる

感覚神経が受けた刺激は活動電位に変換され、軸索を通り中枢に送られる。活動電位への変換は、脳内の活動電位（→P.25）と同様、イオンチャネルを介して起こる。

たとえば触圧覚の受容器は、何らかの圧力がかかって細胞膜が変形したり伸展すると、膜のプラスイオンチャネルが開き、Na^+の流入で脱分極が起きて、起動電位が生じる。そしてイオンチャネルがある程度以上になると、活動電位が生じる（発火）。

温度覚の受容器の場合、30～50℃で発火するものや、10～40℃で発火するものなどがある。痛覚は、強度の機械的刺激や温度刺激のほかにも、ヒスタミン、ATP（Adenosine Triphosphate：アデノシン三リン酸）、プロスタグランジンなどの炎症物質などで発火する。

■触圧覚は、圧の内容により伝導パターンが異なる

一定の刺激が続くと、刺激情報の上行電位が低下し、やがて自覚的な感覚は薄れていくことがある。継続的な刺激に対する、このような時間的な対応を順応といい、感覚情報の重要な特徴である。

順応の速度は、神経細胞の種類によってさまざまである。触圧覚を感知する機械受容器についても、ルフィニ終末は非常に遅く、パチニ小体は非常に速いというように、それぞれ特徴がある。

また、受容器での刺激反応のしかたも、それぞれ特異的である。

たとえばルフィニ終末は、刺激を受けている間中、持続的に発火するが、パチニ小体は加圧の開始と終了時だけ発火する。マイスナー小体は、圧が加わる過程で発火し、圧が一定になると発火を停止する。

92

皮膚の6つの感覚受容器の特徴

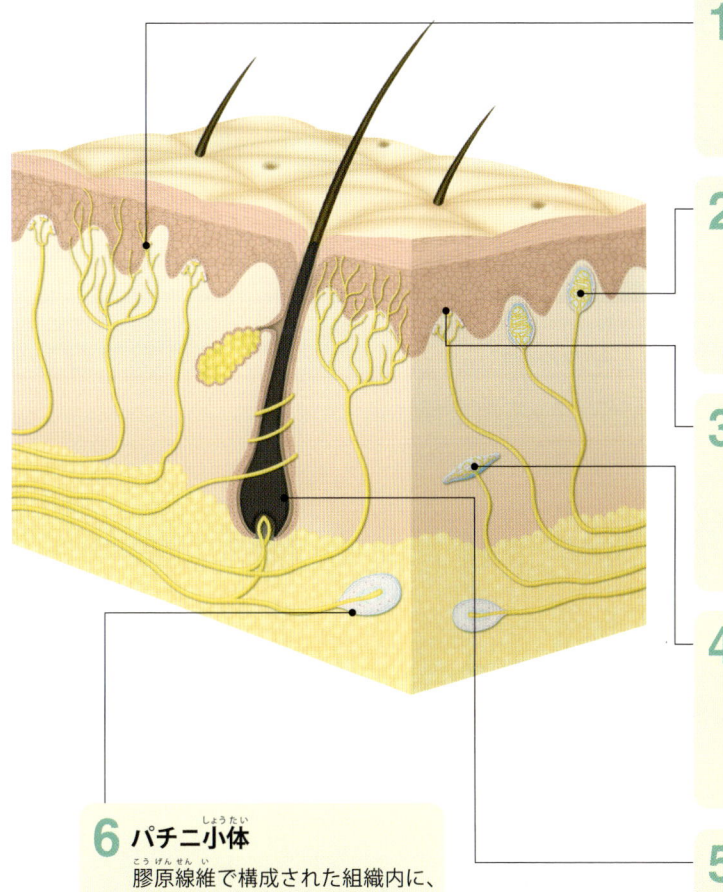

1 自由神経終末
枝分かれした神経線維末端を真皮や一部表皮に伸ばし、痛覚を感受する。伝導速度は速い。

2 マイスナー小体
特殊なシュワン細胞が層状に重なった受容器をもち、繊細な触覚を担う。とくに手のひらや足の裏に多い。

3 メルケル盤
皮膚細胞が分裂する表皮基底層にあるメルケル細胞に接して触覚を感受する。口腔粘膜や舌縁にも見られる。

4 ルフィニ終末
数十もの層による層状板構造をした大型の受容器で、圧を増幅して感度を高めている。手のひらや足の裏に多い。

5 毛包受容体
毛根に巻きついて、柵状神経終末と呼ばれる構造を形成し、毛の傾きを感知する。

6 パチニ小体
膠原線維で構成された組織内に、枝分かれした多数の神経線維が入り込んだ構造をしており、皮膚の伸展を感知している。

同じ触圧覚といっても内容は多様であり、それぞれを区別して自覚できるのも、このようなパターンの違いによる。また、**振動や加速度**のような時間経過で変化する圧には、パチニ小体やマイスナー小体の発火パターンのほうが検知しやすい。一方、圧の**強度や持続時間**を感知するには、ルフィニ終末やメルケル盤のように常時発火し続けるパターンが適している。

■■■ 深部感覚は筋や腱に固有の受容器で伝えられる

もうひとつの体性感覚である深部感覚の場合は、触圧覚の感覚受容器と異なり、固有の感覚受容器で刺激をとらえている。固有受容器には、**筋紡錘と腱器官**がある。筋紡錘は、P85で説明したように、筋の伸張を検知する器官である。腱器官は筋と腱の接合部にあり、腱を構成する**膠原線維に神経線維**がからみつく構造をしており、それにより**腱の伸張**を検知している。筋紡錘は筋線維に対して並列に配列されているのに対し、腱器官は、腱の膠原線維に対して直列に並んでいる。

体性感覚を伝える神経の構造

温度覚、痛覚が伝わるしくみ

極端に熱いものにふれると強い痛みを感じるように温度と痛みの感覚は非常に密接している。いずれも皮膚で感知され、脊髄視床路を経て脳へと伝えられる。

温度覚、痛覚はともに自由神経終末で感知する

温度覚と痛覚を感知する神経細胞は、どちらも自由神経終末である。その感覚情報は脊髄に入って脊髄視床路を上行し、視床に入って大脳皮質の感覚野に送られる。

温度覚には温熱神経と寒冷神経があり、それぞれ別々の温度に反応する6個のイオンチャネルがある。温熱神経は30～50℃の範囲で発火し、45℃でもっともよく反応（最大応答）する。寒冷神経は10～40℃で発火し、25℃で最大応答する。

皮膚に分布する温熱神経と寒冷神経は、体表上に1mm程度の皮膚感覚点として存在し、点と点の間の皮膚は温度感知できない。また、非常に熱い、あるいは非常に冷たい温度は、温度覚の担当外である。これらの異常な温度は、体に害を与える侵害情報のため、痛覚が感知している。

すぐに痛みが届く一次痛覚と鈍い痛みの二次痛覚がある

痛覚には侵害情報をキャッチして身を守る目的があり、感知する情報は多岐にわたる。極度な機械的刺激、酸素欠乏、各種の化学物質などさまざまで、それぞれ機械刺激受容器、温度侵害受容器、化学侵害受容器が、選択的に感知している。

一方、痛覚には、鋭い痛みが短時間だけ起こる一次痛感と、鈍い痛みが長く続く二次痛感があり、それぞれ伝導する神経線維が異なる。一次痛覚は、伝導速度が速いAδ線維、二次痛覚は伝導速度が遅いC線維が発火して起こる。

皮膚で感じる痛み以外に、胃痛や心筋の痛みなど、自律神経系の痛覚が伝導する経路もある。しかし脊髄での最終経路は同じなので、痛みの原因ではない部位が痛む、関連痛が起こることもある（下図参照）。

関連痛が起こるしくみ

よく知られているのが、狭心症の胸痛が胸部から肩、腕などに放散したり、頚やあご、みぞおちなどが痛む関連痛。自律神経系の痛覚と皮膚痛感の上行経路が同じために起こる。

POINT
内臓からの軸索も皮膚の軸索も、同じ経路で脳へ届く

脳で知覚
前胸部の皮膚の痛み
心臓の狭心痛

2 痛覚伝達のゲートコントロール説

1 痛みの神経が活性化
例 脛をぶつけた

痛覚が感覚神経に感知され、情報を伝える線維が脊髄の後角に入る。この神経線維は後角に存在する投射ニューロンを活性化させ、痛感情報が上行して痛みを感じる。

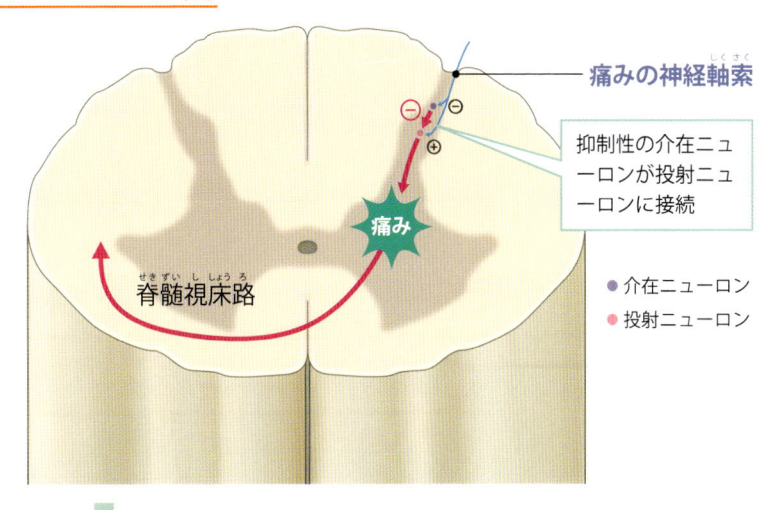

- 痛みの神経軸索
- 抑制性の介在ニューロンが投射ニューロンに接続
- 介在ニューロン
- 投射ニューロン
- 脊髄視床路
- 痛み

2 別の感覚刺激で痛みの信号が弱まる
例 脛をさする

触圧覚の太い神経線維は、後角の投射ニューロンとともに、抑制性の介在ニューロンも活性化する。痛覚刺激と触圧覚刺激が同時に発火すると、活性化した介在ニューロンによって痛覚刺激が抑制される。

- 触圧覚の神経軸索
- 痛みの神経軸索
- 投射ニューロンが抑制される
- 痛みの信号が弱くなる

上行路と下行路両方でのペインコントロールが可能

痛みがあるとき、その部分の皮膚をこすると痛みが和らいだり、注射するときに皮膚を押してから刺すと、痛みが軽減する。

このような現象がなぜ起こるかを説明するのが、**ゲートコントロール説**である。詳細は上図に示すが、ごく簡単にいえば、太い径の感覚神経の情報は、細い径の神経情報に優先するということである。

触圧覚の神経線維は太い**有髄線維**なのに対し、**痛覚**の神経線維は細い。したがって、痛覚と触圧覚が同時に発火した場合、痛覚より触圧覚が優先されて、痛覚の自覚は薄くなる。

一方、強烈な痛みでも、強大なストレスや強固な意思などで痛覚を感じなくなる例がある。この場合、痛みの抑制に脳が関わっていると考えられる。たとえば中脳の**中心灰白質**という部位は、**情動**に関わる入力を受けたのち、**脊髄**を下行し、**脊髄後角**で痛覚ニューロンの活性化を抑制すると考えられる。

特殊感覚の中心器官・目のしくみ

特殊感覚を伝える神経の構造

目、耳、鼻などでキャッチする感覚を、特殊感覚という。なかでもとくに膨大な情報を処理しているのが目でカメラ以上に複雑な構造で、高度な働きを担っている。

■ 外部情報の80％を目から得ている

視覚は、電磁エネルギーである光を感知し、外部情報を引き出す重要な感覚である。単に物の形や色を映し出すだけでなく、立体感・遠近感などの非常に複雑な情報を脳に伝え、それを分析・統合するという高度な作業である。ヒトではさらに、視覚でとらえたものの時間的・空間的な予測もおこなう、高次の作業となる。それだけに、視覚に関わる領域は広く、**大脳皮質全体の3分の1とも半分ともいわれている。**

視覚の感覚器官である**眼球**は、7個の骨で構成された**眼窩**にある。眼窩には、**視神経**が通る**視神経管**、**鼻涙管**などの孔が存在する。眼窩と眼球を包む**眼球鞘**の間は**眼窩脂肪体**で埋められており、**眼窩壁**とつながる**制動靭帯**が、眼球の位置を保持する役割を担う。

■ 眼球は、3層の膜で守られている

眼球壁は、**眼球線維膜、眼球血管膜、眼球神経膜**の3層の膜で形成されている。

もっとも外側の線維膜は、前方6分の1が、光を屈折させるレンズの役割をもつ、透明な**角膜**である。多くの痛覚線維が分布し、**まばたき反射**や**流涙反射**を引き起こす。後ろ6分の5は、**強膜**と呼ばれる強靭な白い膜である。眼球の形状維持や、眼球外側に付着する**外眼筋**の付着部として機能する。

3層の真ん中である**眼球血管膜**は、**ぶどう膜**とも呼ばれる。光を吸収し、毛細血管網を形成する**脈絡膜**、**水晶体**の厚さを調整をおこなう**毛様体**、いわゆる黒目（瞳孔）である**虹彩**で構成されている。

内側の膜は、**眼球神経膜**とも呼ばれる網膜である。光受容器である**視細胞**をもち、分かれ、眼球後極で視神経になって眼球を出る。

■ 水晶体がカメラレンズとして機能

眼球壁の内部には、**水晶体、硝子体、**そして**眼房**がある。

水晶体は虹彩の後部にある凸型の透明な組織で、カメラにたとえるとレンズにあたる。**毛様体筋**からつり下げられており、毛様体筋が収縮・弛緩することで、水晶体は厚さを変える。それにより、カメラのフィルムにあたる網膜にピントの合った像が結べるよう、角膜から入る光を屈折させている。

硝子体は、眼球の80％を占めるゲル状の組織である。99％が水で、眼圧維持の役目を果たしている。

眼房は、角膜と水晶体と毛様体との間にあり、**毛様体上皮細胞**が産生する**眼房水**で満たされた部位である。**前眼房と後眼房**に分かれ、眼房水を絶えず循環させて、血管のない角膜や水晶体に栄養を送っている。

目の構造と、おもな器官の機能

カメラでは絞りにあたる虹彩から入った光は、角膜で屈折し、さらに水晶体で遠近調節されて、フィルムである網膜に像を結ぶ。像の情報は、網膜後極にある視神経から大脳皮質へと送られる。

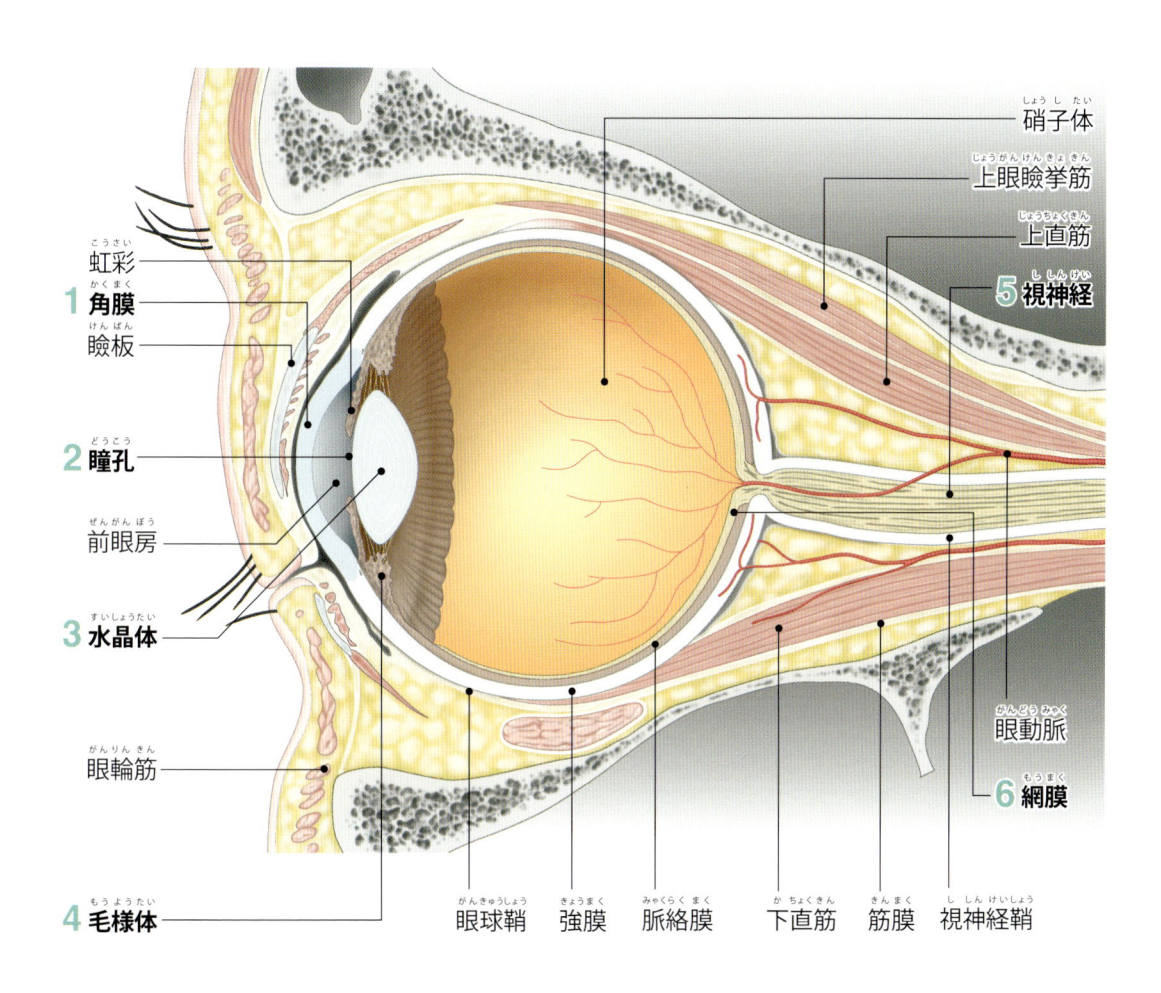

図中ラベル:
- 虹彩
- 1 角膜
- 瞼板
- 2 瞳孔
- 前眼房
- 3 水晶体
- 眼輪筋
- 4 毛様体
- 眼球鞘
- 強膜
- 脈絡膜
- 下直筋
- 筋膜
- 視神経鞘
- 硝子体
- 上眼瞼挙筋
- 上直筋
- 5 視神経
- 眼動脈
- 6 網膜

1 角膜
光が屈折するよう突出したカーブを描く。膠原線維が規則正しく配列した構造のため、透明度が高い。

2 瞳孔
周囲の瞳孔括約筋と瞳孔散大筋によって瞳孔の大きさを変え、入射する光量を調整する。

3 水晶体
厚さ調節ができる水晶体により、角膜からの光の屈折度をこまかく調整し、焦点を合わせる。

4 毛様体
毛様体小帯と呼ばれる線維が水晶体と接合し、緊張・弛緩によって水晶体の厚さを調整する。

5 視神経
信号化された視覚情報の伝導路。視神経管を通って頭蓋腔に入り、左右交叉して大脳皮質に入る。

6 網膜
光を感受する1億個以上の視細胞をもち、光エネルギーを視覚信号に変換して視神経に送る。

---

2 神経系の構造と機能 ― 特殊感覚を伝える神経の構造

光や色の感知、ピント調整のしくみ

特殊感覚を伝える神経の構造

形や色、遠近感など、視覚情報の内容は多岐にわたり目の各器官がそれぞれに情報を処理している。とくに網膜の役割は大きく、そのぶん構造も複雑である。

網膜のしくみと働き

網膜の神経層には、錐体細胞と杆体細胞がびっしりと並び、受容器である外節（下図細胞のギザギザの部分）が光を感知する。その外節を個別に包むように保持している色素上皮層は、反応しなかった光を吸収して光の散乱を防いでいる。

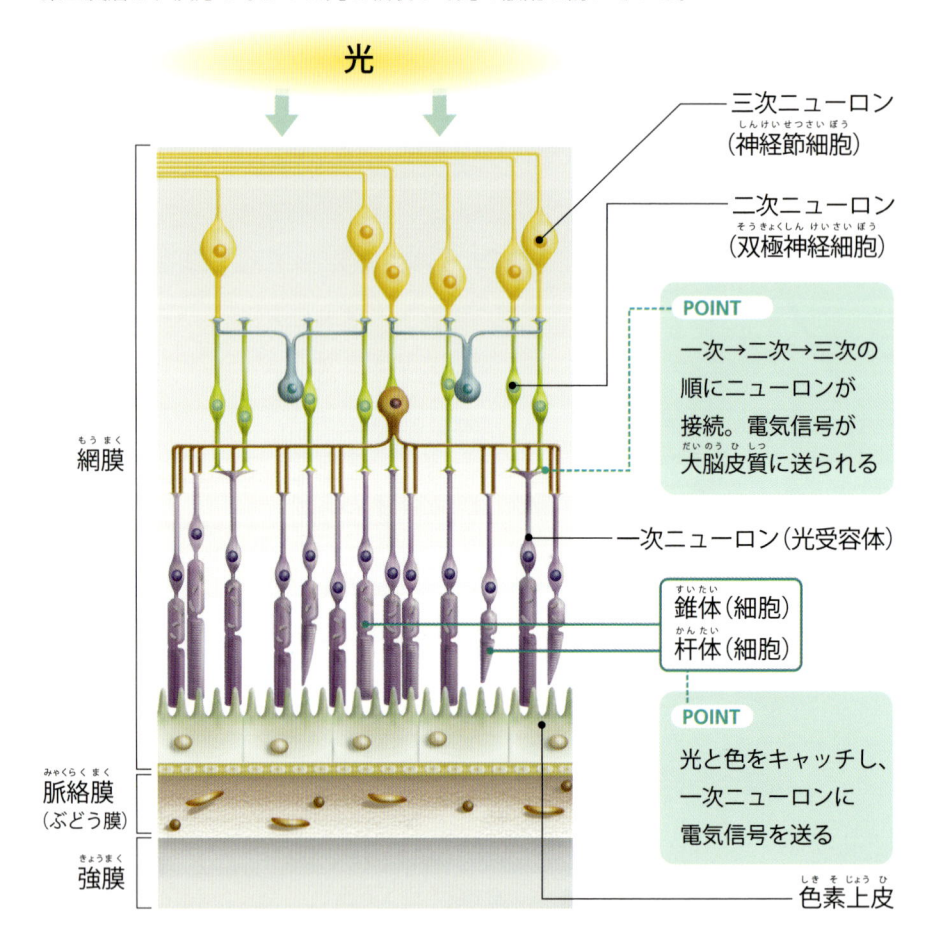

図中のラベル：
- 光
- 三次ニューロン（神経節細胞）
- 二次ニューロン（双極神経細胞）
- **POINT** 一次→二次→三次の順にニューロンが接続。電気信号が大脳皮質に送られる
- 網膜
- 一次ニューロン（光受容体）
- 錐体（細胞）
- 杆体（細胞）
- **POINT** 光と色をキャッチし、一次ニューロンに電気信号を送る
- 脈絡膜（ぶどう膜）
- 強膜
- 色素上皮

錐体と杆体で光の情報を処理

厚さ約0.2mmの網膜は、**神経層**と**色素上皮**で構成される。

神経層の奥には、光を感受する細長い**視細胞**が縦にびっしりと並んでいる。視細胞には、**杆体**と**錐体**の2種がある。そして神経層の最奥には、それぞれ視細胞がもつ**外節**と呼ばれる特殊な光受容器が並ぶ。網膜に入った光は、そのまま神経層を進み、**杆体錐体層**に入る。外節は光に反応して、それを**電気信号**に変換している。

杆体と錐体はそれぞれ、**光感受性**が異なる。錐体は強い光に反応し、弱い光に対する反応は弱い。杆体は錐体の1000倍も感受性が高く、弱い光でも反応する。したがって、光が強い日中はおもに錐体が働き、暗いときは片側の目に1億個以上あるといわれる、杆体が働いている。

98

色の情報は三色分解で処理

錐体は、片側に600〜700万個程度と、杆体に比べてその数は少ない。しかし、錐体は色情報の認識にも働く。杆体は色の識別をおこなっていないのに対し、錐体は色情報の認識にも働く。錐体の視物質は、中に大量に含まれている。一方、錐体にはロドプシンと似た構造の3種類の視物質があり、それぞれ赤、緑、青の光を吸収している。光を三色分解して感知し、それを再び組み合わせて色としてとらえているのである。

これを三色説というが、これだけでは理解できない点もある。たとえば、赤い斑点を見た後、灰色スクリーンに緑色の残像が残る。また異なる照明条件下では、波長成分が異なる光も、同じ色に見える。

これらの現象を理解するために生まれたのが、反対色説である。色覚には、赤ー緑、青ー黄、明ー暗という対立軸があり、神経節細胞の一部では、その軸に沿って色が認識されているという説である。網膜では、

まず視物質によって三色を感知し、その後、反対色説的な信号に変換されて大脳皮質に送られると考えられている。

水晶体が遠近調節を毛様体がピント調整を担当

入射した光の屈折については、ほとんど角膜が担っている。しかし角膜の曲率は変えられないため、そのまま網膜に入射しても、鮮明に像を結べない。水晶体はその欠点を補う焦点可変レンズとして、遠近調節をおこなっている。

水晶体の周囲を囲むように毛様体筋の輪状線維があり、水晶体の縁には放射状に放状線維、強膜と平行に位置する経線状線維があり、水晶体の厚みを調整している。目が休止しているときや遠くを見ているときは、毛様体筋は弛緩し、水晶体は薄くなる。近くを見るときは毛様体筋が緊張し、水晶体が厚くなる。このような働きにより、網膜にピントの合った像が結ばれている。

水晶体は、加齢ともに少しずつ弾力性を失っていく。その結果、近いものにピントが合わなくなるのが、老眼である。

毛様体によるピント調整のしくみ

毛様体小帯と呼ばれる線維が、水晶体と毛様体を結ぶ。毛様体筋が弛緩すると、毛様体小帯が水晶体を引っ張り、水晶体は薄くなる。毛様体筋が緊張すると、毛様体小帯が弛緩し、水晶体は自らの弾力性によって厚くなる。

POINT 角膜で屈折した光が網膜で像を結ぶ

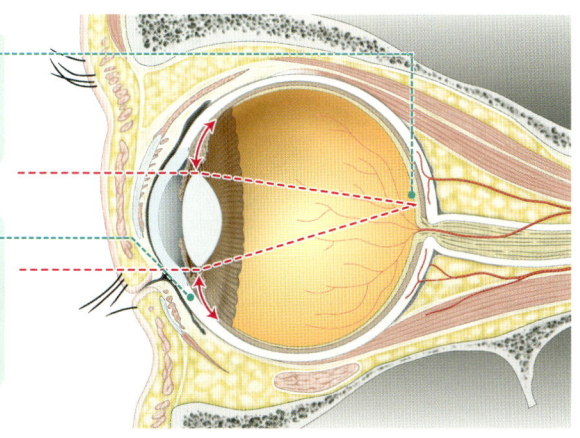

POINT 近くを見るときは収縮、遠くを見るときは弛緩

特殊神経を伝える神経の構造

視覚情報の伝導路と脳内の情報処理

目でとらえた視覚情報は、視床でいったん処理され大脳皮質に届けられる。届いた情報を分析し意味づけしているのは、大脳皮質の一次視覚野である。

■ 右目と左目の情報が視交叉でクロスする

視細胞が感受した視覚情報は、網膜内で二次ニューロンである双極神経細胞に伝えられ、さらに神経節細胞へと伝導される。神経節細胞は、たいへん大きな神経細胞で、約100万個存在している。そしてその線維が視神経線維となり、眼球から出ていく。

視神経は、眼球後部の視交叉で交叉して視索となり、視床の外側膝状体に至る。

ただし、すべてが交叉するわけではない。網膜の鼻側半分は交叉するが、網膜の耳側半分は交叉せずに外側膝状体に至る。したがって、右側の外側膝状体には、右目の耳側（右側）と左目の鼻側（右側）に入った左側の視野の視覚、同様に左側の外側膝状体には右側の視野の視覚が入る。つまり脳の左半球には右側の、右半球には左側の視野の視覚情報が伝わる。

■ 視覚野に送る情報を外側膝状体が中継

視床の外側膝状体は、視覚情報の中継核である。単に中継するだけでなく、多岐にわたる視覚情報を整理してから、大脳皮質に送っているのである。

外側膝状体は、6層構造をしている。6層のうち2、3、4層に同側の神経線維が入り、1、4、6層に対側の神経線維が入る。また、1、2層は大きな神経細胞で構成されており、ここにはM型と呼ばれる神経節細胞が入る。M型神経節細胞は、動く光やコントラストの小さい刺激に対し、より敏感に反応するタイプである。他の層は小さな細胞で構成され、ここにはP型神経節細胞が入る。P型は、刺激が加えられている間は持続的に放電を続けるタイプである。

このように入力場所がタイプ分けされ、動きに関する情報はM経路、形や色に関する情報はP経路を通り、複数の線維に分かれて、放射線状に一次視覚野に入っていく。

■ 視覚野の各コラムで視覚情報を分析

ある程度整理はされていても、大脳皮質に届けられるのは単に視覚に関わるデータにすぎない。その膨大な情報を分析しているのが、大脳皮質の一次視覚野である。

一次視覚野には、細長い光に反応する単純型細胞、細長い光が動くときに反応する複雑型細胞、特定の長さと方向の細長い光に反応する超複雑型細胞など、それぞれ特異的な光を担当する細胞がある。また、これらの細胞が集まって、コラムという機能単位（→P32）を構築し、それぞれのコラムが方向や色、明るさ、動きなどを専門的に分析している。その情報は視覚連合野に送られ、ここではじめて「これは○○である」と認識される。

網膜→視覚野に視覚情報が伝わるしくみ

網膜にある1億個以上の視細胞が感知した視覚情報は、半分が左右交叉し、中継核である外側膝状体を経由して、一次視覚野に送られる。視覚情報は一次視覚野で詳しく分析され、それをもとに視覚連合野が対象物を判断する。

POINT 各コラムで情報を詳しく分析

一次視覚野

外側膝状体

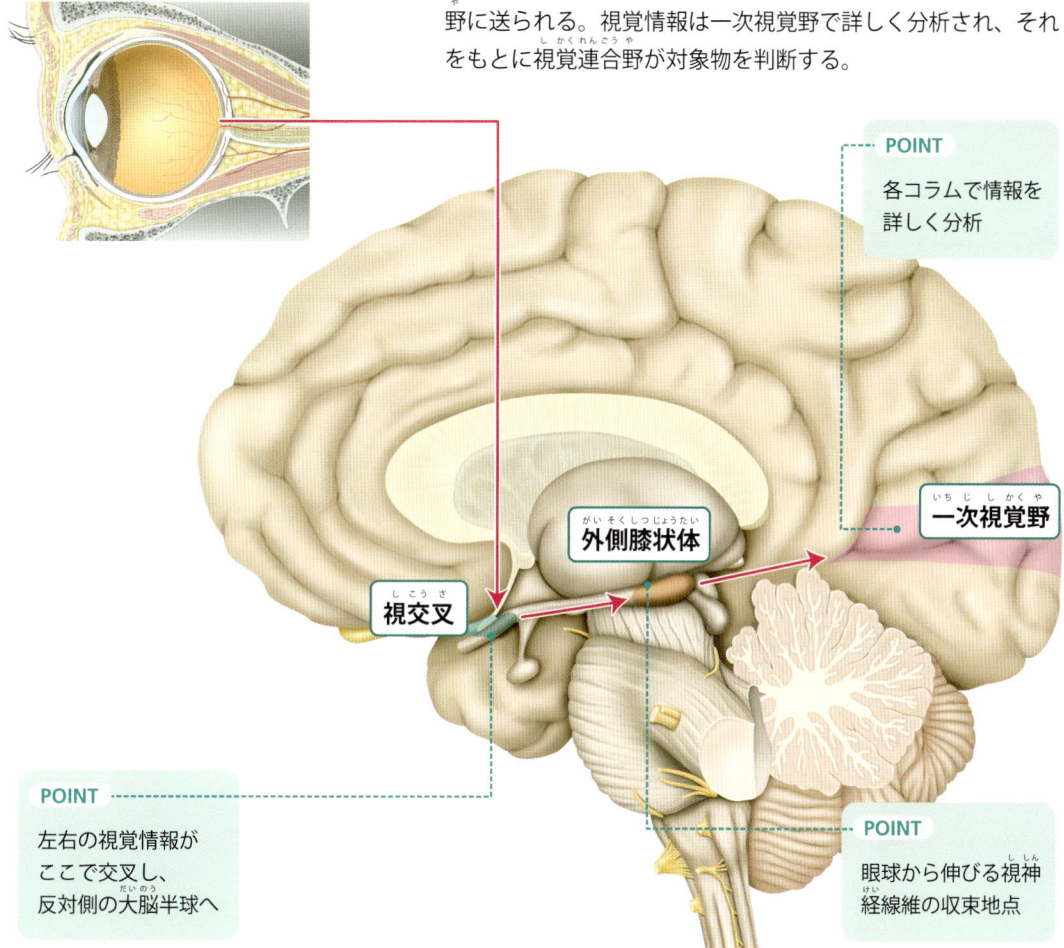

視交叉

POINT 左右の視覚情報がここで交叉し、反対側の大脳半球へ

POINT 眼球から伸びる視神経線維の収束地点

眼球運動は脳幹が司る

意識的に対象物に目を向けることがよくある。左右の眼球を急速に同じ方向に向ける、サッケードと呼ばれるこの運動は、橋の傍正中橋網様体からの信号でおこなわれている。外側直筋と内側直筋を収縮させて、左（右）眼球に外転運動を、右（左）眼球の内転運動をさせている。

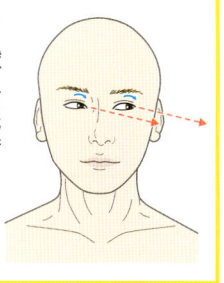

伝導路に障害があると視野の一部が欠ける

視覚情報は方向ごと、あるいは情報内容ごとに分かれて伝導されるため、伝導路のどこかに障害があると、その部位特有の**視野欠損**が見られる。

たとえば、左右半分ずつの情報が入る**視交叉**で障害があると、右（または左）半分が欠けてしまう。**側頭葉や頭頂葉の視放射**での障害では、視野の4分の1が欠ける。**後頭葉の視放射**の障害では、半分と中央が欠けて見える。

101

特殊神経を伝える神経の構造

聴覚伝導路のしくみ

聴覚情報は、空気の振動として感知されている。どの情報も外耳→中耳→内耳の順に奥へと送られ最後に大脳皮質の聴覚野で処理されている。

■■■ 外耳から入った音が中耳に伝わる

耳は、空気の振動として伝わる音を感知して、**大脳皮質**へと送る感覚器官である。

体外に突出している**耳介**は、音を広く集める役割を担う。耳介から入った音は、**外耳道**という音の共鳴管を通り、奥の**鼓膜**に達する。鼓膜は厚さ0.1mm程度の、線維性の膜である。上部5分の1は線維性が少なく弛緩しているが、それ以外は張りがある。鼓膜までを**外耳**といい、鼓膜からは**中耳**になる。鼓膜に伝わった振動は、鼓膜下に接したツチ骨先端から、中耳に伝えられる。

中耳には、**鼓室**と呼ばれる空洞があり、上部にある**耳小骨**（ツチ骨、キヌタ骨、アブミ骨）という小さな骨が存在する。部分的に連結されたこの3つの**小骨**を伝わる間に、音の振動の圧力は鼓膜で受けたときの20〜30倍に増幅される。

■■■ 音振動が水の振動になり内耳に伝えられる

鼓室の奥の**内耳**には、**骨迷路**と呼ばれる、迷路のような複雑な形の空洞がある。内部にはほぼ同じ形をした**膜迷路**という袋状組織があり、骨迷路と膜迷路の間は、**外リンパ**、膜迷路のなかは**内リンパ**という液で満たされている。

複雑な形の骨迷路には、**蝸牛、前庭、半規管**の3つの部位がある。そして中耳の鼓室に通じる、**卵円窓、正円窓**という開口部がある。音の振動は、卵円窓を塞いでいる中耳の**アブミ骨**から内耳に入り、リンパ液の振動として蝸牛に伝えられる。

蝸牛は、その名の通りカタツムリの殻のようならせん組織をもち、その底部を**蝸牛底**、頂上を**蝸牛頂**という。水の振動となった音は、**前庭階**という通路を蝸牛頂に向かって上っていき、蝸牛頂に至ると、**鼓室階**を通って正円窓へと下りてくる。

膜迷路の一部には、**蝸牛管**と呼ばれる管があり、その下壁である基底膜の上に、音の受容器である**コルチ器**が存在する。

■■■ 聴覚野の各エリアで特定の周波数をキャッチ

蝸牛管全長にわたって存在する**コルチ器**には、感覚細胞である**有毛細胞**があり、その**感覚毛**で音を感知している。感覚毛が受ける振動の機械的刺激によって脱分極し、**活動電位**を生じるのである。

コルチ器の聴覚情報は、**蝸牛神経**として伝わり、いくつかのニューロンを介して、大脳皮質の**聴覚野**に投射する。

蝸牛管では音の高低を識別して感知しており、神経核や聴覚野への投射も特定の周波数に対応している。**一次聴覚野**には周波数局在性があり、対応領域は、前部が低音で、後部にいくほど高音になっている。

外耳→聴覚野に音が伝わるしくみ

音の刺激は外耳道を通り、その奥にある中耳、内耳へと伝わっていく。とくに重要なのが内耳にある蝸牛管で、こまかい感覚毛が、音の振動を感知している。

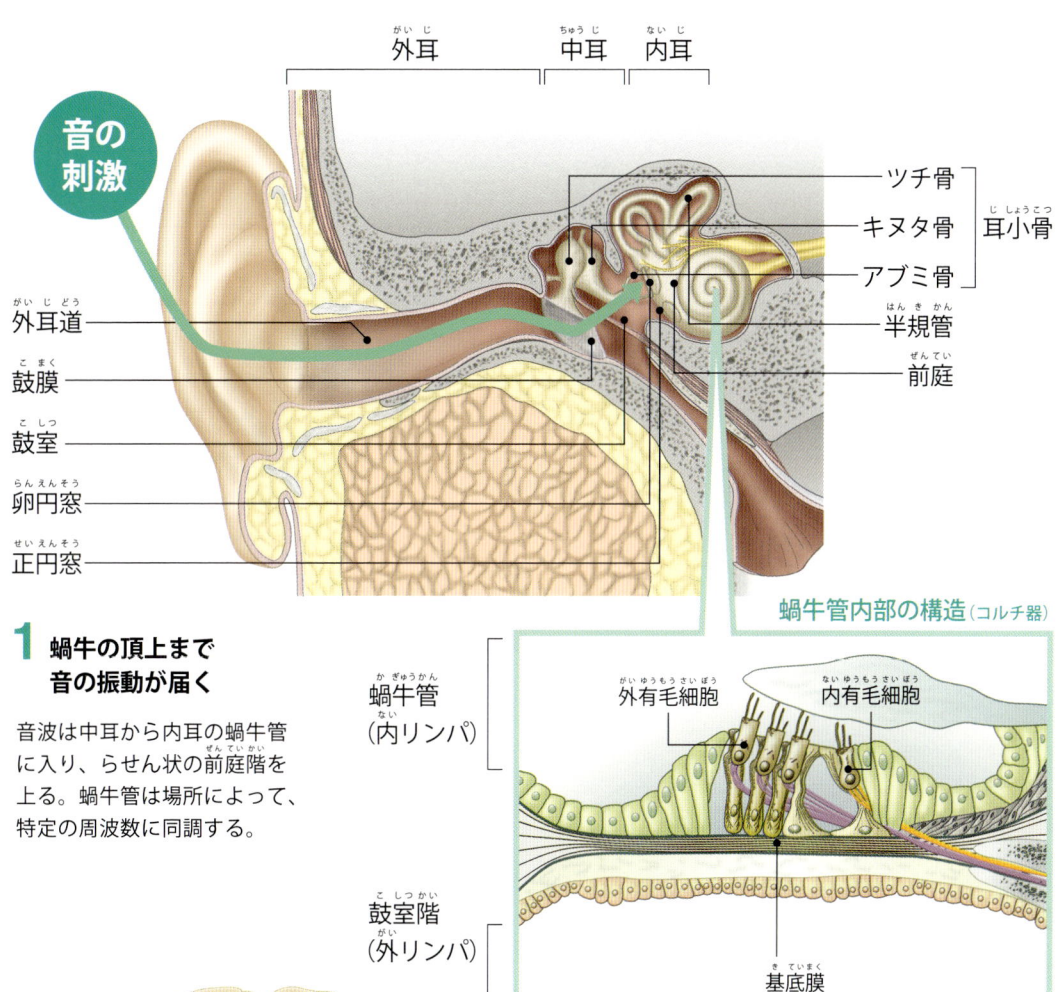

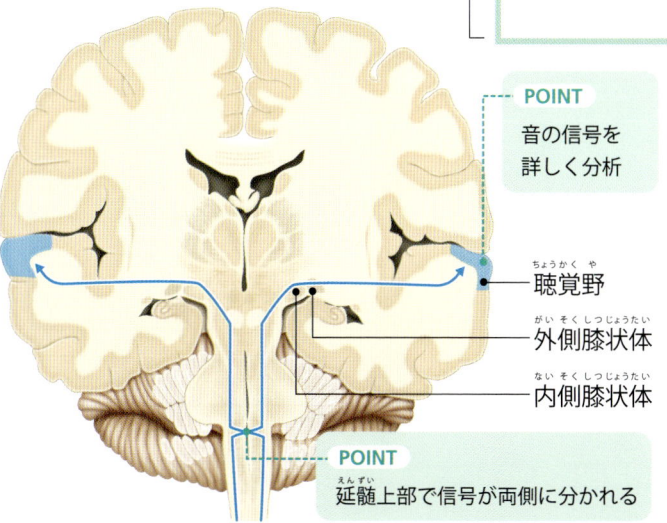

外耳／中耳／内耳

音の刺激

- ツチ骨
- キヌタ骨 ┐耳小骨
- アブミ骨 ┘
- 半規管
- 前庭
- 外耳道
- 鼓膜
- 鼓室
- 卵円窓
- 正円窓

1 蝸牛の頂上まで音の振動が届く

音波は中耳から内耳の蝸牛管に入り、らせん状の前庭階を上る。蝸牛管は場所によって、特定の周波数に同調する。

蝸牛管内部の構造（コルチ器）

- 蝸牛管（内リンパ）
- 外有毛細胞
- 内有毛細胞
- 鼓室階（外リンパ）
- 基底膜

蝸牛管にあるコルチ器の有毛細胞には、感覚毛が密生し、音の振動を感知する。その刺激でカリウムチャネルが開き、活動電位が生じる。

POINT 音の信号を詳しく分析

- 聴覚野
- 外側膝状体
- 内側膝状体

POINT 延髄上部で信号が両側に分かれる

2 内側膝状体経由で聴覚野に信号が届く

聴覚情報の伝導路はいくつかあるが、基本的には一次ニューロンは蝸牛神経で終わり、その後視床の内側膝状体に入って、聴覚野に上行する。

特殊神経を伝える神経の構造

平衡覚伝導路のしくみ

耳の機能は音情報を感知し、処理するだけではない。
体の傾きなどの変化をキャッチし、脳幹などに伝えて
全身のバランスを調整する役割も果たしている。

■回転運動は半規管で傾きは耳石器で感知

内耳では、音だけでなく平衡覚も感知している。平衡感覚には、回転運動の変化の感知、傾きの感知の2種類があり、情報をとらえる器官がそれぞれ異なる。

回転運動の感知をおこなっているのは、半規管である。一般に三半規管と呼ばれるのは、前半規管、外側半規管、後半規管の3つの半規管を総称したものである。3つの半規管は、お互いが直角をなして、三次元の位置関係をもつ。

傾きの感知をおこなっているのは、内耳の前庭にある耳石器である。耳石器は、半規管と蝸牛の間の膜迷路にある、卵形嚢と球形嚢という器官の総称である。この袋状の器官の内表に、平衡斑と呼ばれる膨らんだ部分があり、上部に炭酸カルシウムの結晶である耳石（平衡砂）が存在している。

■有毛細胞のシナプスで神経伝達物質を放出

3つの半規管にはそれぞれ、クプラと呼ばれるゼラチン質で埋められた膨大部があり、このクプラ内に、有毛細胞の感覚毛が詰まっている。

頭部が回転すると、半規管内の内リンパが流動するため、クプラが押されて感覚毛がそれを感知する。3つの半規管がそれぞれの位置で感知するため、頭部がどのように回転したか、三次元で検出できる。

耳石器では、頭部が傾くと耳石が動き、平衡斑の有毛細胞がそれを感知する。半規管と平衡斑にある有毛細胞は、回転運動や傾きにより刺激されると、イオンチャネルによって脱分極して活動電位を生じるが、シナプスでの情報伝達には特徴がある。通常のシナプスは、大きな電位変化があると神経伝達物質を放出するが、有毛細胞はつねに伝達物質を放出しており、電位変化によって放出の量を変えているのである。なお有毛細胞には、Ⅰ型とⅡ型がある。

■脳幹の指示で頭部や四肢の傾きを戻す

半規管と耳石器が感知した情報は、前庭神経節に集まり、神経線維は脳幹に入り、さらに前庭神経核へ伝導される。

前庭神経核からの二次ニューロンは、一部は小脳に投射し、そのほかは脊髄や眼筋運動核群へ投射する。その情報を得た脳幹は、姿勢の変化に指令を送る。頭部が回転したり傾くなどで姿勢が変化すると、それを元に戻そうとするこの反応を、前庭反射という。

前庭神経核には、体性感覚や視覚など、多くの感覚情報が集まっている。それらの情報を総合して全体を詳細に認識することではじめて、前庭反射が形成される。

前庭迷路→脳幹に平衡覚が伝わるしくみ

半器官で感知された平衡感覚情報は、脳幹へと送られる。その上行経路でもっとも重要なのが前庭神経核で、外側核、内側核、上核、下核の4つの核群に分かれている。

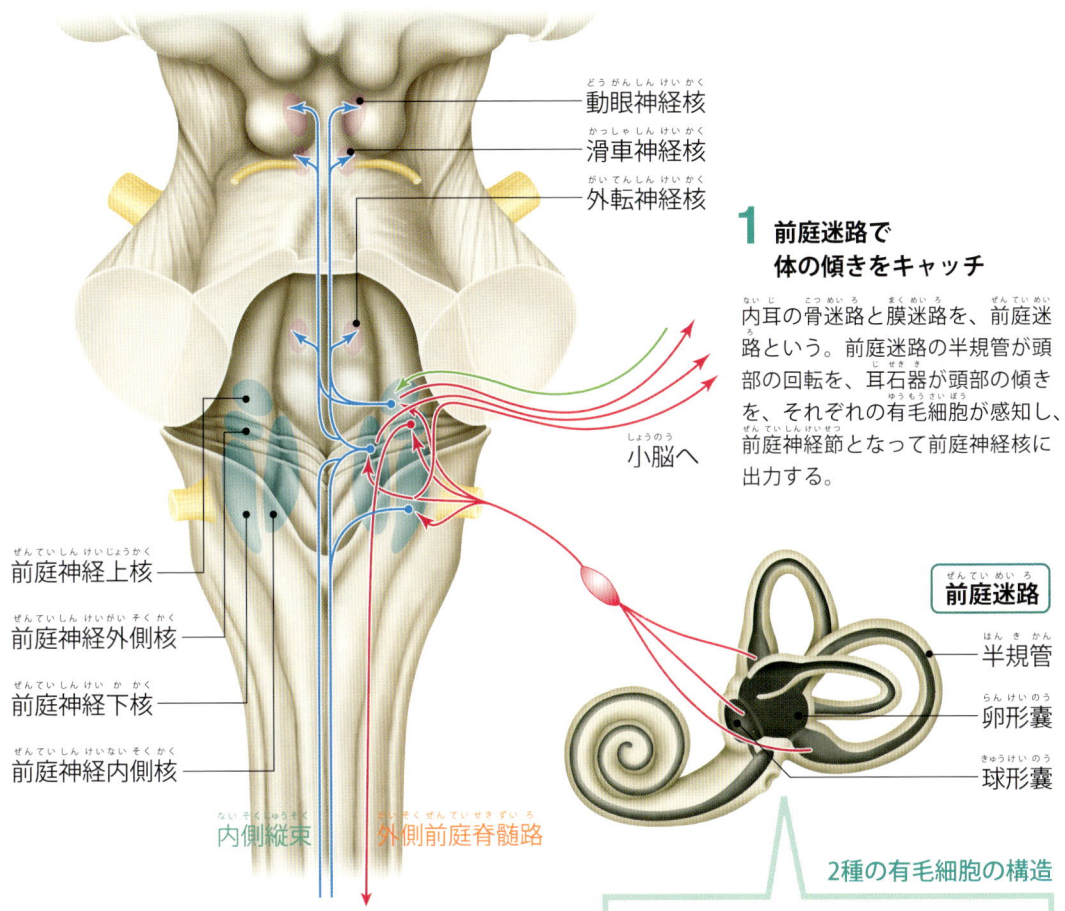

動眼神経核
滑車神経核
外転神経核

前庭神経上核
前庭神経外側核
前庭神経下核
前庭神経内側核

内側縦束
外側前庭脊髄路

小脳へ

1 前庭迷路で体の傾きをキャッチ

内耳の骨迷路と膜迷路を、前庭迷路という。前庭迷路の半規管が頭部の回転を、耳石器が頭部の傾きを、それぞれの有毛細胞が感知し、前庭神経節となって前庭神経核に出力する。

前庭迷路
半規管
卵形嚢
球形嚢

2 前庭脊髄路などを経由して筋の緊張度をコントロール

脊髄路や動眼神経核などに信号が送られ、重力に対して体を支える筋（抗重力筋）、頚部の筋、眼筋などを興奮・抑制させて、頭部の傾きを戻して姿勢を維持する。

2種の有毛細胞の構造

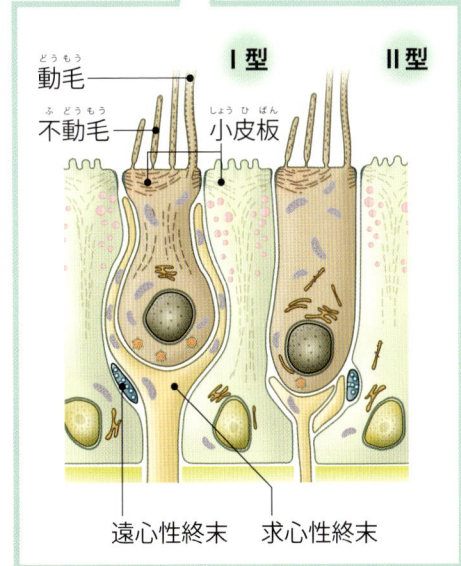

Ⅰ型　Ⅱ型
動毛
不動毛
小皮板
遠心性終末　求心性終末

動毛が動くことで刺激を受ける。Ⅰ型有毛細胞は、強い刺激に対して反応が速く、Ⅱ型有毛細胞は弱い刺激に対して敏感に反応する。

味覚・嗅覚伝導路のしくみ

特殊神経を伝える神経の構造

味細胞で感じる味覚、嗅細胞で感じる嗅覚は視覚や聴覚に比べると、処理が比較的単純である。いずれも脳幹経由で、大脳皮質の各領域に情報が届く。

舌→味覚野に味覚が伝わるしくみ

舌に分布する味細胞が、塩味、酸味、甘味、苦味、うま味を感知し、脳幹、視床経由で大脳皮質に情報を送っている。

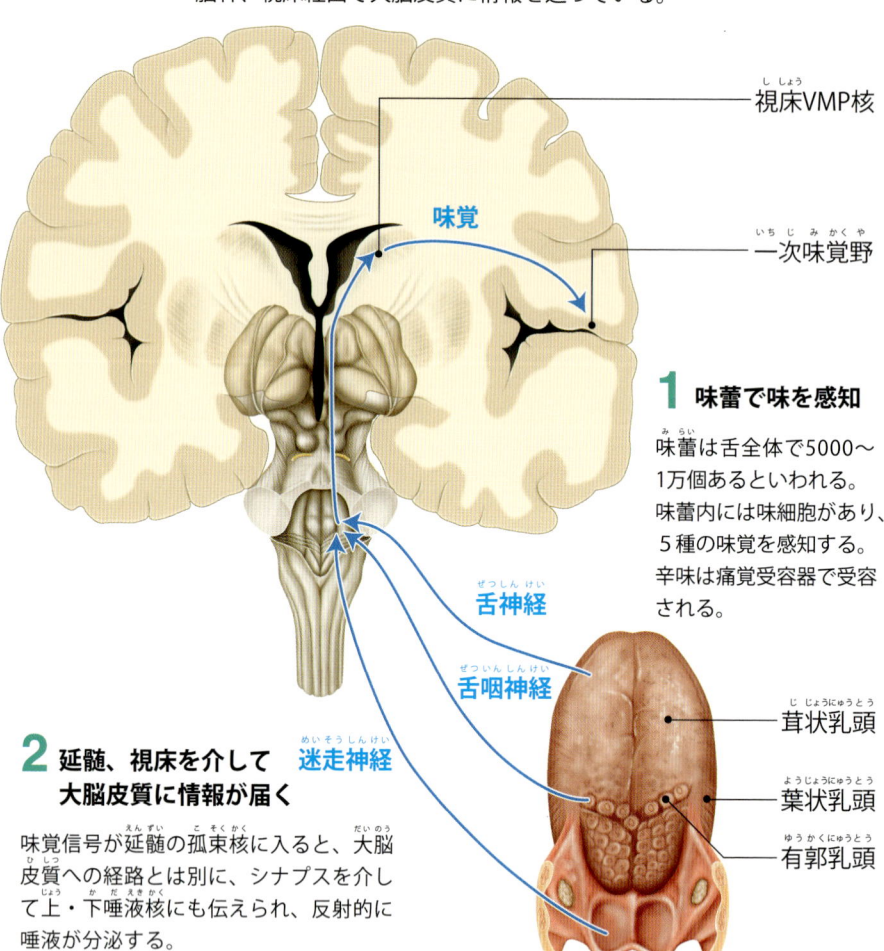

- 視床VMP核
- 味覚
- 一次味覚野
- 舌神経
- 舌咽神経
- 迷走神経
- 茸状乳頭
- 葉状乳頭
- 有郭乳頭

1 味蕾で味を感知

味蕾は舌全体で5000～1万個あるといわれる。味蕾内には味細胞があり、5種の味覚を感知する。辛味は痛覚受容器で受容される。

2 延髄、視床を介して大脳皮質に情報が届く

味覚信号が延髄の孤束核に入ると、大脳皮質への経路とは別に、シナプスを介して上・下唾液核にも伝えられ、反射的に唾液が分泌する。

甘味・酸味・苦味などを3種の味蕾で感じとる

舌表面のざらざらした感覚は、乳頭と呼ばれる小さなつぶで、その形状から**茸状乳頭**、**葉状乳頭**、**有郭乳頭**の3種がある。味覚を受容しているのは、この乳頭のなかにある、**味蕾**というつぼみに似た組織である。味蕾の先端には**味孔**という孔があり、そこから口腔内の水分や味成分が入ってくる。それを、味蕾内に50～150個ある**味細胞**がキャッチするのである。

味覚には、**塩味、酸味、甘味、苦味、うま味**の5種がある。

味細胞は、塩味、酸味、うま味を感知すると、すぐに**活動電位**を生じる。甘味と苦味を感知する味細胞は、それぞれの**味覚物質**を受容体で受けた後、最終的にイオンチャネルによって脱分極する。

106

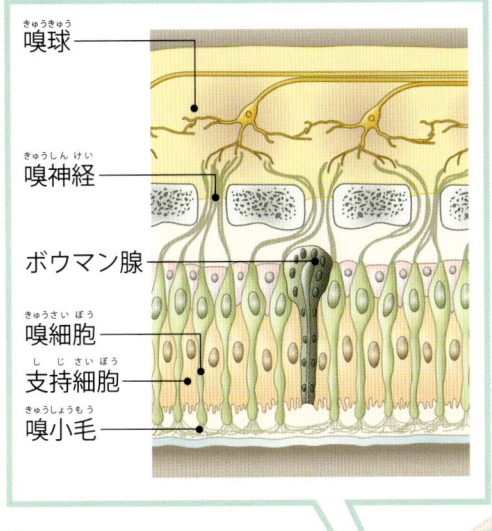

鼻腔→嗅覚野に匂いが伝わるしくみ

数千種類にもおよぶ匂い情報は、前頭葉底部にある嗅脳において処理されている。

嗅上皮の構造

嗅球／嗅神経／ボウマン腺／嗅細胞／支持細胞／嗅小毛

嗅細胞、支持細胞、ボウマン腺で構成され、ボウマン腺から分泌された粘液が表面を覆う。嗅細胞は約30日間サイクルでつねに新陳代謝をくり返している。

1 匂い情報を嗅線毛が感知

匂い物質が鼻腔に入ると、鼻腔上部を覆う嗅上皮に存在する嗅細胞の嗅線毛（嗅小毛）にある受容体に結合し、イオンチャネルが刺激されて脱分極。

2 嗅覚野経由で大脳辺縁系などに情報が届く

嗅球と嗅索を経由して嗅覚野に上行するが、一部は視床下部に分枝して性行動に影響を与えるほか、海馬、扁桃体、大脳辺縁系などにも送られる。

嗅球／嗅粘膜／嗅神経糸／嗅覚野／脚間核／手綱核／被蓋核／網様体

■嗅上皮にある嗅覚受容体が匂い情報をとらえる

空気中の匂い物質は、数十万種類にも上る。その匂い物質を感知しているのが、鼻腔最上部の**嗅細胞**に備わっている**嗅覚受容体**である。さまざまな匂い物質と結合する、鍵穴のような場所である。

嗅覚受容体の数は、わずか440個ほどしかない。それでも数十万もの匂いをかぎわけられるのは、1つの受容体が複数の匂い物質をキャッチするうえ、1つの匂い物質が複数の受容体と結合するためである。

嗅覚受容体でとらえられた匂い物質は、**嗅神経**を通じ、嗅覚信号として**嗅球**に送られる。嗅球内には、数千ものシナプスをもつ**糸球体**と呼ばれる構造があり、糸球体が特定の匂い物質を扱っていると考えられている。そして最終的に「これは○○の匂いだ」と認識するのは、大脳皮質の**嗅覚野**の役割である。

こうして生じた味覚信号は、**舌神経**などを経由して延髄の孤束核に伝えられてから、**一次味覚野**に投射される。

Column

神経幹細胞とニューロンの新生

神経幹細胞とは自己複製可能な未分化細胞

血液や皮膚などは、損傷された組織を自ら修復する能力をもつ。しかし中枢神経系にはそのような可塑性はなく、失われたニューロンは二度と再生しない——これが以前の脳科学の常識だった。しかし近年、脳の一部の領域でニューロンが新生することがわかった。その鍵は、神経幹細胞である。神経幹細胞とは、自己複製力をもち、さらにさまざまな種類の細胞をつくり出す能力をもつ未分化細胞のことである。

脳の神経幹細胞は神経発達により脳がほぼ完成した時点で消滅するため、成人の脳には存在しないと考えられてきた。しかし新たに、成人でも神経幹細胞が存在することが示唆されたのだ。

神経幹細胞の正体はアストロサイト?

脳の神経幹細胞は、神経管に存在する。神経管内側の神経上皮細胞が分裂をくり返し、ニューロンやグリア細胞を生成し、脳の基本構造をつくる。そして乳児期には脳の構造がほぼ完成し、ニューロンは新生されなくなる。

一方で、グリア細胞の新生は成体まで続く。グリア細胞は、脳室面と脳表層に突起を伸ばし、細長い形状の放射状グリアを形成する。

現在ではこの放射状グリアが、成体脳の神経幹細胞の起源ではないかと考えられている。さらにグリア細胞の一種であるアストロサイトが、神経幹細胞として、ニューロン産生の役割を担っている可能性が示唆されている。

側脳室周辺と海馬で新生ニューロンを確認

実際にマウスなどの動物実験では、側脳室周囲の脳室下帯と、海馬歯状回でニューロンの新生が確認され、アストロサイトの関与が有力視されている。ヒトの成体脳でも、脳室下帯のアストロサイトが神経幹細胞様の性質をもつことや、海馬歯状回における新生ニューロンの存在などが報告されている。

ただしヒトの脳での研究には制限が非常に多く、アストロサイトが神経幹細胞であると断言できる段階にはない。

しかし、脳において神経幹細胞の臨床的応用が可能になれば、再生医療による難治性疾患の治療も夢ではない。その意義は非常に大きく、研究のさらなる進展が待たれている。

Part 3
脳の高次機能と活動

脳は、記憶や学習、感情、行動決定など
あらゆる心的機能の基盤である。
また、睡眠と覚醒、防御反応などの
本能的活動も脳が中枢であり
複雑な制御がおこなわれている。
ここではその高次機能を、新たな知見も含めて紹介したい。

記憶のしくみ

記憶の種類と脳内ネットワーク

記憶にはさまざまな種類があり、脳は行動の種類や物事の重要度に応じて各領域を働かせ、情報を保存・保管している。

■ 言葉で再生する陳述記憶、体で再生する手続き記憶

記憶とは、新しい事象を覚えて保持し、必要なときに引き出す（想起する）働きをいう。記憶にも多くの種類があり、いくつか分類方法がある。そのひとつは記憶の内容による分類である。

たとえば、意識をともない、覚えた知識や過去の体験などを言葉やイメージによって表現できる**陳述記憶（宣言的記憶）**と、そうではない**非陳述記憶（非宣言的記憶）**に分ける分類がある。

陳述記憶には、**意味記憶**と**エピソード記憶（出来事記憶）**がある。意味記憶は言葉の意味や固有名詞などの一般知識で、エピソード記憶は個人的な経験や出来事である。

非陳述記憶には、自転車乗りやギター演奏など、意識をともなわない技術や癖などの、**手続き記憶**がある（→P50）。

■ 時間軸にもとづく分類 短期記憶と長期記憶

我々は目や鼻や耳などの感覚器からつねに膨大な情報を得ているが、とくに意識しないかぎり、1秒程度で情報は消失する。これを、**感覚情報保存（感覚記憶）**という。

一方、何らかの理由で注意を向けた事象は記憶が保持される。ただ、たとえばメモに書かれた電話番号をパッと見てダイヤルすると、電話をかけ終えれば番号を忘れてしまう。このような15〜30秒程度しか保持できない記憶を、**短期記憶**という。

電話番号も、何度も同じところにかけていると、やがて覚えてしまう。このように短期記憶が何度もくり返されることにより、分単位、あるいは年単位で長期に記憶することを、**長期記憶**という。

この短期記憶や長期記憶には、脳内の複数の部位が複雑に関わっている。

内容にもとづく記憶の分類

```
                  ┌─ エピソード記憶
                  │   時間や空間が特定できる、
    陳述記憶 ─────┤   個人に特有の経験や出来事
   （ちんじゅつきおく）│
                  └─ 意味記憶
                      事実や法則、概念、言葉の意味、
                      固有名詞などの一般的知識

    非陳述記憶 ─── 手続き記憶
   （ひちんじゅつきおく）  体で覚えるような運動技術や、
                          試験問題の解きかたのような認知技能など
```

110

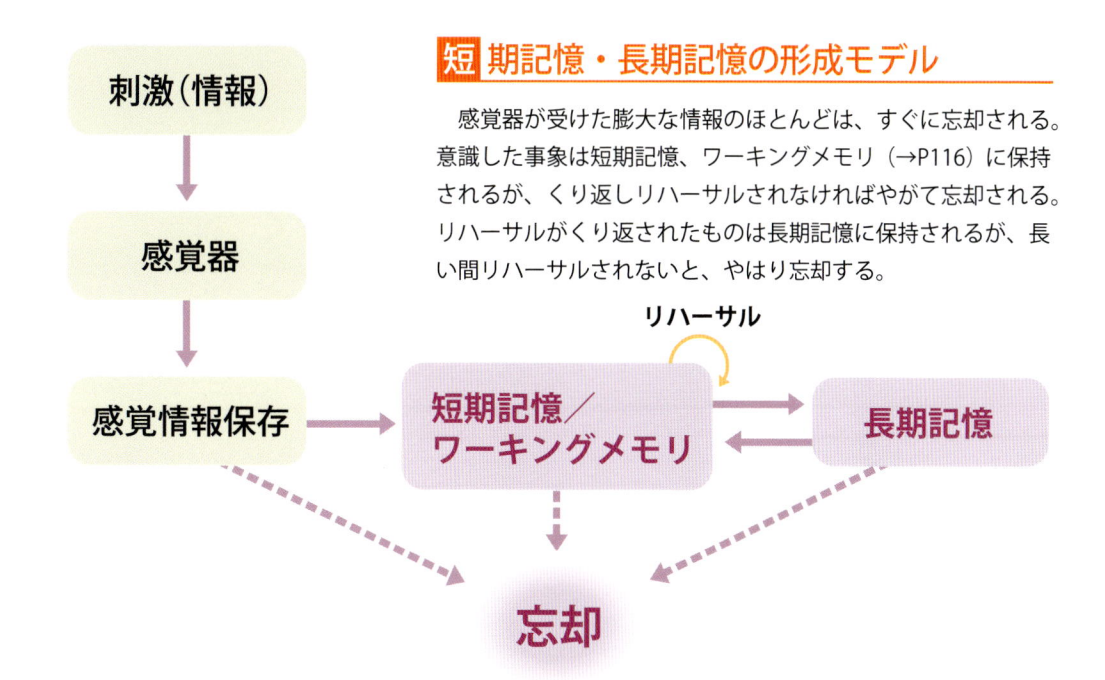

3 脳の高次機能と活動 ― 記憶のしくみ

短 期記憶・長期記憶の形成モデル

感覚器が受けた膨大な情報のほとんどは、すぐに忘却される。意識した事象は短期記憶、ワーキングメモリ（→P116）に保持されるが、くり返しリハーサルされなければやがて忘却される。リハーサルがくり返されたものは長期記憶に保持されるが、長い間リハーサルされないと、やはり忘却する。

刺激（情報） → 感覚器 → 感覚情報保存 → 短期記憶／ワーキングメモリ ⇄ 長期記憶
　　　　　　　　　　　　　　　　　　　　　　　↓　　　　　　　　　　　↓
　　　　　　　　　　　　　　　　　　　　　　　　　　　忘却

リハーサル

記 憶に関わる脳内の部位とおもな役割

記憶の詳細なしくみは不明だが、脳の欠損と記憶障害の研究などにより、徐々に解明されはじめている。とくに記憶に関連が深いとされるのは海馬であり、感覚野や前頭連合野などとの連携で、記憶を司っていると考えられる。

体性感覚野

前頭連合野

味覚野

聴覚野

海馬

一次視覚野

感覚野
目や耳、鼻、皮膚などで受容している感覚情報が入り、それが何なのかという認知がおこなわれている。

前頭連合野
ある程度選択された感覚情報が入力されており、この部位の欠損研究などから、短期記憶に関わると推定される。

海馬
感覚野からの情報を受け取り、その情報を増幅させて長期記憶庫に送っていると考えられる。

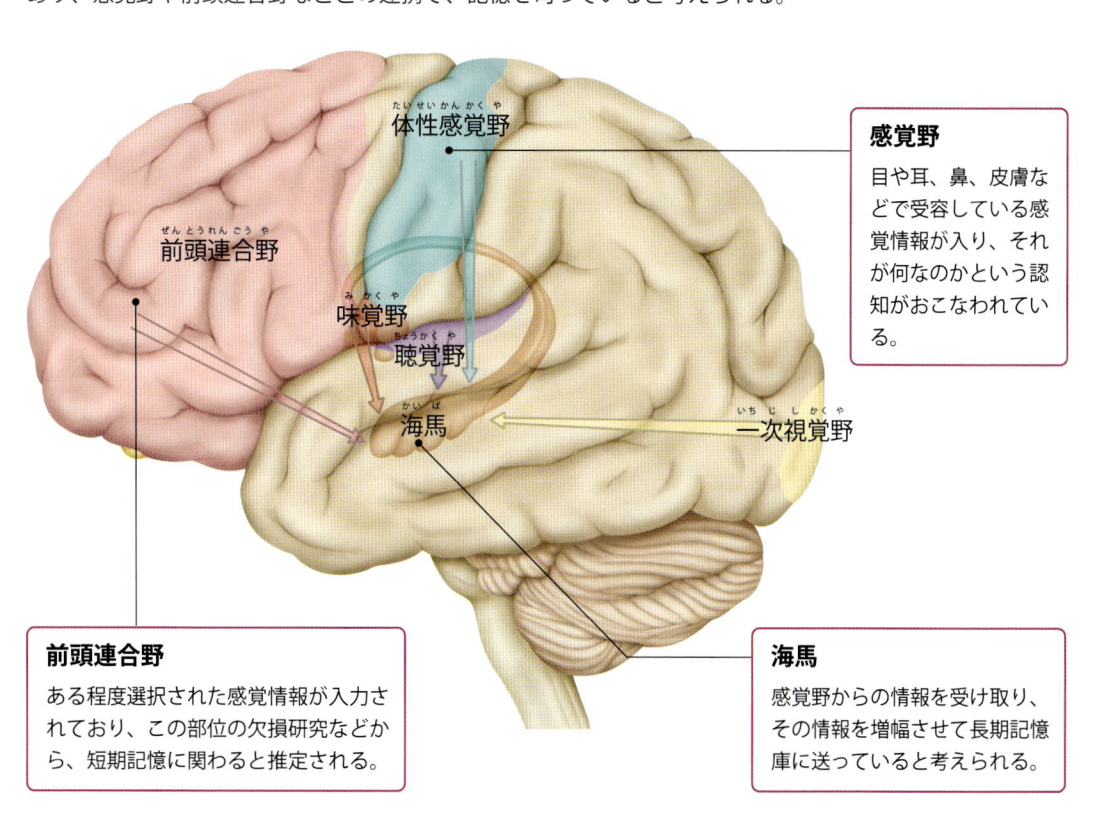

記憶のしくみ

海馬で記憶をつくるしくみ

脳内にはつねに無数の情報が入り、次々と消えていく。しかし、とくに重要な情報は、ニューロン回路の変化によって、長時間保存することができる。

■ニューロン回路の変化で記憶がつくられる

感覚器からの各種情報を記憶として保持するには、ニューロン間をただ伝わるだけではなく、回路に何らかの変化が起こる必要がある。シナプスに変化が起き、ある程度維持されることを**シナプスの可塑性**といい、記憶研究の重要な概念となっている。シナプスの可塑性についてよく研究されているのが、**海馬**での変化である。

最初に見出されたのが、海馬の神経回路における**長期増強（LTP：Long-Term Potentiation）**という変化である。長期増強とはシナプスでの伝達率を増大させることで、その方法としては、「**受容体の数が増える**」「**神経伝達物質が増える**」「**シナプスの構造が変わる**」の3つが考えられる（下表参照）。もっとも多いと思われる方法は、受容体を増やすことである。

■信号がくり返し送られると受容体の数が増える

神経伝達物質を受け取るシナプス後膜には、じつは休止状態の受容体がある。NMDA（N-Methyl-D-Aspartate）というこの受容体は通常、外部から物質を受容する孔がMg^{2+}で塞がれている。しかし信号がくり返し届くとMg^{2+}が外れ、受容体が増加する。

さらに信号が続くと、**L-LTP（Late-face LTP：超長期増強）**と呼ばれる長期増強も起こる。信号が神経細胞の遺伝子に伝わり、**mRNA（messenger RNA）**というたんぱく質の設計図を発現させ、必要なたんぱく質が合成される。するとシナプスの強化や新しいシナプスの形成により、さらに強力な信号増強となる。

シナプスの可塑性にはほかにも、**長期抑圧**や**シナプスの発芽**などがあると考えられている。

LTP（長期増強）が起こるしくみ

1 受容体の数が増える

AMPA（α-Amino-3-hydroxy-5-Methyl-4-isoxazole Propionic Acid）受容体など、神経伝達物質を受けるシナプス後膜の受容体の数が多いほど、信号の伝達効率が上がる。

2 神経伝達物質が増える

短時間のうちに刺激が高頻度に入力されるなどして、シナプス前細胞から放出される神経伝達物質の量が増えるほど、情報伝達率は上がり、長期増強が起きやすくなると考えられる。

3 シナプスの構造が変わる

1と2は生化学的な変化だが、シナプスの数を増やしたり、ニューロンを増やすなど、構造そのものを変えることで信号の伝導効率を高める方法も一部にはあると考えられる。

112

3 脳の高次機能と活動 — 記憶のしくみ

海馬でのCA3→CA1領域伝達回路

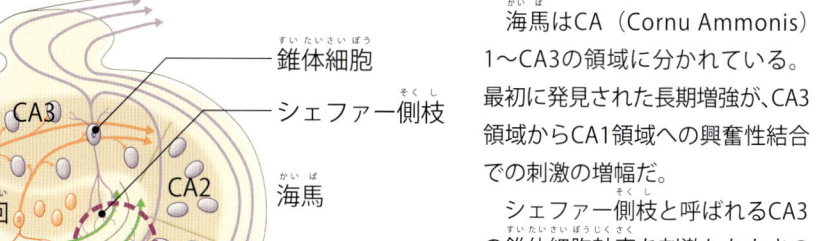

海馬はCA（Cornu Ammonis）1〜CA3の領域に分かれている。最初に発見された長期増強が、CA3領域からCA1領域への興奮性結合での刺激の増幅だ。
シェファー側枝と呼ばれるCA3の錐体細胞軸索を刺激したときの変化を示したのが下図で、刺激を止めた後も数時間以上興奮が続く。

図中ラベル： 錐体細胞、シェファー側枝、CA3、CA2、CA1、海馬、歯状回、貫通線維、海馬支脚、内嗅皮質、入力

伝導効率アップのしくみ

1 電気信号が頻回に届く
CA3シェファー側枝からCA1の錐体細胞へ、頻回に刺激が送られる。

2 Na^+、Ca^{2+}が流入
NMDA受容体のMg^{2+}ブロックが外れ、チャネルが開いてNa^+だけでなくCa^{2+}も流入する。

3 AMPA受容体が増える
Ca^{2+}が特別の信号の役目になり、カルモジュリンキナーゼという酵素が活性化し、AMPA受容体がシナプス後膜に挿入される。

4 Na^+が大量に流入
AMPA受容体が増えた分だけNa^+の流入も増え、脱分極により伝導効率がより高まる。

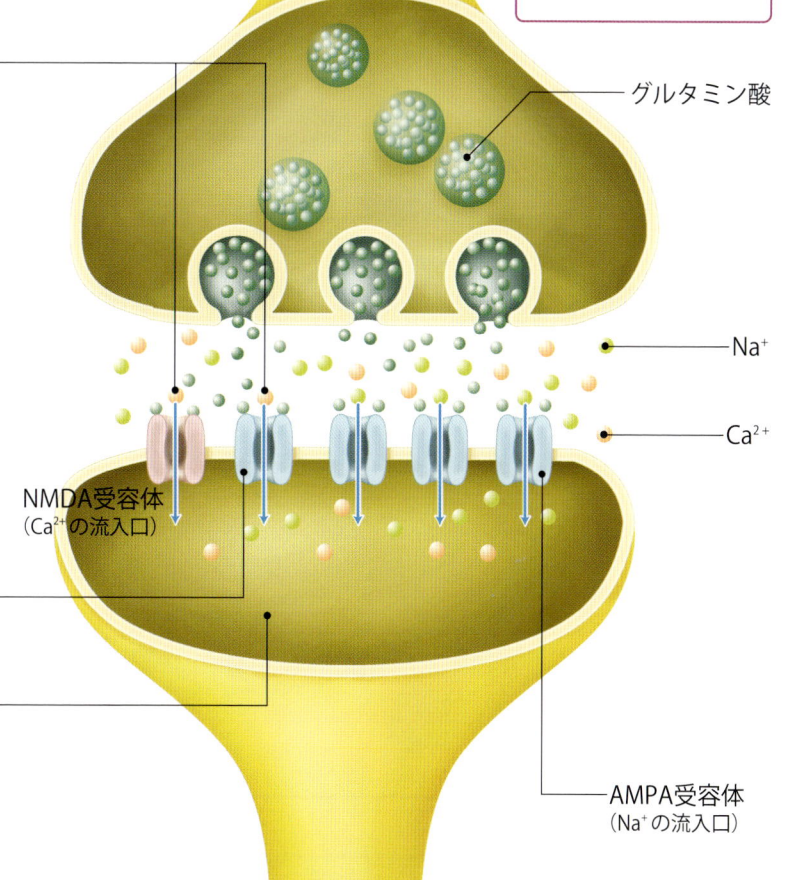

図中ラベル： グルタミン酸、Na^+、Ca^{2+}、NMDA受容体（Ca^{2+}の流入口）、AMPA受容体（Na^+の流入口）

記憶の保持と想起のしくみ

記憶のしくみ

記憶力向上には、記憶が保たれる時間の長さだけでなく
記憶をいかにスムーズに取り出せるかも重要だ。
その作業の効率化には、いくつかの方法がある。

■海馬で記憶情報を整理し想起しやすくする

記憶には**海馬**が重要な役割を果たすが、記憶を固定して保持しているわけではない。海馬を損傷した人は、新しいことを覚えることができなくても、幼児期のことなどは思い出すことができるからである。

短期記憶はリハーサルをくり返すことで、**長期記憶**へと移行することができる。これを**記憶の固定**という。海馬では、感覚連合野や運動連合野から入力されて固定化されつつある情報を、修飾している。

エピソード記憶を、出来事の順序（時間）と場所を整理して、想起しやすくしていると考えられている。

しかし海馬では、記憶の固定まではおこなっていない。海馬で整理された記憶は、側頭葉などの**大脳皮質**に固定されると考えられるが、詳細はわかっていない。

■手がかり刺激があると想起しやすい

大脳皮質に固定された記憶を、どのように想起するかも、よくわかってはいない。

しかしエピソード記憶の場合、やはり海馬が想起に関わっていると考えられている。記憶として固定されるまでの整理の段階で、海馬は想起しやすい何らかの**回路**を残しており、それを手がかりとして思い出すのではないかとされている。

その手がかりを残しやすくする方法として、左ページのようなことがあげられる。ポイントは、**シナプスの可塑性**である。シナプスを変化させてそれを維持する、すなわち記憶を深く刻むことで、想起もしやすくなる。左ページの工夫以外に、記憶の要素を項目ごとに階層化したり、関連するひとつのまとまりとして記憶しておくなどの工夫も、想起のしやすさにつながる。

■海馬の新生ニューロンが記憶力向上の鍵⁉

記憶に関してはまだ不明な点ばかりだが、最新の研究でわかってきたことも多々ある。たとえば皮膚では新陳代謝でつねに新しい細胞が生まれているが、脳の神経細胞の場合、脳発生初期以降は死滅するだけで再生することはないと、長い間信じられてきた。しかし近年では、成人の脳細胞も**新生**することがわかってきている。

最初に証明されたのが、**海馬の新生ニューロン**である。ラットなどでは、ある種の**学習や記憶に関わる行動**をとると、新生ニューロンが増加することがわかり、ヒトでも同様のことが起こるとされている。

一方、記憶がつくられたり想起されるのを妨げるPP1（Protein Phosphatase 1）という酵素も発見されている。PP1の作用を抑制すると、記憶力が向上するという。

記憶を想起しやすくする工夫

1 頻回刺激

右グラフのように、刺激の頻度が低いと閾値に達せず、長期増強は起きない。高頻度で刺激された場合は、加算効果があるため長期増強が起こる。何度もくり返して読んだり、口にすると記憶・想起しやすいのもこのためと考えられる。

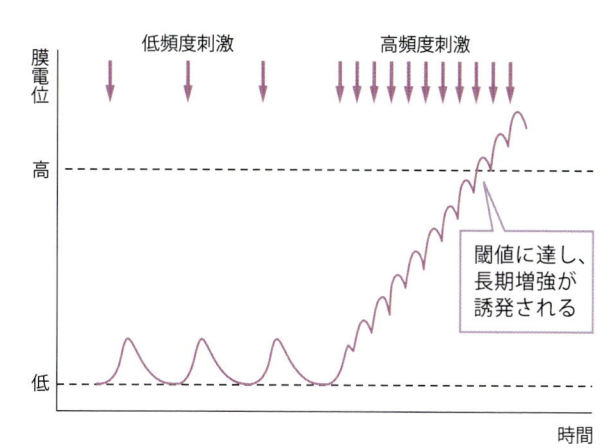

低頻度刺激　高頻度刺激

閾値に達し、長期増強が誘発される

（『第3版　カールソン神経科学テキスト　―脳と行動―』より引用、改変）

2 関連記憶

2つのことを結びつけると、記憶・想起しやすい。これについての仮説が右のようなものである。Aの超長期増強（L-LTP）でたんぱく質ができたとき、ほかの信号Bが入力されると、たんぱく質が共用されて、2つの記憶が結びつけられる。

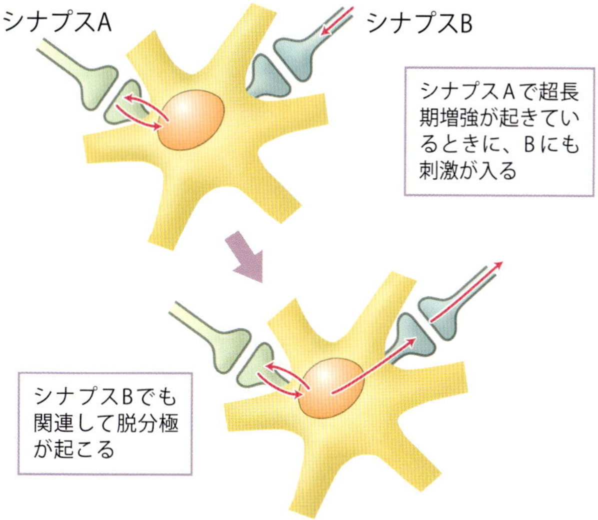

シナプスA　シナプスB

シナプスAで超長期増強が起きているときに、Bにも刺激が入る

シナプスBでも関連して脱分極が起こる

3 扁桃体への刺激

海馬近くに存在する扁桃体は、感情に関わる部位である。扁桃体が活性化すると、海馬傍回に信号が送られ、海馬への信号量が増大するといわれている。喜怒哀楽をともなう出来事が記憶・想起しやすいのは、このためだと考えられている。

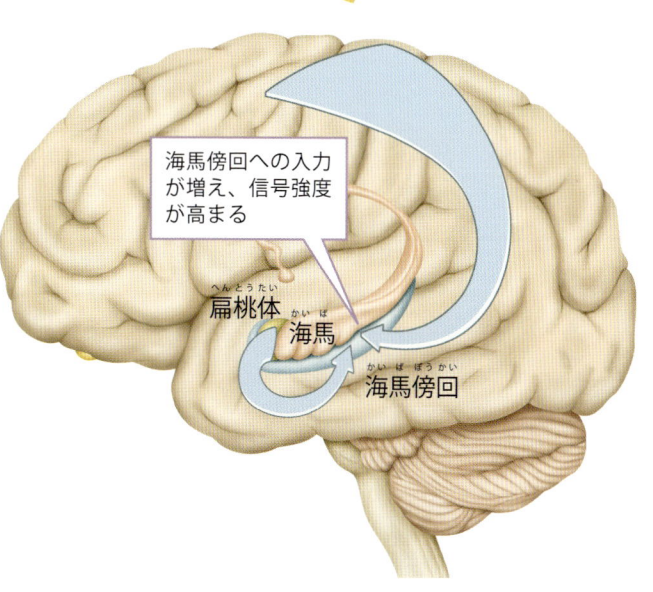

海馬傍回への入力が増え、信号強度が高まる

扁桃体　海馬　海馬傍回

記憶のしくみ

ワーキングメモリのしくみと働き

情報を一時的に保管し、複雑な情報処理をスムーズにおこなうための場所として「ワーキングメモリ」がある。その中心器官は、前頭連合野と考えられている。

■ 情報を整理、統合する 脳のなかの作業台

記憶と行動のシステムは、短期記憶や長期記憶だけでは説明がつかないことが多い。この点を補完する考えかたに、ワーキングメモリ（作業記憶）という概念がある。

ヒトの複雑な認知作業において、必要となる情報を一時的に保持し、それを利用できるような短期記憶として保持し、それを処理するしくみをさしている。情報を集めて総合的に処理する、いわば作業台のようなものである。

たとえば暗算で3桁の足し算をするとき、1桁目の数字を足して、くり上がる数を記憶しながら、2桁目の計算をおこなう。くり上げる数は、一時的に記憶・保持したものであり、すぐに忘れてしまう。

こうしたワーキングメモリの機能については、左ページのようなモデルが想定されている。利用される情報は、すべてが海馬に送られるわけではなく、ワーキングメモリでの作業後、すぐに消失するものも多い。

■ ワーキングメモリ作業では 前頭連合野が活性化

前述した計算のように、ワーキングメモリとして並列処理して統合しないと遂行できない課題が、いくつか想定されている。

その課題を遂行しているとき、脳のどの部位が活性化するかを調べた研究によれば、それは前頭連合野であった。とくに活性化していたのは、背外側部である。

ただし前頭連合野だけが活性化されることは少なく、多くの場合、同時に頭頂連合野や他の部位も活性化している。前頭連合野を中心として、多くの部位が連絡し合って、作業を遂行していると思われる。

また、課題の難易度によって活性化の度合いが異なり、適度なむずかしさのときにもっとも活性化することもわかっている。

■ ドパミンなどの物質が ワーキングメモリを調整

ワーキングメモリでは、非常に高次の複雑な作業がおこなわれている。その神経回路で調整機能を果たしているのが、ドパミン、セロトニン、ノルアドレナリンなどの、各種神経伝達物質である。

とくにドパミンは、前頭連合野に多く分布している。サルにドパミンとノルアドレナリンを阻害する薬を投与すると、ワーキングメモリ課題ができなくなることが知られている。反対に課題ができなくなった動物に対してドパミンを補給すると、障害が改善される。

ただし、ドパミンが多すぎても、ワーキングメモリは阻害される。このことから、ワーキングメモリの活性化には、神経伝達物質が適度な濃度で放出されることも重要と考えられる。

3 ワーキングメモリの情報統合システム

1986年に認知心理学者のバッドレーが提唱した概念で、思考に必須の基礎過程として、多くの学問分野で研究されている。下図モデルのエピソードバッファーは2000年につけ加えられたコンポーネントである。

中央実行系
- 集められた情報を保持し、整理、統合する
- 状況に合った適切な行動を選択
- 担当部位は、おもに前頭連合野

視空間的記銘メモ
＝視覚・位置情報の短期貯蔵庫

ある程度選択された視覚・位置情報が入力される場所。この部位の欠損研究などから、短期記憶に関わっていると推定される。

エピソードバッファー
＝さまざまな情報を統合する場所

視覚・空間・音声情報に意味情報を加えて、エピソードとして統合・保持する機能。エピソード記憶に近いが、長期記憶ではなく短期記憶である。

音韻ループ
＝音韻情報を保持する短期貯蔵庫

言語を理解したり推論をおこなうための音韻情報を、リハーサルをおこないながら、音声的コードとして一時的に保持する場所。

視覚情報 空間情報
例 会話相手の表情

エピソード 長期記憶
例 会話相手に関する情報
- 職業
- 年齢
- 前回何を話したか など

言語
例 会話相手が直前に発した言葉

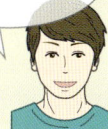

「明日はテストだね」

損傷例からわかる前頭連合野の機能

前頭連合野の役割は、ワーキングメモリとしての機能だけではない。ヒト特有の高次機能に、さまざまなかたちで関与していると考えられる。その働きをさらに理解するために、ある患者のケースを見てみよう。

19世紀半ば、アメリカのある工事現場で現場監督を務めていたフィネアス・ゲージという男性がいた。いつも通り仕事をしていたある日、岩の爆破作業中に事故が起こった。火薬の爆発で金属棒が彼の顔面を直撃、貫通し、頭の中央から飛び出したのである。幸いにも命はとりとめ、大きな障害は残らなかったが、性格だけは別人のように変わってしまった。計画性や社会性がなくなり、感情の起伏が激しくなったのだ。彼が事故により損傷を受けていたのは、前頭連合野、とくに外側部や眼窩部である。

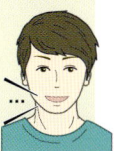

このことから前頭連合野、とくに外側部や眼窩部は、**計画性、社会性、感情のコントロール**など、ヒトの**性格や社会的行動**などにも深く関わっていると考えられる。

学習の種類としくみ

> 学習のしくみ

ヒトの学習機能は複雑で、いまだ不明な部分が多い。
しかし動物の研究を通じて、学習の種類やしくみ、
そのプロセスのいくつかが解明されている。

■非連合学習には慣れ、感作の2種類がある

経験によって神経系が変化し、それにより行動が変化することを、**学習**という。学習には、**非連合学習**と**連合学習**がある。

非連合学習は、単一の刺激に対して、一定期間持続して起こる行動の反応であり、「**慣れ**」と「**感作（鋭敏化）**」とがある。

慣れは、意味のない刺激は無視するようになる反応である。たとえば、はじめのうちは外の車の音を「うるさい」と感じて窓を閉めていても、だんだん慣れて、窓を開けたままでも気にならなくなる──といった、日常生活でよく体験することである。

感作はその逆で、普段は気にしていない刺激に鋭敏に反応する行動変化である。たとえば、女性が歩き慣れた夜道で後ろから怪しげな足音が聞こえると、周囲の音や様子に神経をとがらせる場合などである。

■条件づけにより特定の行動が強化される

連合学習は、複数の出来事の関連性を形成する行動反応の変化で、**古典的条件づけ**と、**オペラント条件づけ**に分類できる。

古典的条件づけで有名なのが、「**パブロフの犬**」である。食べ物を見るとよだれを垂らす犬が、食事時間にベルを鳴らすようにすると、ベルが鳴っただけでよだれを垂らすようになる。食事とベルの音という複数の事象が結びつき、やがてベルの音を聞くとよだれが出るようになる。

オペラント条件づけは、**行動**とそれに対する意味のある**刺激**を結びつけて認識することである。たとえば、レバーを押すとエサが出るしかけの箱のなかで、ラットが偶然レバーを押してエサを獲得すると、その後の何度かの経験ののち、「レバーを押すとエサがとれる」ことを学習する。

行動の変容を起こす学習の種類

- 非連合学習
  - **慣れ** Habituation
    ある種の感覚刺激に意味がないとわかると無視する学習
  - **感作（かんさ）** Sensitization
    以前はほとんど反応しなかった刺激に対して反応を強める学習

- 連合学習
  - **古典的条件づけ** Classical Conditioning
    複数の物事を結びつけて、刺激に対して反応する学習
  - **オペラント条件づけ** Operant Conditioning
    行動と、食べ物のような報酬との関連性を体得する学習

非連合学習（慣れ、感作）のしくみ

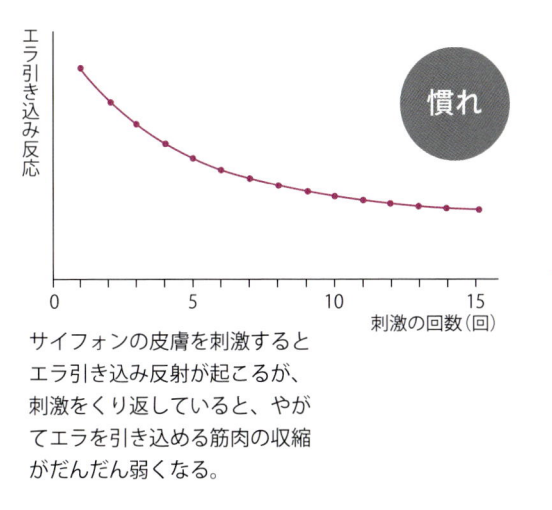

ウミウシの、サイフォンと呼ばれる肉質に水を吹きかけると、エラが収縮するエラ引き込み反射が起こる。

慣れ
サイフォンの皮膚を刺激するとエラ引き込み反射が起こるが、刺激をくり返していると、やがてエラを引き込める筋肉の収縮がだんだん弱くなる。

刺激をくり返すと……

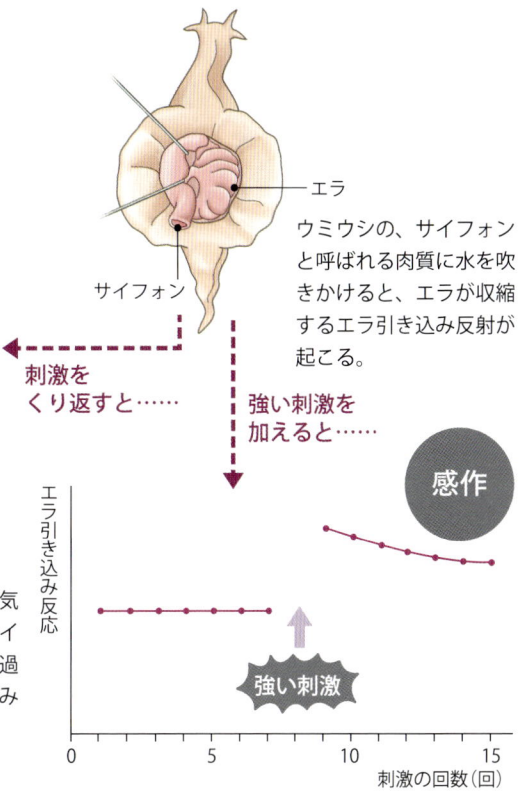

感作
ウミウシの頭部に短い電気ショックを与えると、サイフォンへの刺激に対して過敏に反応し、エラ引き込み反応が大きくなる。

強い刺激を加えると……

（『ベアーコノーズ パラディーソ 神経科学 ―脳の探究―』より引用、改変）

連合学習（古典的条件づけ）のしくみ

通常は関連のない刺激を結びつける学習で、無条件刺激（US：Unconditional Stimulus）と、それに続く条件刺激（CS：Conditional Stimulus）によって形成される。ロシアの生理学者・パブロフが犬を使って発見し、「パブロフの犬」として知られるようになった。

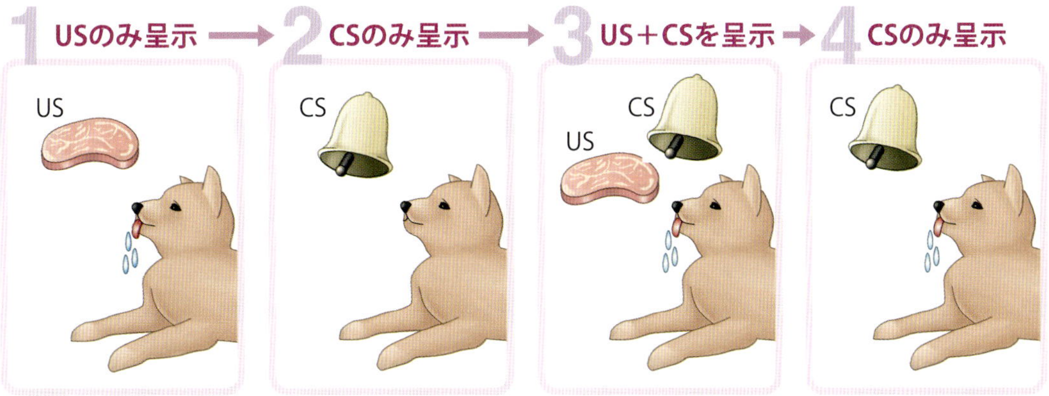

1 USのみ呈示 → **2 CSのみ呈示** → **3 US＋CSを呈示** → **4 CSのみ呈示**

1. 犬に好物の肉を見せて刺激する。犬はよだれを流す。
2. 犬にベルの音を聞かせる。しかし犬はとくに反応しない。
3. ベルの音を聞かせると同時に、肉も見せることをくり返す。
4. 肉を見なくても、ベルの音を聞いただけでよだれが出るようになる。

POINT
UR（Unconditional Response：無条件反応）
肉を見てよだれを流すのは、ほかの要素には左右されない本能的なもの

POINT
CR（Conditional Response：条件反応）
条件（この場合はベル）のもとに、反射行動が起こること

学習のしくみ

言語処理と言語産出のしくみ

ヒトならではの高次の学習機能のひとつに、言語の習得と操作がある。読む作業、聞く作業ともに複数の領域が協力し合い、複雑な作業を遂行している。

■発話に障害が起こる
ブローカ失語症

脳の損傷により言語能力が損失することを、**失語症**という。脳と言語の関係を知るうえで、よく研究されてきたものに、**ブローカ失語症**と**ウェルニッケ失語症**がある。

ブローカ失語症は、会話や文字の内容は比較的よく理解できるのに、発話がうまくできないタイプである。別名、**運動性失語症**とも呼ばれる。

この失語症の人は発話が困難で、話しても片言程度である。適切な言葉を見つけられず、内容とはまったく関係ないにも関わらず、自分がよく知る名詞をとぎれとぎれで発語することも少なくない。

原因は**前頭葉**の**運動連合野**の一部である、**ブローカ野**の損傷である。この領域は運動野に近く、口や唇の運動である発話に関与していると考えられる。

■ウェルニッケ失語症では
言葉の理解が困難になる

これに対し、ウェルニッケ失語症は、発語は流暢だが、理解力に乏しいタイプである。別名、**感覚性失語症**ともいう。

話し方は流暢で、文法的に正しい文章を組み立てることもできるが、内容はほとんど意味をなさないのが特徴である。会話がちぐはぐになるだけでなく、簡単な指示に沿って行動することもむずかしくなる。

この失語症の損傷領域である**ウェルニッケ野**は、**側頭葉後部**にあり、**聴覚野**に隣接している。この領域は、入力された音声を言葉の意味の記憶と関連づけるという、**音声認識の高次機能**に関わると考えられる。

この2つの失語症以外にも、脳の損傷領域によってさまざまなタイプの失語症があり、言語が脳の異なる領域において段階的に処理されていることがわかる。

■聞くときと読むときでは
脳内の処理回路が違う

言語に関して我々は、耳で聞いた言葉を理解し、さらに文字になった言葉を読んでそれを理解する。この2つの能力は、耳と目という異なる感覚器を使用しているため、情報処理回路もそれぞれ異なっている。

言葉を聞く場合は、**音声認識**の回路が機能している。耳から入った**聴覚信号**が**一次聴覚野**に届き、**語彙の認知回路**を経由して、言語として理解されるのである。

一方、文字として書かれた言葉を理解する場合には、目による**視覚信号**が**一次視覚野**に入り、その後、語彙の認知経路で理解される。

語彙の検索は**縁上回**でおこなわれているとされており、この部位の**灰白質密度**は語彙の量と相関している。第二言語の運用能力も、この密度と相関すると考えられる。

言語の処理、産生に関わるおもな領域

一次視覚野や聴覚野に届けられた文字情報、音声情報は、ウェルニッケ野や角回などで意味的に処理される。これらの領域以外にも、側頭葉、頭頂葉、後頭葉、前頭葉の各部位が、複雑な言語処理、産生に関与していると見られている。

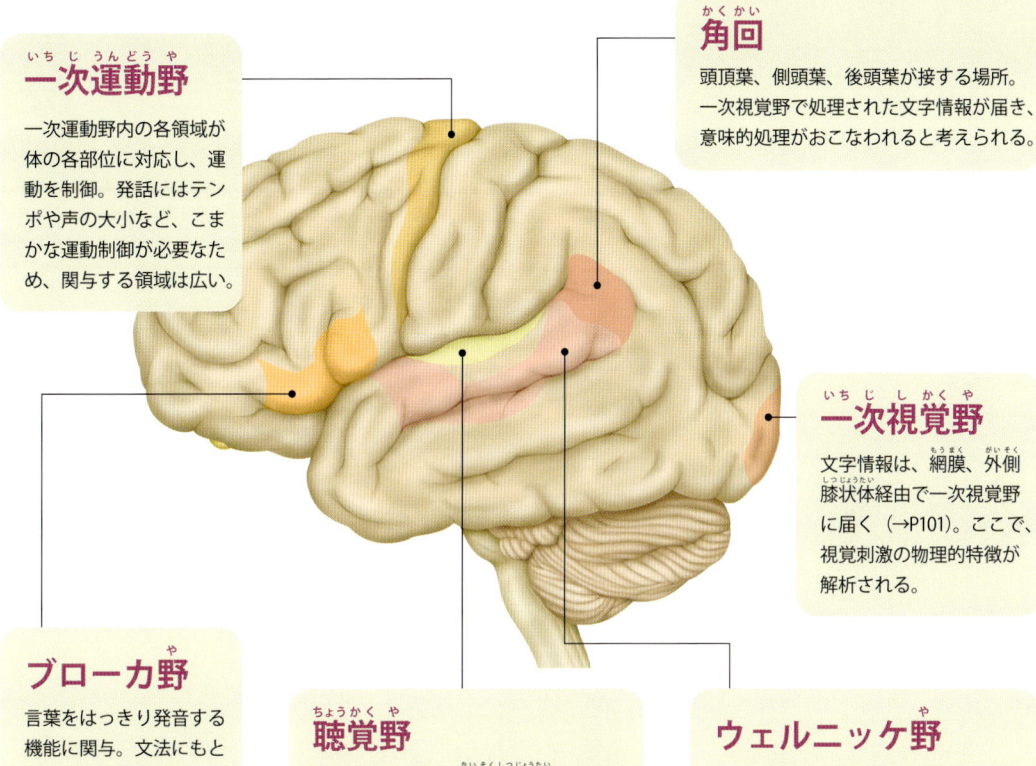

一次運動野
一次運動野内の各領域が体の各部位に対応し、運動を制御。発話にはテンポや声の大小など、こまかな運動制御が必要なため、関与する領域は広い。

角回
頭頂葉、側頭葉、後頭葉が接する場所。一次視覚野で処理された文字情報が届き、意味的処理がおこなわれると考えられる。

一次視覚野
文字情報は、網膜、外側膝状体経由で一次視覚野に届く（→P101）。ここで、視覚刺激の物理的特徴が解析される。

ブローカ野
言葉をはっきり発音する機能に関与。文法にもとづく文章作成などにも関わっている可能性があるが、機能の全貌は明らかでない。

聴覚野
音声情報は内耳、内側膝状体経由で聴覚野に届く（→P103）。ここで周波数解析や、音声のタイミングなどの時間的解析がおこなわれる。

ウェルニッケ野
一次聴覚野から届く音声情報を、脳内の言語情報と照合するなどして意味的理解に関与すると考えられるが、機能の全貌は明らかでない。

分離脳からわかる左右脳の機能分担

重症のてんかん患者に対する治療法として、脳梁を切断して左右の脳半球を分離する、**脳梁離断術**がある（→P.64）。手術により、左右に切り離された**分離脳**の研究からわかったのは、言語に関わる機能が左右対称ではないということである。

脳梁離断術を受けた患者に、右の視野に数字や単語、絵などを見せると、患者は問題なくそれを述べることができる。しかし左の視野に同じものを提示しても、それが何かを述べられないどころか、そこには何もないと言うのである。

こうした実験結果から、話すこと、読むこと、書くことなどは、すべて**左半球支配**であるとわかった。一方右半球は、話すことや書くことには大きな役割を果たしていないが、言語を理解する点ではこのような関与しないわけではなく、左右の半球には**非対称性**があるが、機能が完全に分かれているわけではなく、機能を互いに補完している面もあると考えられている。

学習のしくみ

記憶・学習機能の発達と変化

記憶や学習能力の高さは、一生を通じて変化する。
一般には、加齢により能力が低下するとされるが
その変化には、脳自体の器質的変化が関与している。

ヒトの脳では、ニューロンの数が最大になるのは妊娠7週目である。その後、過剰に生産されたニューロンの淘汰がおこなわれたのち、誕生を迎える。

出生後、ニューロンの数は変わらないが、生後2〜8か月の間に、今度はシナプスの数が急増する。たとえば出生直前の大脳皮質のシナプス密度は約2500だが、3歳までに約1万5000にも増える。このシナプス数は、成人の約2倍だといわれる。

脳の重量自体も、400gから1kgと、生後1年で出生児の2.5倍に発達する。重量増加の要因は、脳の支持細胞であるグリア細胞の増加および神経線維の髄鞘化、すなわち伝導速度の高速化にある。乳幼児の神経回路は、あらゆる感覚情報と記憶に関して可塑性が非常に高く、出生後のさまざまな経験から、まさに脳がめざましい発達を遂げる。

■ 乳幼児期にはシナプス可塑性が最大

■ 高次の認知機能は10代までに形成される

乳幼児期に急増したシナプスは、じつは10歳くらいまでに減少し、以後は一定の数に落ちつく。この間に、よく使用されて強化されたシナプスだけが残され、それ以外は余剰のシナプスとして"刈り込み"がおこなわれるのである。

どのシナプスが生き残るかは、個人の経験によると見られている。

ヒトは多くの経験を重ねることでシナプスが整理されて、脳内の多くの部位が協働して認知ネットワークを形成していく。その高次の認知機能は、前頭連合野でおこなわれているが、この部位の発達スピードは脳全体のなかでもっとも遅く、20年ほど、すなわち成人になるまでかかる。

■ 加齢にともない前頭連合野の機能が低下

児童期から増加する脳の灰白質量は、青年期で最大になる。このことは、学習能力の点ではピークであることを意味する。高次認知機能も、20歳くらいで完成する。

したがって脳の発達はせいぜい20歳どまりということになるが、白質は40歳くらいまで増加するといわれる。白質の増加は、軸索の髄鞘化の進展を意味しており、学習能力は低下しても、成人以降も機能性は高まることになる。

灰白質で占められる前頭連合野の容積は、20歳以降、10年ごとに約5%ずつ、ゆっくりと減少していく。それにともない、認知機能は加齢とともに低下していく。

ただし認知機能の衰えはもちろん、灰白質や白質の容積低下の度合いは、個人差が非常に大きい。

3 脳の高次機能と活動 — 学習のしくみ

乳 児期〜児童期の記憶・学習機能の特徴

① シナプスの増加と刈り込み

右はシナプス密度の経年変化を示したもの。シナプス密度は出生直前から上昇しはじめ、1歳前後でピークを迎える。その後、シナプスの刈り込みがおこなわれ、7歳ころから密度が低下しはじめる。成人では1歳のときの60％程度に低下する。

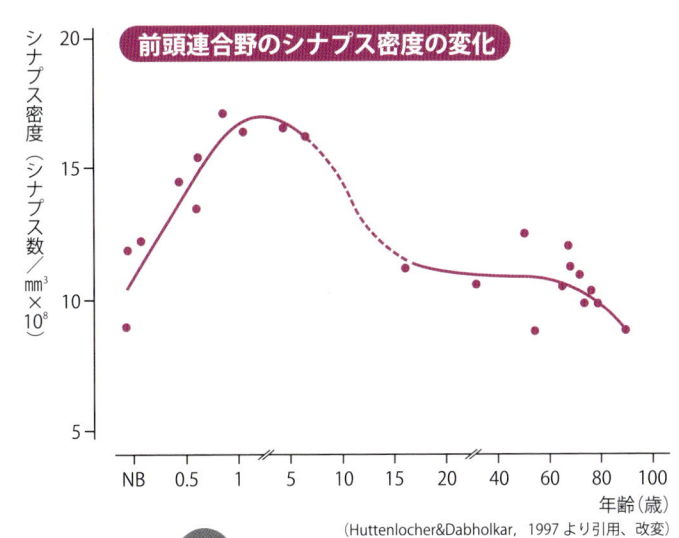

前頭連合野のシナプス密度の変化

縦軸：シナプス密度（シナプス数/mm³×10⁸）
横軸：年齢（歳） NB 0.5 1 5 10 15 20 40 60 80 100

（Huttenlocher&Dabholkar, 1997より引用、改変）

② 髄鞘化と臨界期

髄鞘化完成の時期は、脳の部位によって異なる。もっとも遅い大脳皮質は、刺激に対する感受性が高い時期である臨界期も遅く、このことは10代の脳の柔軟性を示している。

③ 高次脳機能の基礎形成

高次脳機能を司る前頭連合野では、シナプスの刈り込みが他の部位より遅くはじまり、しかも長く持続する。乳幼児〜児童期はまだ、認知機能の基礎づくりの段階である。

青 年期〜老年期の記憶・学習機能の特徴

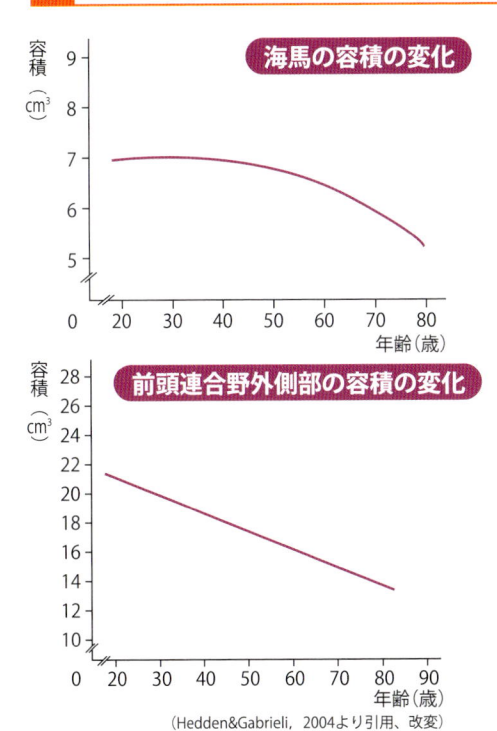

海馬の容積の変化
縦軸：容積(cm³) 5〜9、横軸：年齢（歳）20〜80

前頭連合野外側部の容積の変化
縦軸：容積(cm³) 10〜28、横軸：年齢（歳）20〜90

（Hedden&Gabrieli, 2004より引用、改変）

① シナプス密度の低下

刈り込みによりシナプス密度が低下しても、成人後はそのレベルを維持して推移するが、60歳近辺から、再び低下していく。それとともに認知機能も衰える。

② 海馬、前頭連合野の容積減少

シナプス密度の低下にともない、前頭連合野の体積は、成人後はゆっくりと減少し、80歳で20歳の70％くらいになってしまう。記憶に関わる海馬の容積も、50歳半ばから急速に減少していく。

③ 流動性知能の低下

記銘力や計算能力などを、流動性能力という。灰白質は経年的に減少していき、シナプスの可塑性が徐々に失われていく。それにより流動性知能も一生をかけて漸次低下していく。

情動の形成と表出のしくみ

感情・思考のしくみ

感情は、怒りや恐怖のように一過性に起こる反応と主観的意識として生じる複雑な感情に大別される。ここでは前者の、情動のしくみを見ていこう。

■ 驚き・怒り・喜びなどの心因反応を情動という

情動とは、特定の状況で生み出される怒りや悲しみなどの、一過性の激しい心的反応をさしている。情動の具体的な内容、種類については諸説あるが、**怒り・嫌悪・恐怖・喜び（幸福）・悲しみ・驚き**の6つは共通している。このほかに、苦痛や性的衝動、軽蔑、羞恥心などを含める場合もある。

代表的な分類としては、下図のような二次元的分類法があげられる。この分類法では、情動の内容は大きく3つに分けられる。

① 恐怖を感じると身をすくめるといった、特定の行動とセットになった**行動反応**
② 自律神経系・内分泌系などの**生理的反応**
③ 知覚・注意・記憶・意思決定といった認知処理的反応

ほかにも行動反応・自律神経反応・内分泌反応に分けるなど、考えかたは多種ある。

■ 辺縁系、とくに扁桃体が情動機能の主役

情動反応に関与するのは、ひとつには**大脳辺縁系**である。この部位を損傷すると、知覚や知能は変化しないのに、情動表出に深刻な変化が起きるからである。とくに重要な部位とされるのが、**扁桃体**である。扁桃体を傷害されると、情動表出した写真を見ても、その情動を認識できない。多くの視覚情報のなかの特定のものが示されたときに、軽い電気ショックを与えて条件づけると、ほかの視覚情報を提示されたときより、扁桃体が活性化する。

こうした多くの研究から、扁桃体は情動に関する出来事の**記憶形成**に関わるといわれる。また、扁桃体のニューロンは痛みに関連する刺激に反応することを学習し、その後に痛みに関連する刺激があると、**恐怖**反応を生じると考えられている。

情動の二次元的分類

各情動を、快－不快、活性－不活性という次元の組み合わせで説明する分類法と、怒りや幸福などカテゴリーごとに評価や反応を弁別する分類法がある。両者は、左のように複合して示すことができる。

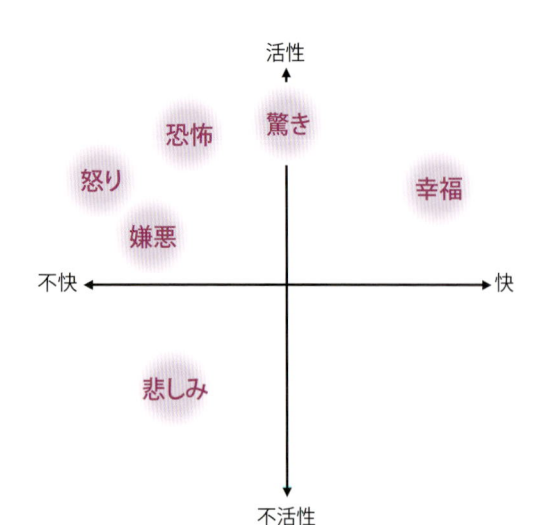

（『イラストレクチャー　認知神経科学』より引用、改変）

情動反応の3つのメカニズム

情動反応の中枢である扁桃体は、大脳辺縁系、嗅覚系、側頭連合野、前頭連合野など、多くの部位から入力を受ける。そして脳幹へ出力し、表情や声、筋緊張や姿勢の変化などの反応を引き起こす。

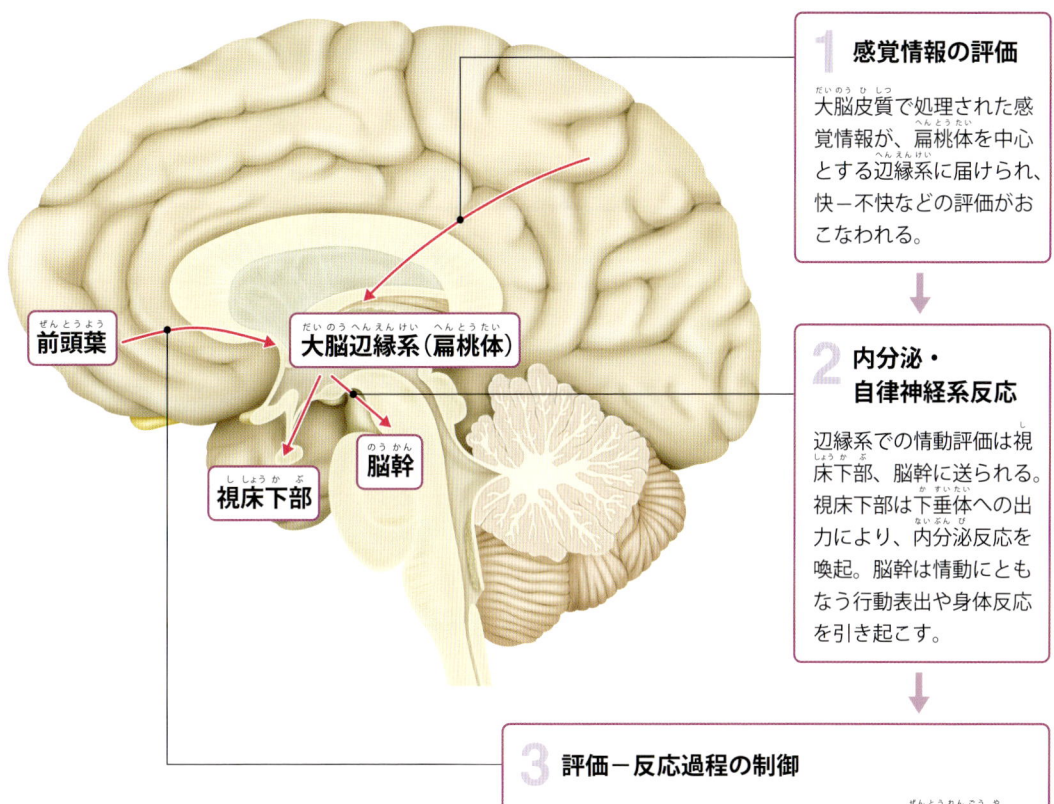

1 感覚情報の評価
大脳皮質で処理された感覚情報が、扁桃体を中心とする辺縁系に届けられ、快－不快などの評価がおこなわれる。

2 内分泌・自律神経系反応
辺縁系での情動評価は視床下部、脳幹に送られる。視床下部は下垂体への出力により、内分泌反応を喚起。脳幹は情動にともなう行動表出や身体反応を引き起こす。

3 評価－反応過程の制御
1、2の評価－反応過程を制御しているのが前頭連合野で、なかでも前頭眼窩野や帯状皮質前部は、情動の制御や、情動学習内容の変更、消去に関わっている。

扁桃体の活性による全身への影響

扁桃体の中心核は視床下部・中脳・橋・延髄など、情動反応に関わるさまざまな脳領域に投射している。右表は、投射される領域とそれによって起こる行動と生理的反応をまとめたもの。

投射する脳領域	行動・生理的反応	投射する脳領域	行動・生理的反応
外側視床下部	交感神経活性化：心拍数増加、血圧上昇、顔面蒼白	尾側橋網様核	驚愕反応の増強
迷走神経背側運動核	副交感神経活性化：潰瘍形成、排尿、排便	中脳水道灰白質	行動制止（すくみ反応）
結合腕傍核	呼吸数増加	三叉神経運動核	恐怖の表情
腹側被蓋野	行動的覚醒（ドパミン）	室傍核	アセチルコリン、グルココルチコイド分泌
青斑核	警戒の増強（ノルアドレナリン）	マイネルト基底核	大脳皮質の活性化
背外側被蓋核	大脳皮質の活性化（アセチルコリン）		

(Davis,M., 1992より引用、改変)

3 脳の高次機能と活動 ― 感情・思考のしくみ

図中ラベル: 前頭葉／大脳辺縁系（扁桃体）／視床下部／脳幹

快情動・不快情動による行動の変化

感情・思考のしくみ

喜びの表出や攻撃的行動といった、具体的な情動反応には、ドパミン、セロトニンなどの神経伝達物質が深く関わっている。

快 情動による行動強化のしくみ

ドパミン作動性ニューロンは、中脳の腹側被蓋野から扁桃核、海馬、側坐核投射。側坐核のニューロンは大脳基底核の腹側部に投射し、行動強化の回路を形成している。

行動
↓
報酬（強化刺激）の検出
↓
腹側被蓋野のドパミン作動性ニューロンが活性化
↓
側坐核のドパミン放出量増大
↓
快情動
↓
行動の強化

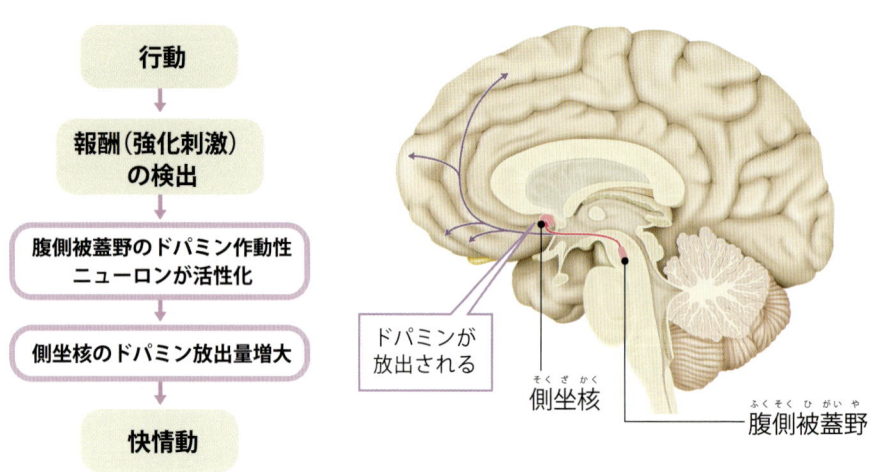

ドパミンが放出される
側坐核
腹側被蓋野

強化刺激とドパミン放出

ラットがレバーを押すと、腹側被蓋野に電気刺激（強化刺激）が加わるしかけを施した実験の結果。腹側被蓋野への強化刺激により、側坐核のドパミン分泌量が著しく増大している。

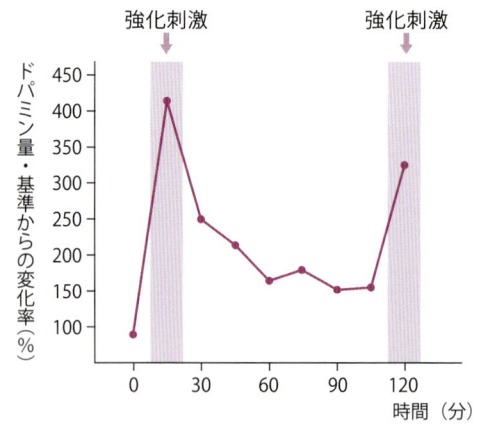

（Phillips, A.G. et al, 1992 より引用、改変）

■ 快情動を高めるドパミンが記憶・学習系にも関与

喜びや幸福感などの快情動反応の鍵を握るのは、中隔に寄りかかるように位置する**側坐核**である。たとえば金銭を受け取ることを意味する刺激を見ると、側坐核が活性化するなど、快情動との関係を示す種々の研究結果が呈示されている。そして側坐核は、こうした強化刺激によってドパミン放出を促進することがわかっている。

ドパミンには、**シナプス可塑性**に働く、すなわちシナプス結合を強化して、記憶・学習に関わる作用がある。情動と結びついて記憶することで、行動が強化される。前例でいえば、お金が受け取れる**快刺激（報酬）**に対して、強く反応するようになる。

ただしドパミンが放出されるのは快情動が生じる場合に限らず、**強化系**のひとつにすぎない。

126

3 脳の高次機能と活動 — 感情・思考のしくみ

セロトニンによる攻撃行動調節のしくみ

セロトニン作動薬を用いて、セロトニンによる情動行動の調節プロセスを見たもの。作動薬投与後には扁桃体のセロトニン作動性ニューロンが活性化され、セロトニン放出量が増大。それにより、攻撃性が抑制される。

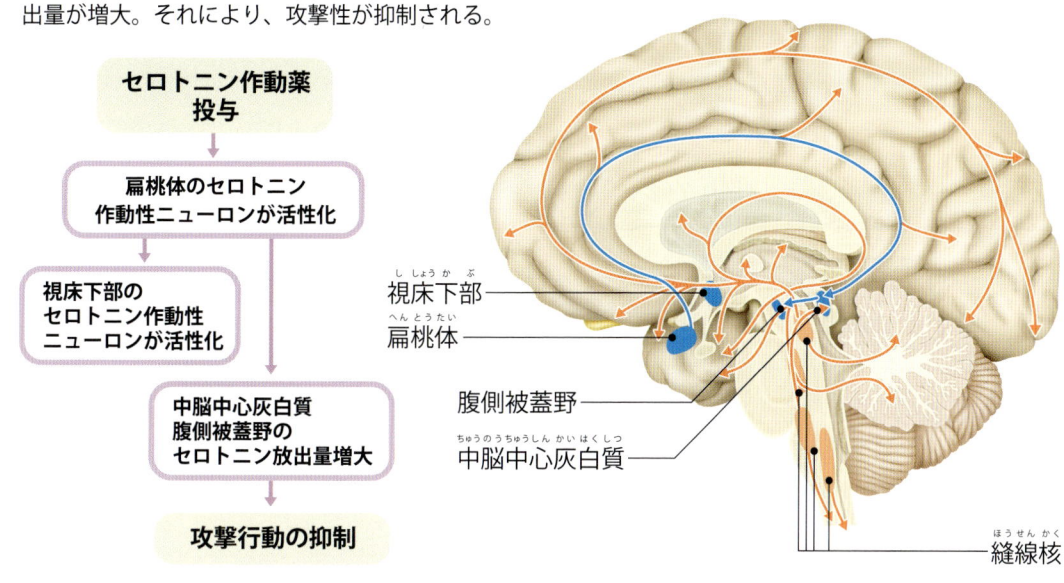

セロトニン作動薬投与
↓
扁桃体のセロトニン作動性ニューロンが活性化
↓
視床下部のセロトニン作動性ニューロンが活性化
↓
中脳中心灰白質腹側被蓋野のセロトニン放出量増大
↓
攻撃行動の抑制

視床下部
扁桃体
腹側被蓋野
中脳中心灰白質
縫線核

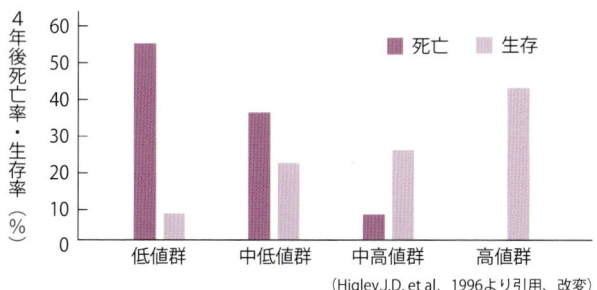

（Higley, J.D. et al, 1996より引用、改変）

脳内セロトニン濃度と攻撃性

若いオスザルの生存率と、髄液中の5-HIAA（セロトニンの代謝産物）の関係を調べたグラフ。5-HIAA濃度が低いサルは過剰に攻撃的で、反撃による死亡率が高い。濃度が高いサルは攻撃行動を抑制することで、生命の危険をも回避している。

■ セロトニン活性が低いほど攻撃性が強くなる

すでに述べた通り、情動反応の鍵は扁桃体にある。

そして恐怖や怒りなどではしばしば、不快情動の後に攻撃的な反応が起こる。たとえばネコは敵に遭遇したとき、毛を逆立てて体を弓なりにして威嚇行動をとったのち、場合によっては攻撃行動に出ることがある。

この攻撃行動を制御しているのは、セロトニンであることがわかっている。

4週間小さなケージに閉じ込められたマウスの研究によると、隔離された環境でもセロトニンのレベルに変化はなかったが、セロトニンの代謝速度は低下した。その結果、マウスの行動は異常に攻撃的になった。すなわちセロトニンの代謝低下が攻撃性を誘発し、反対にセロトニンの活性化は攻撃性を抑制していたのである。

ヒトの研究でも、セロトニンの放出量が暴行や殺人など反社会的な行動と相関していることがわかっている。

127

思考・判断・意思決定のメカニズム

感情・思考のしくみ

複雑な思考や判断、意思決定は、ヒトの脳の最高次の機能である。今なお未解明の部分が多いが、現段階での最新の研究報告を見ていこう。

ロンドン塔課題

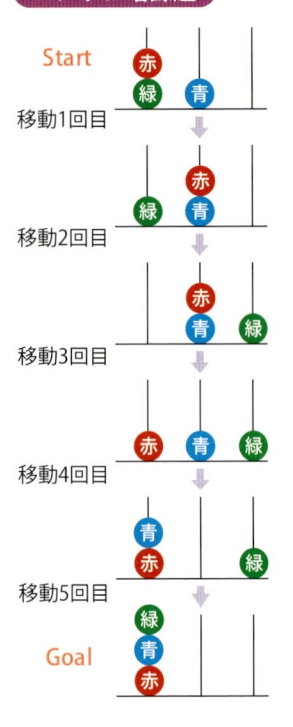

Start
移動1回目
移動2回目
移動3回目
移動4回目
移動5回目
Goal

プランニング時の脳活性部位

左のロンドン塔課題は、赤・青・緑のビーズ玉を1つずつ動かし、最少の移動回数で、ロンドン塔の正しい色順序に並べ替えるというもの。移動順序を考えるプランニング時には、下に示した部位が活性化する。

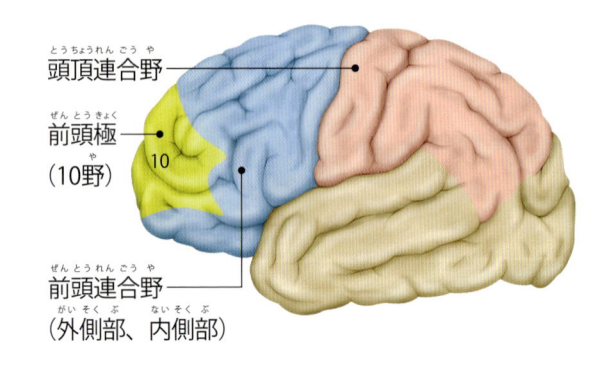

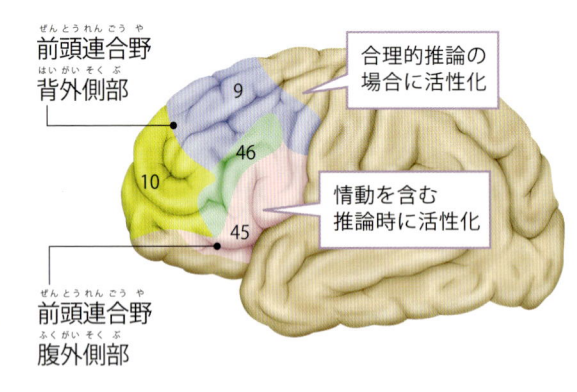

頭頂連合野
前頭極（10野）
前頭連合野（外側部、内側部）

推論時の脳活性部位

前頭連合野 背外側部
合理的推論の場合に活性化
情動を含む推論時に活性化
前頭連合野 腹外側部

「A君はB君より背が高い、B君はC君より背が高い、ではA君とC君はどちらが背が高いか」といった推論課題を与えると、右図のような前頭連合野各部が活性化する。

思考の種類・過程によって連合野の各部位が活性化

計画・推論・判断・意思決定など、ヒトで特異的に発達した高次の脳機能に、前頭連合野が関係していることは、まず間違いない。しかし詳細なメカニズムはまだわかっていないのが現状である。

前頭連合野の研究はこれまで、事故や病気でこの部位を損傷した人たちを調べることが中心だった。しかし近年、PET（陽電子放射断層撮影、→P143）やfMRI（機能的MRI、→P143）などの検査で、脳内の部位別血流変化を視覚的に把握できるようになり、どのような状況で脳のどの部位が活性化するか、少しずつわかってきている。

とくにプランニングや推論時などの脳についてよく研究されているので、これらの研究成果の一端を上図に紹介する。

128

3 脳の高次機能と活動 ── 感情・思考のしくみ

判 断・意思決定時の脳活性部位

たとえばランダムに動く多くの点のなかに、ある方向に動く点が一定割合ある場合、その特定方向に動く点を見つけ出すという、判断・意思決定に関わるテストをおこなうと、後頭葉の上側頭溝後部にあるMT野やMST野が活性化する。

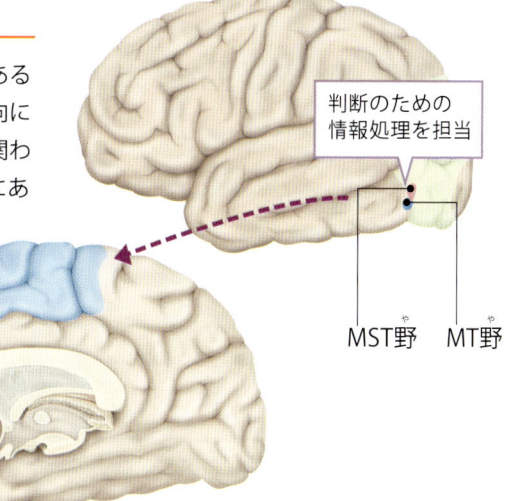

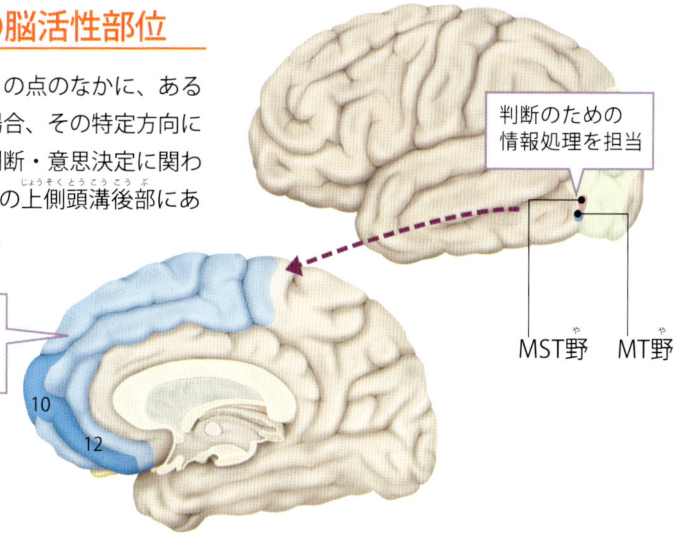

判断のための情報処理を担当

MST野　MT野

情報をまとめ、判断・意思決定をおこなう

10
12

葛 藤モニター・解決時の脳活性部位

赤、青、緑などの文字がさまざまな色で印刷されているものを見て、指令通りに答える課題では、文字と印刷色が違うと判断しにくく葛藤する。このようなとき、前部帯状皮質が「葛藤のモニターと解決」に関わり、前頭連合野外側部がそれにもとづいて行動を制御していると見られる。

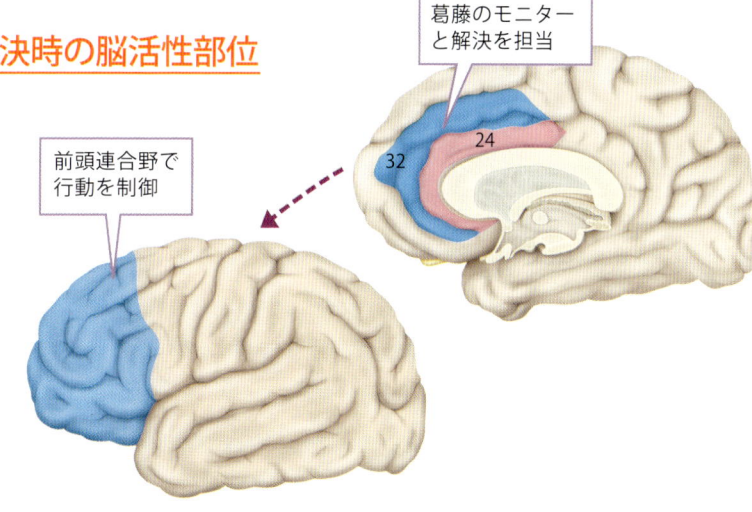

前部帯状皮質が、葛藤のモニターと解決を担当

32　24

前頭連合野で行動を制御

心や意識の解明こそ脳科学の最終課題

上図の例以外にも、高次脳機能について、注目すべき研究結果がある。

たとえば、道徳的に非常に強いジレンマをともなうような場面でfMRIをおこなうと、**前頭連合野の内側部前部、前部帯状皮質、角回**などが活性化していることがわかり、これらの部位が道徳的葛藤に関与していることが示された。

概念に関しては、サルにイヌとネコの"範疇化"、すなわちどの概念に属するか判断させる実験をおこなったところ、**前頭連合野外側部**が活性化したと報告されている。**数の概念**の処理時には、**前頭連合野背外側部**で活性化が見出されている。

しかし脳研究が著しく進展しているとはいえ、ヒトの**創造性**や**意識**の在りかといったテーマに関しては実験方法さえ見つからず、解明にはほど遠いのが現状である。

脳科学における究極的な問いである「心・意識とは何か」の解明に向け、今後の研究の進展が期待される。

ストレス反応が起こるメカニズム

ストレス反応のしくみ

ストレスとは、外部から恐怖刺激や嫌悪刺激を受けたときに生じる生理的反応である。その反応には、とくに視床下部が関与している。

■ストレスの種類により脳での伝達経路が異なる

ストレスという言葉はもともと、構造物に対する物理的力をさしており、生理学に応用され、嫌悪や恐怖刺激に対する生理的反応をさすようになった。

ストレスを受けると、心臓の鼓動が速くなり、血圧が上がり、全身の筋が緊張するなど、さまざまな身体的反応が起きる。そのストレスの種類によって異なる。

ストレスの種類のひとつは、恐怖や不安などの情動的・心理的ストレスである。この場合は、まず大脳皮質や大脳辺縁系が興奮し、視床下部の室傍核（PVN：Paraventricular Nucleus）に伝わる。

もうひとつは、身体に大きな負担がかかる、身体的ストレスである。この場合は大脳皮質を経由せず、末梢からの情報が直接、視床下部室傍核に伝わる。

■視床下部室傍核がストレス応答の司令塔

情動的・心理的ストレスも、身体的ストレスも、視床下部室傍核に伝えられる点では同じである。この室傍核から、下垂体→副腎系へと信号が伝導されていく。この回路を、HPA axis（Hypothalamo-Pituitary-Adrenal axis）という。

下垂体と副腎は、ストレス信号に反応して体内環境を調整するホルモンを分泌する、いわばストレス反応の前線部隊である。前線部隊にはもうひとつ、交感神経系がある。この両者が心臓や筋肉などに働きかけて、さまざまなストレス反応を引き起こす。

その指令を送る司令官である室傍核は、下垂体後葉に投射する大細胞性部、下垂体前葉に投射する内側の小細胞性部、自律神経核へ投射する背側・腹側の小細胞性部の3領域に分かれている。

■CRHとカテコールアミンがHPA axisを活性化

ストレス反応の司令塔・HPA axisを亢進させているのは、副腎皮質刺激ホルモン放出ホルモン（CRH：Corticotropin-Releasing Hormone）とペプチドホルモンの、カテコールアミンである。ストレス刺激が生じると、橋にある蒼斑核などのカテコールアミン産生ニューロンが活性化し、カテコールアミンが産生される。

副腎皮質刺激ホルモン放出ホルモンは、室傍核の小細胞性部で産生され、下垂体からの副腎皮質刺激ホルモンの分泌を促す。

一時的で、それほど大きくないストレスなら副腎皮質ホルモン放出ホルモンが中心だが、慢性的にストレス負荷がかかると、下垂体後葉からアルギニンバソプレシンというペプチドホルモンも分泌され、副腎皮質刺激ホルモンの分泌を促す。

情動的・心理的ストレス、身体的ストレスの伝達回路

情動的・心理的ストレスは、まず大脳皮質・辺縁系に伝えられ、扁桃体中心核（Ace：Amygdala central nucleus）や分界条床核（BST：Bed nucleus of the Stria Terminalis）を経由してHPA axisに投射する。身体的ストレスは脳幹・脊髄の自律神経核に伝えられ、HPA axisに投射する。

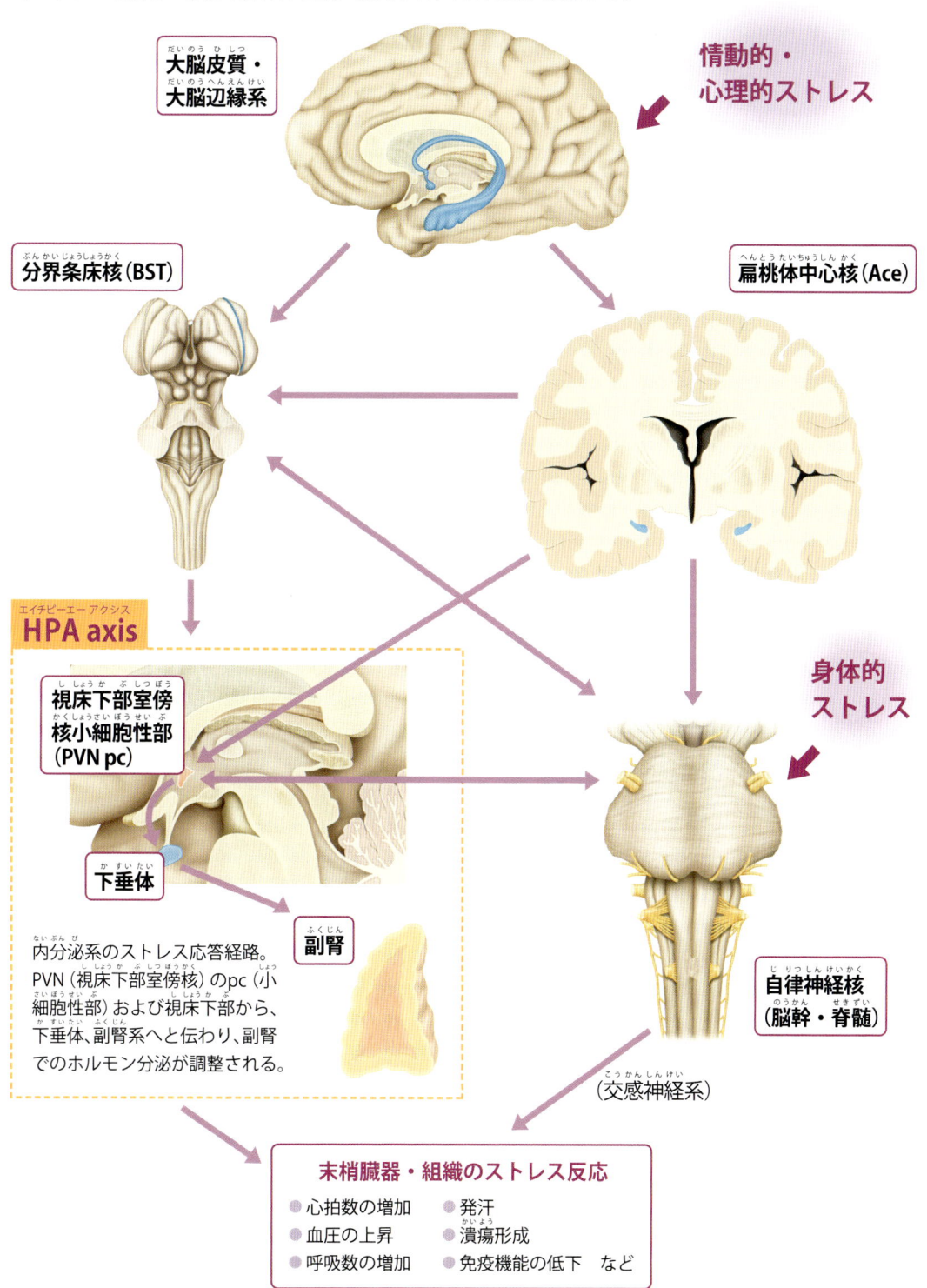

大脳皮質・大脳辺縁系 ← 情動的・心理的ストレス

分界条床核（BST）

扁桃体中心核（Ace）

HPA axis

視床下部室傍核小細胞性部（PVN pc）

下垂体

副腎

内分泌系のストレス応答経路。PVN（視床下部室傍核）のpc（小細胞性部）および視床下部から、下垂体、副腎系へと伝わり、副腎でのホルモン分泌が調整される。

自律神経核（脳幹・脊髄） ← 身体的ストレス

（交感神経系）

末梢臓器・組織のストレス反応

- 心拍数の増加
- 発汗
- 血圧の上昇
- 潰瘍形成
- 呼吸数の増加
- 免疫機能の低下　など

ストレス反応のしくみ

ストレスが体や脳に与える影響

強いストレスを受け続けると、体にも脳にもさまざまな悪影響が出る。強度のストレスにより心的外傷後ストレス障害（PTSD）を発症することもある。

■ 免疫機能や成長がストレスで妨げられる

ストレスの応答反応が非常に強かったり、長い間応答が続いていると、身体にさまざまな影響が出てくる。

よく知られているように、血圧の上昇が続くため、高血圧の原因になる。血糖値も上がり、糖尿病の原因となる。とくに、後述するグルココルチコイドの蓄積によるステロイド糖尿病が起こりやすい。全身の筋が緊張するため筋組織の損傷も起き、生殖能力の低下、成長抑制、免疫機能の低下なども引き起こす。うつ病や摂食障害、自律神経障害、心的外傷後ストレス障害（PTSD：Post-Traumatic Stress Disorder）など、多様な心理的障害の引き金にもなる。

慢性的、あるいは急性の大きなストレス負荷による体内の応答メカニズムが、近年かなりこまかくわかってきている。

■ グルココルチコイドの分泌が有害なストレス反応の主因

ストレスがかかるとHPA axisによって、副腎からアドレナリンやノルアドレナリン、副腎皮質ホルモン（ステロイドホルモン）などが分泌される。これらホルモンが、心拍数上昇、血圧上昇などのストレス応答を引き起こすが、もっとも有害なのが、副腎皮質刺激ホルモン放出ホルモンの指令系統により分泌されるステロイドホルモンのひとつ、グルココルチコイド（糖質ステロイド）ではないかといわれている。

このホルモンは、ストレス応答により脳に作用して、たんぱく質分解を促進するなどで、エネルギー確保に働くと考えられる。その作用は短期的には有用だが、ストレスが続き、体内に増えた状態が続くと、先に述べたようなさまざまな悪影響が引き起こされるといわれる。

心理的ストレスレベルと風邪の発症率

（縦軸：風邪をひいた人の割合（%）、横軸：心理的ストレスの指標）

3-4: 約28
5-6: 約34
7-8: 約39
9-10: 約41
11-12: 約49

（Cohen,S. et al, 1991より引用、改変）

ストレスと免疫機能

被験者に風邪ウイルスを滴下し、風邪の発症率とストレスの有無を調べたもの。ここ1年にストレスがかかる体験をした人は、そうでない人よりも風邪の発症率がかなり高かった。

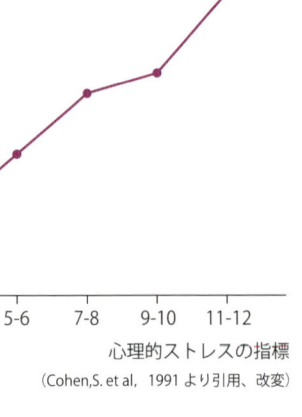

3 ストレスと学習機能

ストレスにより海馬容積・学習機能も低下する

ストレスは脳を損傷することも知られており、とくに海馬での影響がよく研究されている。左図の研究はラットに短期間の強いストレス負荷をかけ、ストレス負荷によるLTP（長期増強）が阻害され、学習能力が低下することを示している。

長期間続くストレスの場合、その影響はさらに大きく、海馬CA1領域のニューロンが破壊される、CA3領域の樹状突起が萎縮する、などの研究報告がある。

これらの影響は、グルココルチコイドの血中濃度上昇が関係すると考えられる。一方で、短時間のストレス負荷の場合、海馬のニューロンを保護するBDNF（Brain-Derived Neurotrophic Factor）という物質が増えるとの研究もあり、短時間かつ適度なストレスによる、ポジティブな影響についても研究が進められている。

視覚的・嗅覚的にネコに曝され、ストレスでコルチコステロン（ヒトでのグルココルチコイド）が上昇したラットは、海馬でのプライムバースト増強（長期増強のひとつ）が起こらなくなり、学習能力が低下する。

ストレス環境の違いとコルチコステロン

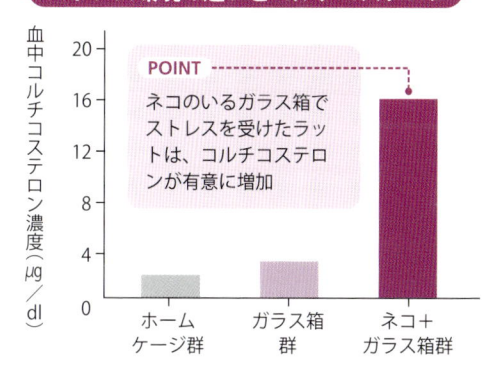

POINT: ネコのいるガラス箱でストレスを受けたラットは、コルチコステロンが有意に増加

ストレス環境の違いとシナプス可塑性

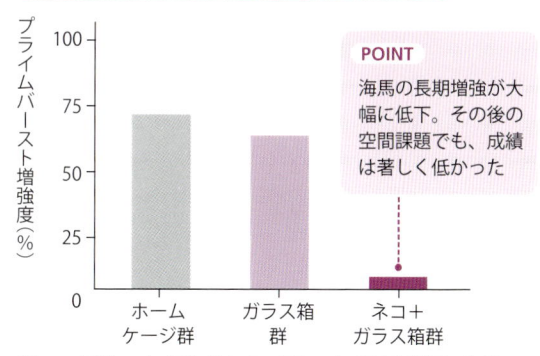

POINT: 海馬の長期増強が大幅に低下。その後の空間課題でも、成績は著しく低かった

（Diamond,D.M. et al, 1999 ／ Mesches,M.H. et al, 1999 より引用、改変）

PTSD患者の脳では扁桃体が過剰に活性化

ストレスによる悪影響のなかでも深刻なのが、PTSDである。大事故、大災害、戦争、傷害事件などを目撃したのち、その出来事が再び起こるように感じて、激しい恐怖や不安などの心的苦痛を味わい、通常の社会生活を営めなくなる状態である。

PTSDでは、海馬容積の減少、扁桃体の過活動、前頭連合野の活動性低下などが認められる。

同じ戦争体験をした兵士たちの研究や、双生児の研究などから、PTSDには遺伝的な素因が関係しているのではないかと考えられている。

もともと海馬の容積が少ない人が、ストレスによって海馬がより小さくなり、PTSDを発症しやすくなると推測されているのである。

ストレス全般にも、影響の受けやすさに個人差がある。これには、遺伝的要因や経験が関係すると考えられる。

睡眠周期とノンレム睡眠・レム睡眠の特徴

睡眠のしくみ

睡眠は脳が司る活動であると同時に、脳を休ませるための活動でもある。眠りの深さなどによりレム睡眠、ノンレム睡眠の2種類に分けられる。

■急速眼球活動をともなう睡眠をレム睡眠という

睡眠の主たる機能は脳の疲労回復だとされる。通常の睡眠は、覚醒からノンレム睡眠に入り、レム睡眠とノンレム睡眠を3～5回くり返してから覚醒する。

レム（REM：Rapid Eye Movement）睡眠は、眼球の急速運動をともなう睡眠であることから、この名がついている。レム睡眠時は、脳への血流量は多く大脳皮質は賦活されているが、筋活動は低下する。脳幹と脊髄の運動神経核への抑制系入力増大と興奮性入力減少の作用が持続的に起こるため、急速眼球運動時はさらに筋活動が抑制される。

レム睡眠時に起こすと、80％の人が夢を見ていたと答える。ノンレム睡眠時ではその割合が低いことなどから、レム睡眠機構が夢発現の中心だと考えられている。

■ノンレム睡眠は、脳波により4段階に分けられる

覚醒・安静時に検出されるα波の消失時点が入眠時点とされており、入眠するとノンレム睡眠パターンに入る。

ノンレム睡眠は、急速眼球運動をともなわない睡眠で、とくに脳の疲労回復に、大きな役割を果たすと考えられる。

ノンレム睡眠は、脳波を指標として4段階に分けられる。

ステージ1……α波が50％以下
ステージ2……睡眠紡錘波が出現
ステージ3……2Hz以下、75μV以上の徐波（θ波、δ波）が20％以上
ステージ4……2Hz以下、50μV以上の徐波（θ波、δ波）が50％以上

睡眠の程度は、ステージ1～4の順に深くなる。徐波睡眠と呼ばれるステージ3・4ではとくに眠りが深く、覚醒しにくい。

🔶ノンレム睡眠中、レム睡眠中の全身活動

ノンレム睡眠時は全身の筋活動が活発であり、脳活動は低下する。レム睡眠時はその逆で、脳の活動が活発化し、筋活動は低下している。

生理学的指標	ノンレム睡眠	レム睡眠
脳血流量	少ない	多い
精神活動	思考的	夢見がち
体温調節	平衡状態を維持	環境に応じて変化
皮膚の電気的活動	あり、または活動的	なし
心拍数・呼吸数	通常、または低下	さまざま
酸素消費量	少ない	多い
陰茎血流（膣血流）	なし（低い）	あり（増加）

（『エッセンシャル神経精神医学と臨床神経科学』より引用、改変）

睡眠ステージの割合と変化

健常青少年の睡眠ステージのヒストグラム

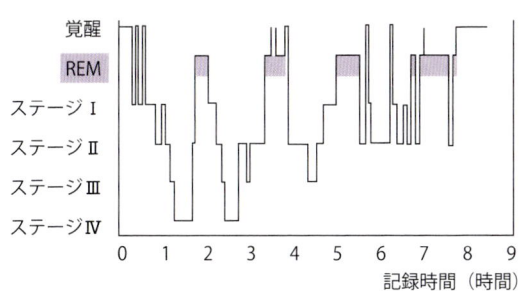

健常若年者の一夜の睡眠パターン。ノンレム睡眠の開始からレム睡眠終了までを1周期として、3～4回くり返す。1周期は60～110分、平均で90分くらいである。
（『エッセンシャル神経精神医学と臨床神経科学』より引用、改変）

健常青少年の睡眠ステージ割合

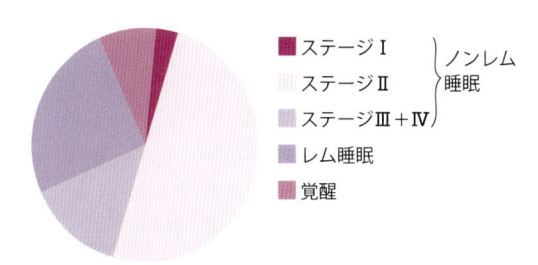

睡眠の約1/2をノンレム睡眠ステージⅡが占める。徐波睡眠は入眠後はじめの1/3で出現し、レム睡眠は後半の1/3で出現する。
（『エッセンシャル神経精神医学と臨床神経科学』より引用、改変）

加齢にともなう、睡眠時間と質の変化

総睡眠時間、ノンレム睡眠、レム睡眠の加齢による変化

乳幼児の睡眠時間は長く、その多くを占めるのがレム睡眠である。経年的に総睡眠時間は減少していくが、なかでもレム睡眠の割合の減少がめだつ。

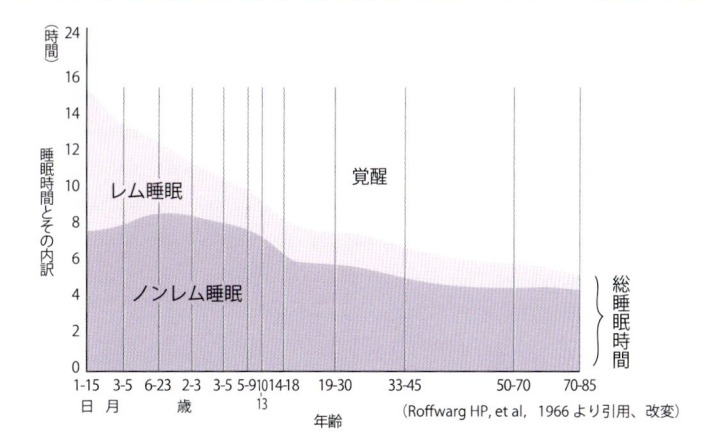

（Roffwarg HP, et al, 1966 より引用、改変）

レム睡眠とノンレム睡眠を切り替えるニューロン

入眠後はまずノンレム睡眠に入り、その後レム睡眠に移行する。この切り替えに働くニューロン・モデルの条件は、ニューロン活動がレム睡眠時に特異的であること、レム睡眠に先行して活動がはじまることである。そのように働くニューロンを、レムオン・ニューロンという。ネコの実験などから、このニューロンは、橋では背内側被蓋野に、延髄では網様体の腹内側部と外側部に局在している。レム睡眠からノンレム睡眠へと移行する場合は、レムオフ・ニューロンが働く。このニューロンは、橋と延髄の全域に認められている。

一方、入眠や覚醒行動の発現には、ドパミンやセロトニンなど、さまざまな神経伝達物質が関与している（→P27）。

また上図の通り、レム睡眠とノンレム睡眠のバランスには年齢による変化も見られ、歳をとるにしたがってノンレム睡眠の割合が高くなることなどもわかっている。

サーカディアン・リズムと睡眠ー覚醒中枢

睡眠や覚醒のサイクルは、視床下部にある生体時計、視交叉上核が司っている。視交叉上核は光情報などにより、そのリズムを調整している。

サーカディアン・リズムと生理的機能

下グラフは、48時間の変動を示したもの。睡眠と体温は似たようなリズムを刻む。成長ホルモンとコルチゾールは、夜間にもっとも濃度が高く、カリウム濃度は日中に高くなる。

(Coleman、1986より引用、改変)

時間同調因子とサーカディアン・リズム

覚醒・睡眠などによる約1日のリズムを、サーカディアン・リズム(概日リズム)という。"約"1日というのは、ヒトは必ずしも24時間リズムで活動しているわけではないからだ。

日照から遮断され、時計など時間を知るものが何もない状態で自由に暮らすと、ヒトは24・5～25・5時間リズムで暮らすことが知られている。

体内のこの時間と、自然の24時間リズムとのズレは、明暗(日照時間)や温度変化、気温などの"時間同調因子"を手がかりに、生体時計によって調整されている。

脳の生体時計として働く視交叉上核

体内の時間調整を担う主要な生体時計は、視床下部にある視交叉上核(SCN:Supra Chiasmatic Nucleus)である。

視交叉上核は、おもに朝の受光を時間同調因子として、24時間時計をリセットしている。網膜から送られてきた光情報は、視交叉上核から視床下部室傍核などを経由して、松果体へ送られる。松果体では、体内時計を直接調整しているメラトニンというホルモンを分泌している。メラトニンの合成は、光刺激が松果体に入力されると抑制され、合成は夜間に活発になる。夜が長くなるとメラトニンの分泌はそれだけ増大するなど、昼夜時間の変動に対応することで、季節性リズムも調整している。

なお視交叉上核は時計遺伝子をもち、ニューロン自体が時を刻むと見られている。

視交叉上核（SCN）でのメラトニン産生のしくみ

網膜にあるメラノプシンと呼ばれる特殊な光受容細胞が光を検知すると、その信号が網膜視床下部路を経由して視交叉上核（SCN）に伝導される。視交叉上核からさらに上部胸髄の中間質外側核と上頚部交感神経節を経由して松果体に送られ、メラトニンが産生される。

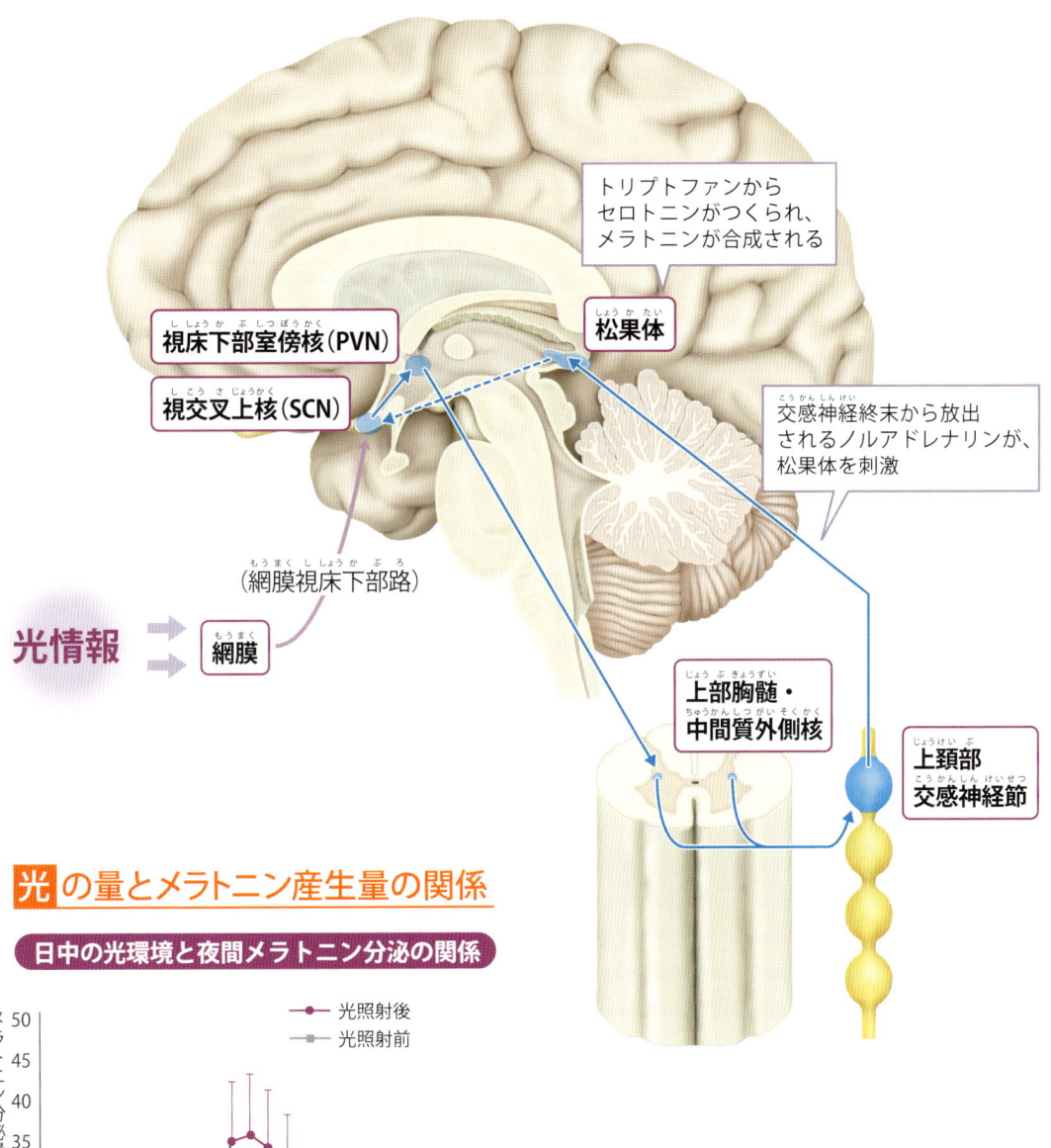

- トリプトファンからセロトニンがつくられ、メラトニンが合成される
- 視床下部室傍核（PVN）
- 視交叉上核（SCN）
- 松果体
- 交感神経終末から放出されるノルアドレナリンが、松果体を刺激
- （網膜視床下部路）
- 光情報 → 網膜
- 上部胸髄・中間質外側核
- 上頚部交感神経節

光の量とメラトニン産生量の関係

日中の光環境と夜間メラトニン分泌の関係

（グラフ：メラトニン分泌量 pg/ml、光照射後・光照射前、時間 -8〜14時、＊0時＝最近7日間の平均入眠時刻）

睡眠導入作用があるメラトニンは、日中は光刺激で分泌が抑制され、夜間に分泌が活発になる。高齢の不眠患者に日中に光照射をおこなったところ、夜間のメラトニン分泌が増加し、不眠症状の改善が見られた。

(Mishima K et al, 2001 より引用、改変)

睡眠による記憶・学習能力の向上

睡眠の役割は、疲れた脳や体を休めるだけではない。最近の研究では、記憶の整理などのさまざまな活動が睡眠中におこなわれていることがわかっている。

■睡眠中に起こる長期記憶の統合と固定

近年の睡眠研究で最大の成果は、「睡眠依存性の記憶向上」である。記憶・学習した事柄についてテストをおこなうと、睡眠前の得点より睡眠後の得点のほうが確実に高くなるのである。

このことは、睡眠が記憶・学習の維持にとどまるのでなく、記憶・学習が進展することを意味している。さらにいえば、**長期記憶**への統合や記憶の固定、干渉に睡眠が関与しているとの見かたが強くなっている。

記憶・学習にとくに深く関与しているのは、睡眠のうちでも、ノンレム睡眠のステージ3・4である**徐波睡眠**と、**レム睡眠**だと考えられている。

またノンレム睡眠ステージ2や、脳波のうちでも**睡眠紡錘波**が認められる時期なども注目されている。

■徐波睡眠時に陳述記憶が、レム睡眠時に手続き記憶が向上

注目されている研究のひとつが、睡眠段階によって固定される記憶の種類が異なるというものである。

記憶には、言葉で表すことのできる**陳述記憶**と、体で覚える手続き記憶などの**非陳述記憶**がある。ある研究では、単語を覚えるといった陳述記憶の課題と、鏡に映った紙を見てその図形をなぞる非陳述記憶の課題をおこない、練習後に徐波睡眠だけの仮眠をとらせた人と、覚醒したままの人とで、再テストの成績を比較した。

再テストの結果は、仮眠をとらなかった人より陳述記憶の成績は向上したが、非陳述記憶の成績には影響しなかった。すなわち陳述記憶は徐波睡眠時に記憶の固定が進み、非陳述記憶はレム睡眠時に固定が進むことを意味している。

■海馬と記憶に関わる睡眠の2段階モデル

記憶に深く関与する海馬と睡眠の研究も多い。海馬には、エピソード記憶である場所を記憶する細胞があり、空間を認知する機能がある。**場所記憶**に関するテストをおこなうと、その後の徐波睡眠中に、場所記憶の細胞が活性化するとの報告がある。とくに**右海馬と海馬傍回**の活動が高くなる。

ただ、徐波睡眠時は脳の活動が低下しており、海馬も同様のはずである。その疑問に答えようとした研究が、**2段階モデル**である。覚醒時の学習内容は一時的に海馬に**貯蔵**され、徐波睡眠時に、アセチルコリン作動性ニューロンとは別の神経系が活動して、**長期記憶**として**大脳皮質**へ送られているのではないかと見られている。

このほかにも多くの研究が進められており、記憶と睡眠の関係が解明されつつある。

3 脳の高次機能と活動 ─ 睡眠のしくみ

徐波睡眠が学習に与える影響

陳述的学習課題への影響

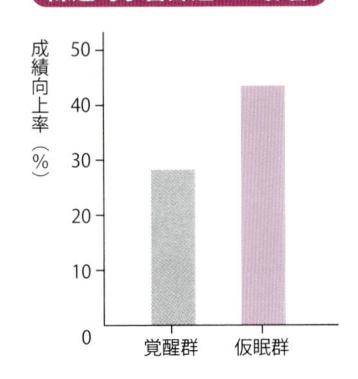

(成績向上率(%)、覚醒群 約28、仮眠群 約43)

非陳述的学習課題への影響

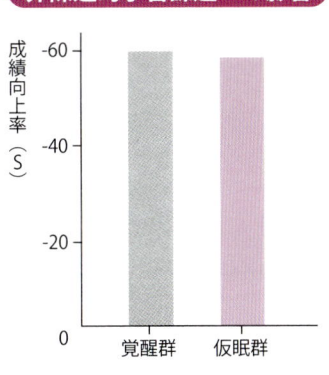

(成績向上率(S)、覚醒群 約-60、仮眠群 約-58)

陳述的学習課題と非陳述的学習課題を学習した後、徐波睡眠のみの仮眠をとった被験者と、覚醒したままの被験者に分かれ、6時間後にテストをおこなった結果。陳述的学習記憶については、仮眠した人のほうが成績が有意に向上した。

(Tucker,M.A. et al, 2006 より引用、改変)

レム睡眠が学習に与える影響

非陳述的学習課題を練習した後、一部被験者が90分の仮眠をとり、その間の脳波を測定。10時間後の再テストでは、徐波睡眠とレム睡眠のあった被験者のみ、成績が向上した。非陳述的記憶はレム睡眠で向上すると推定できる。

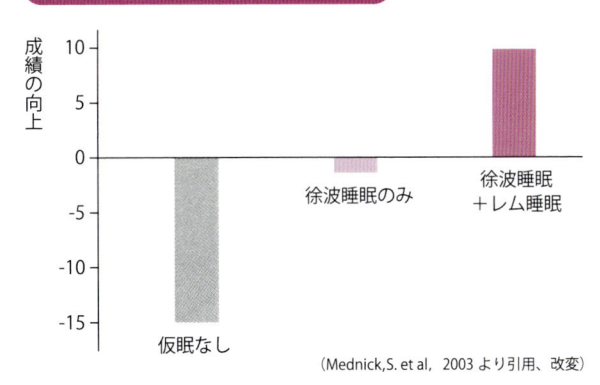

非陳述的視覚弁別課題への影響

(成績の向上: 仮眠なし 約-15、徐波睡眠のみ 約-1、徐波睡眠+レム睡眠 約10)

(Mednick,S. et al, 2003 より引用、改変)

海馬活動と場所記憶の関係

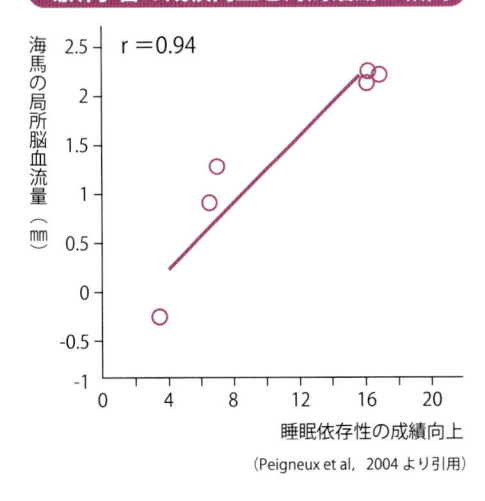

場所学習の成績向上と海馬活動の相関

r = 0.94

(海馬の局所脳血流量(mm) 対 睡眠依存性の成績向上)

海馬での場所記憶に関わるテスト研究では、海馬への血流量と睡眠依存性の成績向上には、高い正の相関が認められた。海馬では、日中に学習した記憶を一時的に貯蔵し、睡眠中に長期記憶として大脳皮質に送っている。

覚醒中のCA3領域の記憶を、CA1経由で大脳皮質に移送

歯状回／貫通線維／海馬支脚／CA3／CA2／CA1／海馬／内嗅皮質／入力

(Peigneux et al, 2004 より引用)

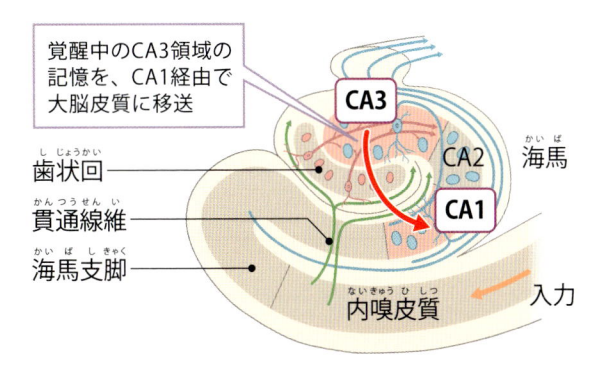

Column

コミュニケーションと脳機能

コミュニケーションに関わる運動連合野がある

他者と関わりをもつには、相手の気持ちを考えて言葉を選んだり、行動を選択する必要がある。

それにはまず、他者は自分とは違う存在であることを理解し、相手の言葉や振るまいから、相手の考えを推察できなくてはならない。ヒトの場合、4歳頃を境に、それが徐々に可能になるといわれている。社会的認知のはじまりである。

この能力に関与していると考えられているのが、1990年代に脳神経学者・リゾラッティがサルの実験によって発見した、ミラーニューロンである。

このニューロンは運動機能に関わる、運動連合野腹側部にあるとされる。

ミラーニューロンが他者理解の基盤?

リゾラッティの実験内容はこうである。サルにピーナツをつまむ動作をさせ、脳のどの部位が賦活するかを確認する。賦活したのは運動機能に関わる運動連合野の一部である。そしてここからが興味深いところで、被験者であるサル自身がその動作をしなくても、ほかのヒトやサルが同じ動作をするのを見ただけで、まったく同じ領域が賦活したのである。また、同じ動きをしてもピーナツをつままない場合には賦活しないことから、他者行動の裏にある意図も理解した結果と考えられた。

この実験以降、ミラーニューロンが他者への共感性の基礎であるという仮説が急速に拡がった。

脳内の心的計算中枢を想定する見解も

この仮説は「シミュレーション理論」と呼ばれる。

他者の心を理解するときは、まず自分の脳が同じ入力情報を受け取ったと仮定する。そしてその情報で生じる神経活動をミラーニューロンがシミュレートし、その発火パターンから、相手の心を理解するというものだ。

一方、ミラーニューロンを否定する見解として、他者の心を推論、理解する計算中枢が脳のなかにあるとする「理論理論」もある。

残念なことに、いずれの理論にも、現在のところ確たる証拠はなく、今後のさらなる研究が期待されるところである。

140

Part 4
脳の病気メカニズムと治療法

脳は活動の中枢であり
病気による障害の大きさは計り知れない。
しかし機能の複雑さ、臨床的研究のむずかしさから
いまだメカニズムが明確でないものも多い。
ここではおもな病気について
現状でわかっている発症機序、検査法、治療法の概略を取り上げる。

脳の病気がわかる おもな検査

脳の検査

脳の病気のそれぞれの症状、治療法などを知る前にどのような検査で脳の機能や器質的変化を調べるのか、おもな検査法を理解しておこう。

画像検査

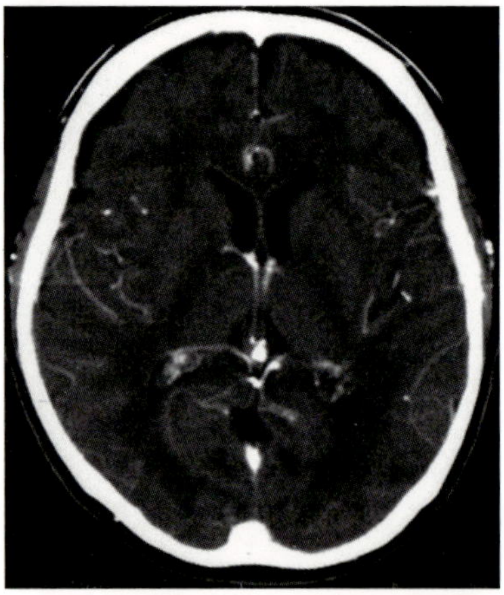

CT（コンピュータ断層画像）
➡ X線で内部構造の異常を探る

特徴 X線の透過度の差を利用し、構造を見る検査。脳では左右対称性、脳室の形状などの構造の変化、腫瘍の有無などを確認する。

検査法 被験者は安静臥位になり、その周囲をX線管と検知器が周回する。造影剤を使っておこなうこともある。

画像の見方 検出されたX線透過量を画像の濃淡として見る。灰白質は白く、白質は黒く写る。

（画像提供／順天堂大学 青木茂樹教授）

MRI（核磁気共鳴画像法） ➡ 時間はかかるがCTより画像が鮮明

T1強調像　T2強調像

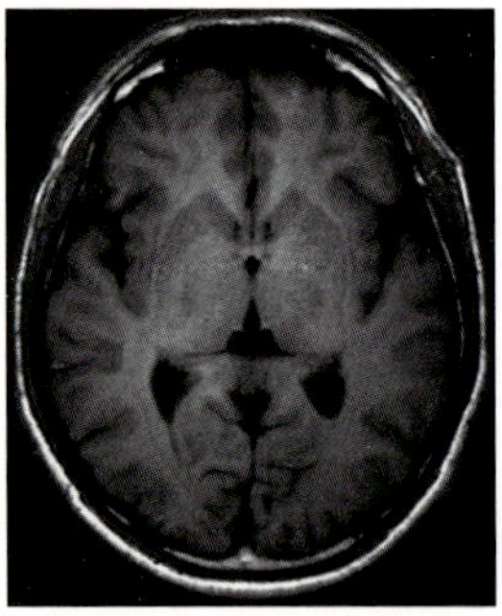

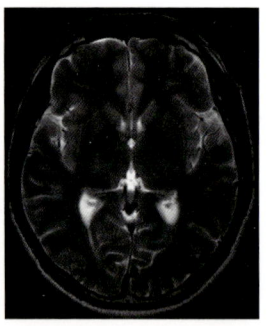

特徴 脳検査の主役。CTより鮮明だが、30分前後の時間を要する。大きな磁場をつくり出す機械ほど、より鮮明な画像が得られる。

検査法 被験者はMR装置内で、安静臥位で待つ。目的に応じてくり返し時間（TR）などを変え、画像のコントラストなどを変化させる。

画像の見かた 灰白質や白質の見えかたはCTに近いが、T1強調像では髄液が黒く、T2強調像では白く写る。

（画像提供／順天堂大学 青木茂樹教授）

画像検査で器質的変化、機能的変化を調べる

脳の検査でとくに重要なのが、構造、器質的変化がわかる**画像検査**である。**CT**（Computed Tomography：コンピュータ断層撮影）は人体にX線をあて、その透過量を数値化して画像を得る方法で、さまざまな神経症状の原因を知る手がかりとなる。

MRI（Magnetic Resonance Imaging：磁気共鳴画像法）は、強い磁場のなかで電波を与え、生体内の水素原子から出る微弱な電波を画像化する方法である。撮像条件としてくり返し時間（TR：Time of Repetition）とエコー時間（TE：Time of Echo）を短く設定すると**T1**（縦緩和時間）強調像が、長く設定すると**T2**（横緩和時間）強調像が得られる。T1強調では全体の構造がよく見える一方、T2強調ではコントラストがはっきりつき、病変を検知しやすい。

142

4 脳の病気 メカニズムと治療法 ― 脳の検査

MRA（磁気共鳴血管造影法）

➡ **MRIで、血流を画像化**

特徴 MR（磁気共鳴）を利用した血管造影法。造影剤やカテーテルなしで血管の情報がわかる。

検査法 被験者はMR装置内で仰向けになり、一定時間待つ。画像を得る方法はおもにTOF法、PC法、subtraction法の3種類。

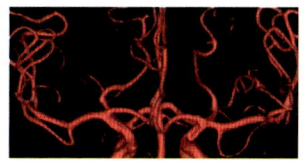

画像の見かた 血管だけが浮かび上がって見える。三次元の画像化も可能で、血管の状態を立体的に確認できる。

（画像提供／順天堂大学 青木茂樹教授）

fMRI（機能的MRI）

➡ **脳に課題を与え、静止時との差異を見る**

特徴 課題遂行時にどの領域が賦活しているかを調べられる。NIRSに比べると深部まで測定できる。

検査法 被験者はMR装置に入り、足元に置かれたスクリーンを通して課題を提示される。ゴーグルなどを経由した課題提示も可能。

画像の見かた 脳のさまざまな断面上で、赤や青のグラデーションにより賦活領域が示される。

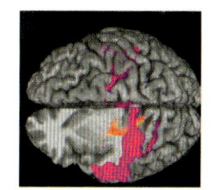

（画像提供／順天堂大学 青木茂樹教授）

PET（陽電子放射断層撮影）／SPECT（単一光子放射断層撮影）

➡ **放射性医薬品を使い、血流や病変の位置を見る**

特徴 放射性同位元素を含む医薬品を静注。その分布の偏りで、血流の変化などがわかる。

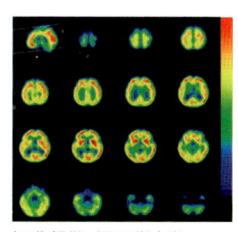

検査法 被験者を中心に検出器が周回。横断分布図のほか、冠状断、矢状断など、確認したい断層面を撮像する。

画像の見かた 赤、黄、緑、青、黒のグラデーションで、血流増加・減少部位がひと目でわかる。

（画像提供／順天堂大学 青木茂樹教授）

NIRS（近赤外線スペクトロスコピー）

➡ **大脳皮質の賦活領域が簡単にわかる**

特徴 波長の短い赤外線で、大脳皮質の活動にともなう脳血流量・酸素代謝率の変化を見る。

検査法 被験者の頭部に近赤外光を照射するプローブを装着。そのまま課題を与え、遂行中の神経活動の変動を推測する。

画像の見かた 血流量と酸素代謝率がグラフでわかるうえ、賦活領域のマッピング画像も確認できる。

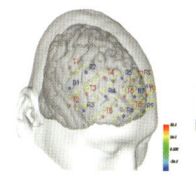

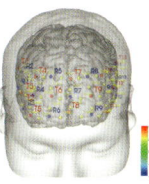

（画像提供／島津製作所）

fMRI、NIRSで脳機能研究が飛躍的に進歩

MRIの応用版として、MRA（Magnetic Resonance Angiography：磁気共鳴血管造影法）もある。血管内の血流をとらえることで、血管を画像化する方法である。fMRI（functional MRI：機能的MRI）もMRIの応用版で、脳局所の賦活が画像としてとらえられる。

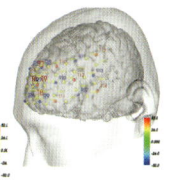

放射性同位元素を含む医薬品を静注し、放射線を検出して画像を得るPET（Positron Emission Tomography：陽電子放射断層撮影）とSPECT（Single Photon Emission Computed Tomography：単一光子放射断層撮影）では、脳血流量の変化や腫瘍の状態などがわかる。SPECTはPETに比べると感度が劣るものの、簡便なことから、普及度合いは高い。

NIRS（Near Infrared Spectrometer：近赤外線スペクトロスコピー）は、課題中にどの領域が活性化しているかを調べる方法である。

神経生理学的検査

誘発電位
➡ **脳波から、特定刺激への反応だけを抽出**

特徴	運動時や特定の感覚神経の刺激時に、大脳の特定領域や脳幹がどのように反応するかを調べる方法。手術中のモニタリングにも用いられる。
検査法	頭部に電極を留置し、信号を経時的に記録する。聴性脳幹反応ではクリック音を聞かせる、視覚誘発電位では点滅信号を見せるなど、調べたい内容によって特定の刺激を与える。
結果の見かた	波が一定間隔で、一定の振れ幅で続いているかを見る。振れ幅の減少や反応の遅延、波の消失などがあれば、その領域の障害と考えられる。

脳波
➡ **波状グラフでニューロン活動の異常を確認**

特徴	脳内の神経活動の変化が、周波数の異なる計8種類の波で表される。
検査法	耳朶（耳たぶ）を含め、頭部に21個の電極を留置（下図参照）。被験者は目を閉じ、安静状態でおこなうのが基本。
結果の見かた	一過性の急激な増減など、てんかんなどの疾患に特有の波が現れていないかを見る。

国際電極配置法にもとづく電極の配置図。両耳たぶを結ぶ線を中心線とする。

生化学的検査

髄液検査
➡ **腰椎から髄液を採取し、変化を見る**

特徴	髄液を採取して調べる検査。とくに細菌感染が髄膜におよぶ髄膜炎や、クモ膜下出血などを疑う場合におこなわれる。
検査法	被験者は膝を抱えて横向きになる。脊髄錘部に針を刺し、髄液を2～3ml採取する。
結果の見かた	針を刺したときの液圧の高さや、髄液に血液が混ざっていないか、細菌感染はないかなどを見る。

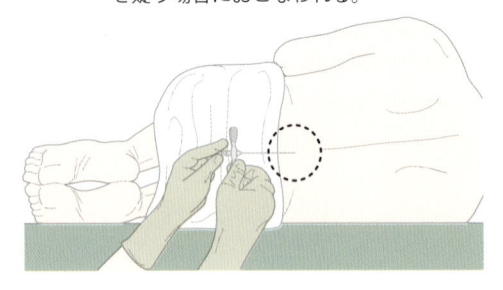

背中をエビのように丸め、腰を突き出す体勢に。腰椎のL4付近で腰椎穿刺針を刺して髄液を採取する。

脳波検査は、てんかんの確定診断に欠かせない

ニューロンの電気信号を直接測定する方法として、**脳波検査**がある。

脳波の種類は周波数の高さによって分けられ、低いものから順に、δ波、θ波、α波、中間速波、β波、γ波、棘波、鋭波（速波）である。てんかんの場合は、棘波（てんかん波）が出現することが多い。

一定の刺激をくり返し加え、その刺激に反応する脳波だけを検出する方法は、**誘発電位**という。Ⅰ～Ⅶ波までの7種類があり、脳内の関連領域にそれぞれ対応している。調べたい部位機能により、**聴性脳幹反応、体性感覚誘発電位、視覚誘発電位、運動誘発電位**などの検査法が用いられる。

髄液検査は、脳の異常を知る検査のうち、検体を採取して調べる数少ない検査である。クモ膜下腔を循環する**髄液**を採取し、異変がないかを調べることで、頭蓋内出血や細菌感染の有無などがわかる。

脈拍や呼吸、血圧の測定や、全身の打診・聴診・触診などの一般的な**身体所見**も、他部位の疾患同様に欠かせない。脳の病気

4 身体学的検査

➡️ **脳機能に関わる身体機能が正常かを調べる**

- 意識・呼吸・体温
- 髄膜刺激症状の有無
- Ⅰ〜Ⅻの脳神経の各機能
- 感覚機能　反射運動　運動機能
- 小脳機能（運動失調、構音障害の有無）　など

外眼筋運動
顔から50cmほど離れた位置で人差し指を立てて見せ、指を動かして目で追わせ、眼球運動を調べる。

膝蓋腱反射
膝を軽く叩いて刺激したときに、大腿四頭筋が収縮、下腿が進展する正常な反射運動が起こるか調べる。

一般的な身体所見から、各部位の感覚神経、運動神経が正常かどうかを調べる。たとえば視神経の検査では、眼底に光をあてて瞳孔の縮動を調べる対光反射、眼球運動を調べる外眼筋運動、視野が正常かを見る対座視野などがある。反射運動の評価も、上腕二頭筋反射、膝蓋腱反射、バビンスキー反射、腹壁反射など、種類がさまざまある。

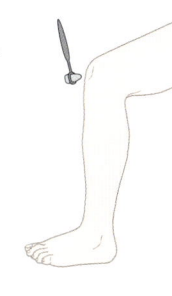

心理検査

➡️ **精神疾患や、脳に関わる障害を疑うときにおこなう**

- WAIS-Ⅲ（ウェクスラー成人知能検査 第Ⅲ版）
- WISC-Ⅲ（ウェクスラー児童用知能検査 第Ⅲ版）
- 東大脳研式標準知能検査
- MMPI（ミネソタ多面人格検査）
- クレペリン精神作業検査　など

MMPI
下のような人格プロフィール整理用紙で点数を評価。図の折れ線は正常者の上限値を示す。

疑問点（？）／虚構（L）／信頼（F）／修正（K）／心気性／抑うつ性／ヒステリー性／精神病質性／性興味／偏執性／精神衰弱性／分裂性／軽躁性／内向性

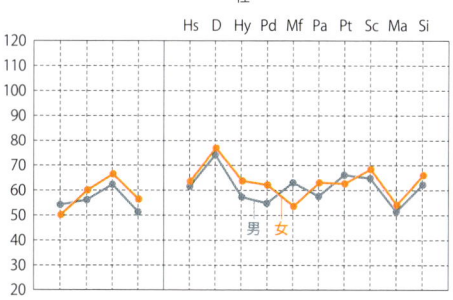

Hs D Hy Pd Mf Pa Pt Sc Ma Si

男　女

精神疾患・障害が疑われる場合は、上記のような知能検査、人格検査などをおこなうことが多い。そのほかにも神経心理学的検査として、記銘力テスト、失語・失行・失認の検査、前頭葉機能検査（ウィスコンシン・カード・ソーティング・テスト）などがある。

精神疾患や障害を疑うときは知能検査、人格検査を実施

が疑われる場合は、さらに神経学的所見も重要となる。瞳孔や眼球運動など、脳神経に関わる感覚器に異変がないか、上肢や下肢の反射運動は正常かなどを調べる。

心理検査の種類は、知能検査や人格検査、認知機能を調べる検査など幅広い。

代表的な知能検査としては、ウェクスラー成人知能検査 第Ⅲ版（WAIS-Ⅲ）、東大脳研式標準知能検査などがある。

人格検査で代表的なのは、550の質問項目で人格を多面的にとらえるMMPI（ミネソタ多面人格検査）で、計14の性格・気質傾向で人格の評価をおこなう。日本では、これと同様の矢田部・ギルフォード人格検査（Y-G検査）もよく用いられる。質問への選択式回答ではなく、自由回答式の検査もある。インクのしみでできた図を見て、何に見えるかを答えるロールシャッハ・テストや、不完全な文章に言葉を加えて完成させる文章完成法（SCT）などである。

145

脳神経疾患① アルツハイマー病

アルツハイマー病は高齢者に多い神経変性疾患で65歳以上での有病率は1〜3％とされる。おもな症状は記憶障害で、障害は徐々に進行していく。

■発症機序／症状■

老年期に発症する認知症の原因疾患の代表で、65歳以上の有病率は1〜3％である。多くは記憶障害からはじまり、失語・失行・失認・実行機能の障害など、他の障害が加わっていき、最後は寝たきりになる。

病理所見の特徴は、アミロイドβたんぱく（Aβ：Amyloid β）という特殊なたんぱくが大脳皮質に沈着して、老人斑と呼ばれる病態が出現することである。老人斑ができると、シナプスでの神経伝達が弱まると考えられている。また神経原線維の変性や、アセチルコリン作動性ニューロンの明らかな脱落により、脳が萎縮していく。萎縮は海馬からはじまり、側頭葉全体、頭頂葉へと拡がる。

若い年齢での発症ほど進行経過は速く、旧来65歳以前の発症は若年性アルツハイマー病として区別していた。しかし本質的な差異はないとして、現在は、発症年齢による区別はしていない。

■検査／診断■

認知症状の有無や程度は、各種の認知機能テストをおこなって判断する。検査法は医療機関によって異なるが、一般によく用いられているのは、上に掲げた長谷川式簡易知能評価スケールである。補助診断としてCTやMRIなどの画像検査をおこない、脳の萎縮状態などを確認する。またSPECTやPETで脳の血流や糖代謝を画像化する検査法もある。現在は死後の病理組織検査以外に確定診

認知症のスクリーニング検査

下記の9つの質問をし、正解分の点数を加算していく。30点満点中25点以下だと、認知症が疑われる。同様の検査法に、国際的によく用いられているミニメンタルステートエグザム（MMSE）がある。

改訂 長谷川式簡易知能評価スケール（HDS-R）

1	お歳はいくつですか？（2年までの誤差は正解）		0 1
2	今日は何年の何月何日ですか？ 何曜日ですか？ （年、月、日、曜日が正解できれば1点ずつ）	年 月 日 曜日	0 1 0 1 0 1 0 1
3	私たちがいまいるところはどこですか？ （自発的にでれば2点。5秒おいて、家ですか？ 施設ですか？ の中から正しい選択をすれば1点）		0 1 2
4	これから言う言葉を言ってみてください。 あとでまた聞きますので、よく覚えておいてください。 1：a）桜 b）猫 c）電車 2：a）梅 b）犬 c）自動車		0 1 0 1
5	100から7を順番に引いてください。 （100－7、それからまた7を引くと？ と質問する。 最初の答えが不正解の場合、打ち切る）	（93） （86）	0 1 0 1
6	私がこれから言う数字を逆から言ってください。 （6-8-2、3-5-2-9を逆に言ってもらう。 3桁逆唱に失敗したら打ち切る）	(2-8-6) (9-2-5-3)	0 1 0 1
7	先ほど覚えてもらった言葉をもう一度言ってみてください。 （自発的に回答があれば各2点、もし回答がない場合、 以下のヒントを与え正解であれば1点） a）植物 b）動物 c）乗り物	a： b： c：	0 1 2 0 1 2 0 1 2
8	これから5つの品物を見せます。それを隠しますので 何があったか言ってください。 （時計、鍵、タバコ、ペン、硬貨など必ず相互に無関係なもの）		0 1 2 3 4 5
9	知っている野菜の名前をできるだけ多く言ってください。 （答えた野菜の名前を右欄に記入する。途中で詰まり、 約10秒間待ってもでない場合にはそこで打ち切る） 0〜5個は0点 6個＝1点 7個＝2点 8個＝3点 9個＝4点 10個＝5点		0 1 2 3 4 5
		合計得点	

146

ア アルツハイマー病の診断基準
（DSM-IV-TR）

下の診断基準は、米国精神医学会が作成した精神神経疾患に関する診断統計便覧、DSM-IV-TRのアルツハイマー型認知症の診断基準。ほかにも米国NINCDS-ADRDA研究班による診断基準、WHOが作成したICD-10の基準などがある。

A. 多彩な認知欠損の発現で、それは以下の両方により明らかにされる。
  (1) 記憶障害（新しい情報を学習、あるいは以前に学習した情報を想起する能力の障害）
  (2) 以下の認知機能障害の1つ（またはそれ以上）
    (a) 失語（言語の障害）
    (b) 失行（運動機能が損なわれていないにもかかわらず動作を遂行する能力の障害）
    (c) 失認（感覚機能が損なわれていないにもかかわらず対象を認識または同定できないこと）
    (d) 実行機能（すなわち、計画を立てる、組織化する、順序立てる、抽象化する）の障害
B. 基準A1およびA2の認知欠損は、そのおのおのが、社会的または職業的機能の著しい障害を引き起こし、病前の機能水準からの著しい低下を示す。
C. 経過は、緩やかな発症と持続的な認知の低下により特徴づけられる。
D. 基準A1およびA2の認知欠損は、下記のいずれかによるものでもない。
  (1) 記憶や認知に進行形の欠損を引き起こす他の中枢神経系疾患（例：脳血管疾患、パーキンソン病、ハンチントン病、硬膜下血腫、正常圧水頭症、脳腫瘍）
  (2) 認知症を引き起こすことが知られている全身性疾患（例：甲状腺機能低下症、ビタミンB12または葉酸欠乏症、ニコチン酸欠乏症、高カルシウム血症、神経梅毒、HIV感染症）
  (3) 物質誘発性の疾患
E. その欠損はせん妄の経過中にのみ現れるものではない。
F. その障害は他の第Ｉ軸の疾患（例：大うつ病性障害、統合失調症）ではうまく説明されない。

TOPICS アルツハイマー病治療の最前線

Aβ免疫療法、治療薬開発へ

最大の原因であるAβを標的とした治療法の研究が進められている。たとえば、Aβを攻撃する抗体をつくり、それを薬として使用する免疫療法がある。また、Aβが合成されるのを阻害する薬も各種、開発中である。

これらの治療法が実用化すれば、根本治療も可能になると期待されている。

ア アルツハイマー病患者の脳の萎縮

アルツハイマー病患者の脳では、海馬を含む側頭葉内側部を中心に、全般的な萎縮が見られる。

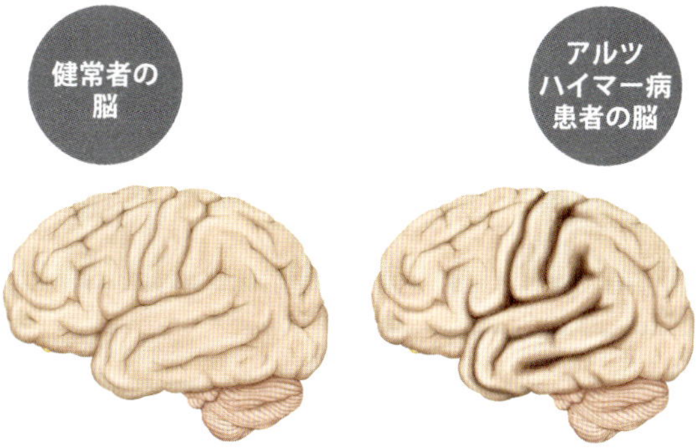

健常者の脳　　アルツハイマー病患者の脳

断の方法がないが、近年、Aβの沈着状態をPETによって可視化する、アミロイドイメージングが有力な診断方法になると期待されている。

■ 治療／予後 ■

なぜAβが蓄積するかなどの原因が不明なため、根本的に治療する方法はない。しかし進行を遅らせる薬があり、適切な介護やリハビリテーションをおこなうと同時に、薬物療法を継続する。おもな治療薬は、コリンエステラーゼ阻害薬のドネペジル、ガランタミン、リバスチグミン、NMDA受容体拮抗薬のメマンチンである。

アルツハイマー病では脳内のアセチルコリンが減っているが、コリンエステラーゼ阻害薬はアセチルコリンの分解を抑制するため、**神経伝達能力の向上**が期待できる。NMDA受容体拮抗薬は、グルタミン酸受容体のサブタイプであるNMDA受容体の感受性を抑制し、グルタミン酸の過剰放出による機能異常を抑制する。

脳血管性認知症

脳血管性認知症は、脳梗塞などの脳血管障害が原因で起こる認知症である。そのため治療では脳血管障害の再発予防が最重要視される。

発症機序／症状

脳血管の障害や脳循環不全などによって起こる、アルツハイマー病に次いで多い認知症の原因疾患である。

左に掲げた分類のように、病態が非常に多彩であることが、アルツハイマー病とは大きく異なる点である。よく見られるのは左表の1〜3である。

1 多発梗塞性認知症は、脳の血管が動脈硬化で詰まる梗塞が、複数の箇所で起こっているタイプである。

2 小血管病変による認知症は、非常に細い血管での小さな梗塞（ラクナ梗塞）が積み重なった病態で、**大脳白質や大脳基底核**、視床などでよく見られる。

3 戦略的部位の単一梗塞は、**角回、視床、前脳基底部、前大脳動脈領域、後大脳動脈領域**など、高次脳機能を司る部位に起こる梗塞で、1回の発作で認知症症状が現れる。

1と3は、梗塞の発症と認知症発症の時間的証明をしやすいが、2はゆっくり進行することもよくあるため証明しにくく、アルツハイマー病との鑑別が重要になる。

脳血管性認知症の危険因子は、高齢、高血圧、喫煙、虚血性心疾患、糖尿病、脂質異常症など、脳梗塞（→P164）や脳出血（→P166）などの脳血管障害とほぼ同様である。

脳血管性認知症の分類（NINDS-AIREN）

原因は下のようにさまざまで、これらの複数が合併しているケースも少なくない。

1	多発梗塞性認知症
2	小血管病変による認知症 a.多発ラクナ梗塞性認知症　b.ビンスワンガー病
3	戦略的部位の単一梗塞による認知症 〈皮質性〉 a.角回症候群　b.後大脳動脈領域梗塞 c.前大脳動脈領域梗塞　d.中大脳動脈領域梗塞 〈皮質下性〉 e.視床認知症　f.前脳基底部梗塞
4	低灌流性血管性認知症
5	脳出血性認知症
6	その他

(Roman GC et al, 1993より引用、改変)

脳虚血スコア（Hachinski）

特徴	点数
突然の発症	2
段階的増悪	1
動揺性の経過	2
夜間のせん妄	1
人格が比較的保たれる	1
抑うつ	1
身体的訴え	1
情動失禁	1
高血圧の既往	1
脳卒中の既往	2
動脈硬化合併の徴候	1
脳局在性神経症状	2
脳局在性神経徴候	2

↓
脳血管性認知症：7点以上
アルツハイマー病：4点以下

(Hachinski VCS, 1975より引用、改変)

アルツハイマー病との鑑別診断

補助診断法として知られるハチンスキーのスコアに加え、それぞれの特徴を比較検討して総合的に判断する。

アルツハイマー病と脳血管性認知症の鑑別点

	アルツハイマー病	脳血管性認知症
認知症と関連した脳血管障害（病歴および画像）	なし	あり
Hachinski ischemic score	4点以下	7点以上
経過	徐々に悪化	階段状に悪化 進行停止
局在的神経徴候	なし	あり
脳循環代謝所見	側頭葉・頭頂葉・後帯状回で低下	病巣に一致した低下／広範な低下

(『脳神経疾患ビジュアルブック』より引用)

■ 検査／診断

P146で紹介したアルツハイマー病の認知機能検査をおこない、認知症の有無と程度を検査するほか、CT、MRIなどの画像検査により、脳内の血管性障害の病変の有無をチェックする。

診断で注意を要するのが、アルツハイマー病との鑑別である。

大きな脳梗塞の発作など、明らかな脳血管障害の後に認知症が発症するなど、判別しやすい例もあるが、そうでない場合は、画像検査の結果やP148に掲げた鑑別診断法などによって鑑別する。

ポイントは、症状の現れかたや経過である。**突然の発症、段階的な進行、症状の変動**がある場合は、脳血管性認知症の可能性が高い。

ただ、かつてはアルツハイマー病と脳血管性認知症は個別に診断していたが、現在は両者の混在型もあるとされている。

■ 治療／予後

脳血管の梗塞が再発すると、認知症が進行する危険性が高くなる。**片麻痺**など認知症以外の脳血管性障害を予防する意味でも、危険因子をできるだけ減らして再発を予防することが重要な治療になる。

とくに高血圧や糖尿病などの生活習慣病は、薬を用いてしっかりと各検査値をコントロールする（下記参照）。

認知症の中核症状（神経障害を直接原因とする症状）には、アルツハイマー病と同様、**ドネペジル**が有効だとされる。

ただし現在のところ保険適用されるのはアルツハイマー病に対してだけである。したがって、アルツハイマー病との混在型には、使用が可能である。

アルツハイマー病治療薬の新薬、リバスチグミンなど（→P147）も、脳血管性認知症に有効だとされている。

また、脳梗塞の治療に用いられる**脳循環代謝改善薬**も有効ではないかと期待されている。

幻覚や興奮などの**BPSD（周辺症状）**に対しては、**非定型抗精神病薬や漢方薬**などが用いられている。

脳血管障害　再発予防のためのリスク管理

1 血圧コントロール
➡ **140/90mmHg未満を目標に降圧**

厳格な血圧管理は、再発予防にとくに有効である。食事や運動などの生活改善に加え、必要であれば降圧薬を使用して目標値に達するまでしっかり降圧する。

2 糖尿病の改善
➡ **血糖値126mg/dl未満を目標に**

糖尿病は動脈硬化を進行させ、脳血管性認知症発症のリスクを数倍高める。生活改善や薬物治療で、空腹時血糖値は126mg/dl未満、HbA1cは6.5未満を目安に管理する。

3 脂質異常症の改善
➡ **LDLコレステロールは120mg/dl未満に**

動脈硬化と関連の深いLDLコレステロールには、とくに注意。生活改善や薬物治療でHDLコレステロールは40mg/dl以上、中性脂肪は150mg/dl未満を目安に改善する。

4 抗血栓薬の使用
➡ **アスピリンなどで再発を防ぐ**

アスピリンなどの血栓予防薬は、脳梗塞の再発予防に有効なことがわかっている。ただしラクナ梗塞などの再発予防にどの程度効果があるかは、不明な部分も多い。

てんかん

脳神経疾患 ③

■ 発症機序／症状 ■

WHO（世界保健機関）によるてんかんの定義は、「種々の病因によって起こる慢性の脳障害で、大脳ニューロンの過剰な発射の結果起こる**反復性発作**（てんかん発作）を主徴とし、これに種々の臨床症状および検査所見をともなうもの」である。

てんかん発作は、下の分類表のように大きくは**部分発作**と**全般発作**に分けられる。

部分発作は、ニューロンの異常興奮が脳の一部分から徐々に広がっていくものであり、全般発作は、脳全体が一気に興奮するものである。一般によく知られている、**意識消失**、四肢を硬直させる**強直性発作**、痙攣のようにリズミカルに震える**間代性発作**などは、全般発作である。

このようなてんかん発作が1回だけでなく、反復して起きてはじめて、てんかんと呼ばれる。痙攣をともなわない発作では、認知症や人格異常などの精神症状が見られることがある。

てんかんには、原因不明で起こる**特発性てんかん**と、原因が特定できる**症候性てんかん**がある。特発性てんかんには、遺伝的要因や精神的ストレスなどの環境要因があると考えられている。小児期から思春期にかけて発症することが多い。

> てんかんの病態は、突然の意識消失などの発作、脳の機能的障害などである。ただし症状の出かたが多様なため、診断には詳細な情報が必要となる。

🟧 てんかん発作の国際分類（国際抗てんかん連盟）

薬の選択や病状管理方針を決めるために、てんかん発作の分類がおこなわれている。

---

1. 部分（焦点、局所）発作

1）単純部分発作：意識障害はない。
- 運動徴候を有するもの
- 体性感覚あるいは特殊感覚徴候をもつもの：
  単純幻覚。たとえば、ピリピリ感、ピカピカ感、ブンブン感
- 自律神経症状あるいは徴候をもつもの：
  心窩部不快感、顔面蒼白、発汗、紅潮、立毛、瞳孔散大を含む
- 精神症状をもつもの：高位大脳機能の障害

2）複雑部分発作：意識障害をともなう。ときに単純部分発作症状ではじまることもある。
- 単純部分発作ではじまり、意識障害がこれに続くもの
  - 単純部分発作ではじまり、意識障害がこれに続くもの
  - 自動症（自覚なしに引き起こされる不随意行為）をともなうもの
- 意識障害ではじまるもの
  - 意識障害のみをともなうもの　● 自動症をともなうもの

3）部分発作から二次性全般発作に進展するもの：
  全般硬直・間代性、強直性、間代性発作がありうる。
- 単純部分発作から全般発作に進展するもの
- 複雑部分発作から全般発作に進展するもの
- 単純部分発作から複雑部分発作へ、さらに全般発作へと進展するもの

2. 全般発作（痙攣性あるいは非痙攣性）

1-1）欠神発作：突然に意識を消失し、ぼんやりしたように動作を止める発作で、また、突然に意識が戻る
1-2）非定型欠神発作
2）ミオクロニー発作：四肢または体幹筋がピクンとする一瞬の発作
            （意識は保たれている）
3）間代性発作：ガクガクと四肢がリズミカルに震える発作
4）強直性発作：体幹・四肢がギュッと硬くなる発作
5）強直間代発作（大発作）：突然に強直性発作がはじまり、続いて間代性発作が起こる
6）脱力発作（失立発作）：姿勢保持の筋群の緊張が急激に緩むために、突然、崩れ落ちるように転倒する発作

3. 未分類てんかん発作

4 脳の病気 メカニズムと治療法 ― 脳神経疾患

■ 検査／診断

平素どのような発作が起こるのか、本人や家族に詳しく聴取する。発作全般について聞くほか、過労、睡眠不足、飲酒などの発作の誘因となっているものがないかも聴取する。

脳波検査をおこなうと、てんかんの場合は約4分の1に異常波が出現する。部分てんかんか全般てんかんかの鑑別や重症度も、ある程度把握できる。

CTやMRIによる画像検査では、発作原因となる先天性脳形成異常や、海馬を中心とする側頭葉内側部の硬化、脳軟化巣、脳腫瘍（→P168）などの有無を確認できる。

てんかん発作に似た痙攣性の発作もあるため、鑑別診断が重要である。

■ 治療／予後

急性の脳疾患など原因が明確な場合は、その疾患の治療を優先する。

特発性てんかんの場合、初回発作では治療をおこなわず、2回目の発作以降から、抗てんかん薬による治療をはじめる。

抗てんかん薬には、ナトリウムチャネルやカルシウムチャネルなどに作用し、興奮性ニューロンの伝導を抑制する働きがある。多くの種類があるが、部分発作にはカルバマゼピン、全般発作にはバルプロ酸を第一選択薬とするというのが、ほぼ確立された治療法である。

通常は単剤からはじめ、効果が薄い場合は多剤併用する。ただし妊娠する可能性のある女性では、先天性奇形のリスクをともなうため、単剤治療が基本である。

薬では発作が抑制できない場合は、手術療法を考慮する。焦点（興奮信号がスタートする部位）を切除する方法と、興奮が伝播する経路を遮断する方法がある。術後は、ほぼ半数に視野障害が見られ、記憶障害が残る症例も多い。

発 作型にもとづく治療分類

治療方針は、部分発作か全般発作か、特発性か症候性かで異なる。薬物療法の有効性が高いのは、全般発作の特発性てんかんである。

部分てんかん	特発性	治療不要の場合もあり
	症候性（腫瘍、脳血管障害、海馬硬化症など）	原疾患によりさまざまで、外科治療の対象となりうる
全般てんかん	特発性	薬物療法の有効性が高い
	症候性（レノックス症候群など）	知能障害の場合が多く、発作の抑制も困難

＊特発性は原因不明のもので、症候性は原因がはっきりしているもの
＊レノックス症候群：ウエスト症候群（乳幼児に見られる難治性てんかんで、強直性発作と重篤な精神・運動機能障害を併せもつ）などから移行してくる難治性てんかんで、2〜8歳頃に発症する。強直性発作のほかにミオクロニー発作、脱力発作などが見られ、重篤な知能障害を残すことが多い。

（『脳神経疾患ビジュアルブック』より引用）

お もな外科的治療

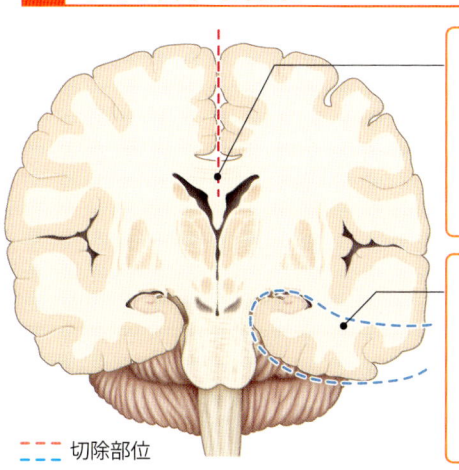

脳梁離断術
脳梁部で興奮経路を遮断する。軟膜下皮質や大脳半球を遮断する方法もある。

前部側頭葉切除術
側頭葉内側に焦点があるてんかんを対象に、この部位をできるだけ小さく切除する。

--- 切除部位

パーキンソン病

脳神経疾患 ❹

パーキンソン病は、アルツハイマー病に次いで多い神経変性疾患で、特有の運動障害が起こる。進行性の病態で、日常生活に支障が出ることが多い。

■ 発症機序／症状 ■

おもに中脳黒質の、メラニン色素を含む線条体ニューロンの変性と脱落をきたす疾患。αシヌクレインというたんぱくが蓄積したレビー小体の出現が、ニューロン変性に関係すると考えられている。

線条体は運動機能に関わるため、ニューロン変性によりドパミンが減少すると、パーキンソン病特有の運動障害が現れる。四肢などの振戦、筋の固縮、無動、姿勢反射障害の4つが代表的な症状である。小刻み歩行やすくみ足なども、この疾患によく見られる。これらの症状には左右差がある。

一部遺伝性のものもあるが、多くは原因不明で、50～60歳代の発症が多い。10万人に対して100人程度の発症率だが、社会の高齢化にともない、増加傾向にある。

■ 検査／診断 ■

診断の基本は、症状の見極めである。前述した4症状のうち少なくとも2つ以上あり、その症状がゆっくりと進行し、左右差があれば、パーキンソン病の可能性が高い。他の原因疾患除外のため、CTやMRI の高齢化にともない、増加傾向にある。

黒質・線条体の投射路

パーキンソン病では、中脳黒質から線条体へ投射する経路で、ドパミンが減少している。

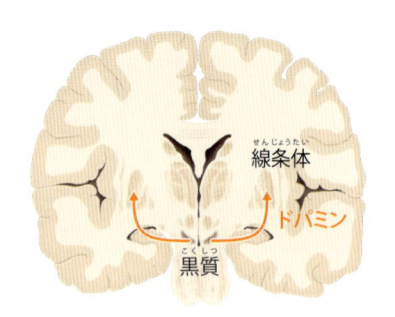

線条体／ドパミン／黒質

パーキンソン病の診断基準
（厚生労働省・神経変性疾患調査研究班）

自覚症状、神経所見、臨床検査所見などに加え、抗パーキンソン病薬によって改善することや、鑑別診断も診断上の重要な要素になっている。

```
A  自覚症状
  (ア) 安静時の震え（四肢または顎に目立つ）
  (イ) 動作がのろく拙劣
  (ウ) 歩行がのろく拙劣
B  神経所見
  (ア) 毎秒4～6Hzの安静時振戦
  (イ) 無動、寡動：仮面様顔貌、低く単調な話し声、動作の緩徐・
       拙劣、臥位からの立ち上がり動作など姿勢変換の拙劣
  (ウ) 歯車現象をともなう筋固縮
  (エ) 姿勢・歩行障害：前傾姿勢、歩行時に手の振りが欠如、
       突進現象、小刻み歩行、立ち直り反射障害
C  臨床検査所見
  (ア) 一般検査に特徴的な異常はない
  (イ) 脳画像（CT、MRI）に明らかな異常はない
D  鑑別診断
  (ア) 脳血管障害性のもの
  (イ) 薬物性のもの
  (ウ) その他の脳変性疾患

＜診断の判定＞
次の1～5のすべてを満たすものをパーキンソン病と診断する
 1. 経過は進行性である
 2. 自覚症状で、上記いずれか1つ以上が見られる
 3. 神経所見で、上記いずれか1つ以上が見られる
 4. 抗パーキンソン病薬による治療で、自覚症状、神経所見に
    明らかな改善が見られる
 5. 鑑別診断で、上記のいずれでもない

＜参考事項＞
診断上次の事項が参考となる
 1. パーキンソン病では神経症候に左右差を認めることが多い
 2. 深部反射の著しい亢進、Babinski徴候陽性、初期からの高度の
    認知症、急激な発症はパーキンソン病らしくない所見である
 3. 脳画像所見で、著明な脳室拡大、著明な大脳萎縮、著明な
    脳幹萎縮、広範な白質病変などは、パーキンソン病に否定的
    な所見である
```

早期パーキンソン病の治療ガイドライン

```
                    診断
          ┌──────────┴──────────┐
     日常生活に支障あり          日常生活に支障なし
   ┌──────┴──────┐                  │
非高齢者で認知症(−)  高齢者または認知症(+)  そのまま観察
      ↓                   ↓
ドパミンアゴニスト服用   レボドパ(DCI合剤)服用
      ↓ 改善が不十分        ↓ 改善が不十分
レボドパ(DCI合剤)服用   ドパミンアゴニスト服用
```

（パーキンソン病治療ガイドライン，2003より引用、改変）

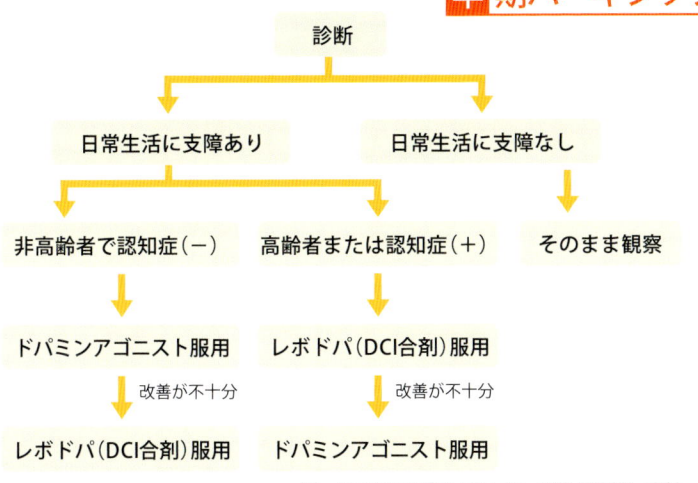

中心薬はレボドパだが、長期使用するとジスキネジア（時間とともに起こったり消えたりする不随意運動）や効果の低減などが起こるため、70歳以下で認知症がない場合は、ドパミンアゴニストが第一選択薬となる。

深部脳刺激療法（DBS）

視床、視床下部、淡蒼球の一部に電気刺激を加え、脳内の誤った神経細胞活動を調整して、症状を抑える。

標的とする神経核にDBSリードを埋め込み、留置する

治療／予後

上図の治療ガイドラインにしたがい、症状のために日常生活に支障をきたしている場合は、**抗パーキンソン病薬**による治療の対象になる。代表的な薬物の**レボドパ**は、ドパミンの前駆物質で、脳内に取り込まれてドパミンに代謝され、不足するドパミンを補う。レボドパは通常、脳内に効率的に取り込めるよう、**ドパミン脱炭酸酵素阻害薬（DCI）**との合剤が使用される。

70歳以下で認知症がない患者に第一選択されるドパミンアゴニストには、ドパミン受容体の働きを高める作用がある。そのほか、線条体アセチルコリン受容体をブロックしてドパミンとのバランスを整える**抗コリン薬**、線条体のドパミン分泌を促す**アマンタジン塩酸塩**、ドパミンの代謝を抑制する**MAO阻害薬**、レボドパの代謝を抑制する**COMT阻害薬**などもある。薬物療法で症状が十分に改善しない場合、深部脳刺激療法（DBS：Deep Brain Stimulation）も考慮される。また、**理学療法**や**作業療法**なども重要である。

によるる画像検査をおこなう。明らかな脳室の拡大、大脳萎縮、脳幹萎縮などが見られる場合は、パーキンソン病とは診断されない。薬物や中毒でも類似の運動障害が生じるため、その除外も大切である。さらにパーキンソン病の薬を用いて、症状が改善すれば、診断はより確実になる（詳細な診断基準はP152参照）。

頭痛

脳神経疾患 ❺

頭痛は多くの人が経験したことのある日常的な症状で片頭痛、緊張型頭痛、群発頭痛の3つに分けられる。その分類により、効果的な治療法、薬剤も異なる。

■ 発症機序／症状

15歳以上の日本人の約40％が、くり返す頭痛に悩まされた経験をもつという。頭部外傷などの明確な原因のない日常的な頭痛は、**片頭痛**、**緊張型頭痛**、**群発頭痛**に大別できる。片頭痛は、**拍動性**の強い頭痛が頭の**片側**に起こるもので、**悪心・嘔吐**、光や音に過敏になるなどの随伴症状がある。

頭痛全般、詳細なメカニズムは不明だが、片頭痛に関して最近は、下に掲げた**三叉神経説**が有力と見られている。

緊張型は、頭の両側が締めつけられるように痛むもので、**肩・首のこり**、めまいなどをともなう。**ストレス**が誘因といわれるが、メカニズムは不明である。

群発頭痛では、片側の**眼窩部**に30分～2時間程度、激しい痛みを感じる。頭痛側の**眼瞼結膜の充血**や**流涙**、**鼻閉**・**鼻漏**などの症状をともなう。機序は不明だが、日内リズムを司る**視床下部**の関与が考えられている。

これ以外に、**慢性連日性頭痛**という頭痛もある。1日に4時間以上の頭痛が1か月に15日以上、3か月を超えて継続するもので、**変容性片頭痛**、**慢性緊張型頭痛**、**心悸発症持続連日性頭痛**、**持続性片側頭痛**に分けられる。変容性片頭痛は、慢性片頭痛や薬物乱用片頭痛などと呼ばれ、非ステロイド性抗炎症薬などの頻回使用により起こる。

■ 検査／診断

頭痛は、詳細な問診によって診断される。診断でもっとも重要なのが**二次性頭痛との鑑別**である。二次性頭痛とは他疾患に由来するもので、なかには**脳出血**（→P166）や**脳腫瘍**（→P168）など、診断が遅れると命に関わるものもある。CTやMRIなどの画像検査をおこなうのも、二次性頭痛との鑑別が目的である。とくに40歳以降では重要な検査である。

片頭痛の発症機序（三叉神経説）

脳血管壁には、脳幹からの三叉神経末端がからみついている。脳幹で何らかの活性があると、神経終末から神経ペプチドが放出され、血管の拡張・血漿漏出とともに神経原性炎症が起きて、痛みが生じると考えられる。

- 神経ペプチド（サブスタンスPなど）
- 三叉神経の枝
- 神経ペプチドが放出されると、血管が拡張する

154

緊張型頭痛の診断基準（ICHD-Ⅱ）

おもに発症頻度で分類するが、実際には診断基準はかなり重複する。C項目とD項目は片頭痛との鑑別に重要だが、区別がむずかしい例も多い。

A. ＜稀発反復性緊張型頭痛＞
平均して1か月に1日未満（年間12日未満）の頻度で発現する頭痛が10回以上あり、かつB〜Dを満たす
＜頻発反復性緊張型頭痛＞
3か月以上にわたり、平均して1か月に1回以上、15日未満（年間12日以上180日未満）の頻度で発現する頭痛が10回以上あり、かつB〜Dを満たす
＜慢性緊張型頭痛＞
3か月を超えて、平均して1か月に15日以上（年間180日以上）の頻度で発現する頭痛で、かつB〜Dを満たす

B. ＜稀発反復性緊張型頭痛＞＜頻発反復性緊張型頭痛＞
頭痛は30分〜7日間持続する
＜慢性緊張型頭痛＞
頭痛は数時間持続するか、あるいは絶え間なく続くこともある

C. 頭痛は以下の特徴の少なくとも2項目を満たす
1. 両側性
2. 性状は圧迫感または締めつけ感（非拍動性）
3. 強さは軽度〜中等度
4. 歩行や階段の昇降のような日常的な動作により増悪しない

D. 以下の両方を満たす
＜稀発反復性緊張型頭痛＞＜頻発反復性緊張型頭痛＞
1. 悪心や嘔吐はない（食欲不振をともなうことはある）
2. 光過敏や音過敏はあってもどちらか一方のみ
＜慢性緊張型頭痛＞
1. 光過敏、音過敏、軽度の悪心はあってもいずれか1つのみ
2. 中程度〜重度の悪心や嘔吐はどちらもない

E. その他の疾患によらない

片頭痛の診断基準（ICHD-Ⅱ）

片頭痛を「前兆のない片頭痛」「前兆のある片頭痛」「慢性片頭痛」に分類して診断。典型的な前兆は、ギザギザな形状の閃輝が目に映る閃輝暗点の症状。

1.1 前兆のない片頭痛（migraine without aura）
A. B〜Dを満たす頭痛発作が5回以上ある
B. 頭痛の持続時間は4〜72時間（未治療もしくは治療が無効の場合）
C. 頭痛は以下の特徴の少なくとも2項目を満たす
1. 片側性 2. 拍動性 3. 中等度〜重度の頭痛
4. 日常的な動作（歩行や階段昇降などの）により頭痛が増悪する、あるいは頭痛のために日常的な動作を避ける
D. 頭痛発作中に少なくとも以下の1項目を満たす
1. 悪心または嘔吐（あるいはその両方）
2. 光過敏および音過敏
E. 他の疾患によらない

1.2.1 典型的前兆に片頭痛をともなうもの
A. B〜Dを満たす頭痛発作が2回以上ある
B. 少なくとも以下の1項目を満たす前兆があるが、運動麻痺（脱力）はともなわない
1. 陽性徴候（例えばきらきらした光・点・線）および・または陰性徴候（視覚消失）を含む完全可逆性の視覚症状
2. 陽性徴候（チクチク感）および・または陰性徴候（感覚鈍麻）を含む完全可逆性の感覚症状
3. 完全可逆性の失語性言語障害
C. 少なくとも以下の2項目を満たす
1. 同名性の視覚症状または片側性の感覚症状（あるいはその両方）
2. 少なくとも1つの前兆は5分以上かけて徐々に進展するかおよび・または異なる複数の前兆が引き続き5分以上かけて進展する
3. それぞれの前兆の持続時間は5分以上60分以内
D. 「前兆のない片頭痛」の診断基準B〜Dを満たす頭痛が、前兆の出現中もしくは前兆後60分以内に生じる
E. その他の疾患によらない

治療／予後

頭痛治療の目的は、日常起こる頭痛の頻度や強度を軽減し、生活の質の向上をめざすことである。

片頭痛の急性期治療では、拡張した血管を収縮させる**エルゴタミン製剤**や**トリプタン製剤**、あるいは各種の**鎮痛薬**を用いる。片頭痛が月に2回以上ある場合は、カルシウム拮抗薬やβ遮断薬などを予防的に使う。片頭痛には**睡眠不足、飲酒、外出、光**などの誘発因子があるため、自身の誘発因子を知っておき、できるだけそれを避ける自己防衛術も重要である。

緊張型頭痛で頭痛頻度が少なければ、バファリンなどの**鎮痛薬**が第一選択になる。不安などが誘因になるため、抗不安薬なども用いられるが、薬に頼らず頭痛体操などの生活療法での対処も必要になる。群発頭痛では、脳動脈を収縮させる作用をもつ**スマトリプタン**を皮下注射する治療がおこなわれる。自己注射も可能である。保険適応外だが、スマトリプタンの点鼻薬やゾルミトリプタンの経口薬もある。

気分障害

精神疾患・障害 ①

精神疾患のなかでももっとも有病率が高いのがうつ病に代表される気分障害で、気分・感情、思考、意欲・行動などに障害が起こる。

■ 発症機序／症状 ■

気分障害は、気分（感情）と欲動の障害を主徴とする精神疾患である。症状は、**うつ病性障害（単極性障害あるいは非双極性障害）** と、**双極性障害** に大別できる。

うつ病性障害は、いわゆるうつ病であり、抑うつ気分と興味や喜びの低下が、代表的な基本症状である。これに加え、意欲の障害、思考の障害、身体症状などが現れる。

典型的なうつ病は、**大うつ病性障害** と呼ばれており、そのほかに**気分変調性障害**という病態もある。うつ病の原因は不明だが、**ノルアドレナリン**や**セロトニン**の低下などが関与していると考えられている。

うつ病は、高頻度で自殺が起こる。うつ病全体の2％が自殺しており、自殺を考えている人はその10倍はいると推定される。

双極性障害は、うつ病相と鏡像的な症状が現れる**躁病相**をくり返したり、両者が同時に現れるタイプである。出産後に起こる**産後うつ病**、季節変動にともなって起こる**季節性気分障害** といった、特殊な気分障害もある。

■ 検査／診断 ■

患者・家族からの詳細な聞き取りによって診断される。

気分障害に関連する脳領域

うつ病では扁桃核の活動が亢進し、膝下部前部帯状回が活動低下していることがわかってきた。前部帯状回のほか、扁桃体、海馬、前頭連合野が萎縮し、容積が減少しているという報告もある。

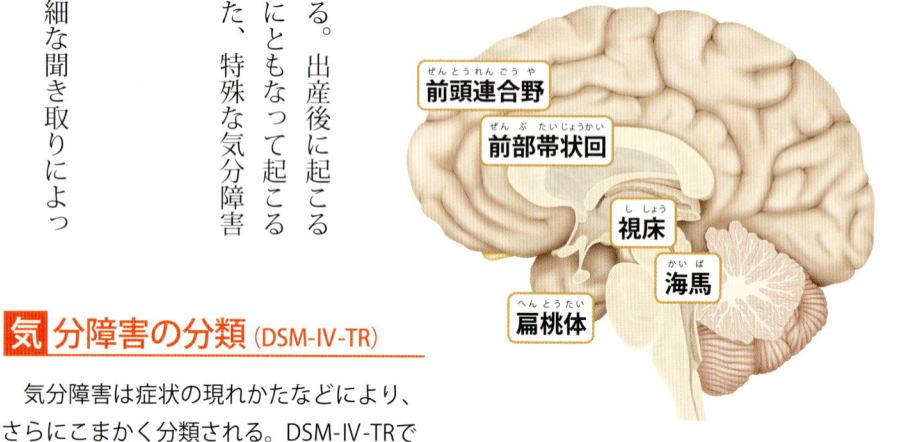

（図：前頭連合野、前部帯状回、視床、海馬、扁桃体）

気分障害の分類 (DSM-IV-TR)

気分障害は症状の現れかたなどにより、さらにこまかく分類される。DSM-IV-TRでは、下のように分類されている。

うつ病性障害	双極性障害
● 大うつ病性障害 　• 単一エピソード 　• 反復性 ● 気分変調性障害 ● 特定不能のうつ病性障害	● 双極Ⅰ型障害 ● 双極Ⅱ型障害 　• 単一躁病エピソード 　• 最も新しいエピソードが「軽躁病」「躁病」「混合性」「うつ病」「特定不能」のいずれか ● 気分循環性障害 ● 特定不能の双極性障害

躁状態、うつ状態の情緒・身体症状の比較

うつ状態と躁状態は、症状が鏡像的である。双極性障害ではそれぞれの症状が交互に起こる。両症状が同時に起こる混在状態が現れることもある。

	感情			意欲・行為		思考		身体機能
	気分	身体感情	自我感情	個人面	社会面	形式面	内容面	
躁状態	爽快 好機嫌 易刺激 喜び	好調 健康感 疲れず	高揚 自己評価過大 自信過剰 楽観的	亢進 多弁・多動 行為心迫 精神運動興奮	やりすぎ 脱線 濫費 外出・訪問 暴力	観念奔逸	誇大的	不眠（早期覚醒） 食欲亢進 性欲亢進
うつ状態	ゆううつ 悲哀、淋しい 不安、焦燥 苦悶 無感情 興味、喜びの喪失	不調 活力減退 疲れやすい 不健康感	低下 自己評価過小 自責 劣等感 悲観的 絶望	制止 寡言、寡動 昏迷 焦燥、徘徊	閉居 厭世 自殺	制止	微小的： 罪責・貧困・ 心気（妄想） 虚無妄想	不眠（浅眠、早朝覚醒）、朝方抑うつ 食欲低下、やせ 便秘 性欲低下 日内変動 頭重、頭痛、肩こり、しびれ、発汗、口渇、倦怠

（『現代臨床精神医学 改訂第11版』より引用、改変）

「躁状態、うつ状態の一方あるいは両方がある」「躁あるいはうつ状態が周期的に起こる」「病相と病相の間に症状のない間欠期がある」「これらの状態の原因となる器質的脳疾患がない」ことにあてはまれば、気分障害と診断できる。朝方に抑うつ症状が強いという、気分の日内変動が認められれば、さらに確実に診断できる。

治療／予後

現在のところ、うつ病と躁病、それぞれの病相に対する治療法しかない。

うつ病の治療では、まず体を休息させて心身の負担を軽減することが大切である。患者自身に病気のことをよく理解してもらったうえで、抗うつ薬による薬物療法をおこなう。抗うつ薬には、三環系抗うつ薬、四環系抗うつ薬、選択的セロトニン再取り込み阻害薬（SSRI）、セロトニン・ノルアドレナリン再取り込み阻害薬（SNRI）などがある。旧来は三環系、四環系が主流だったが、SSRIやSNRIが登場し、副作用の少ないSSRIやSNRIが登場し、現在はこちらが主流である。うつ病は再発しやすいため、症状が改善しても使用を継続する必要がある。精神賦活薬、中枢刺激薬、抗精神病薬、抗不安薬などの必要に応じて用いられる。躁状態の場合は、抗てんかん薬の一種であるカルバマゼピンなどの気分安定薬や、抗精神病薬などが用いられる。うつ病でも躁病でも、左の電気痙攣療法がおこなわれることがある。

電気痙攣療法（前頭部）

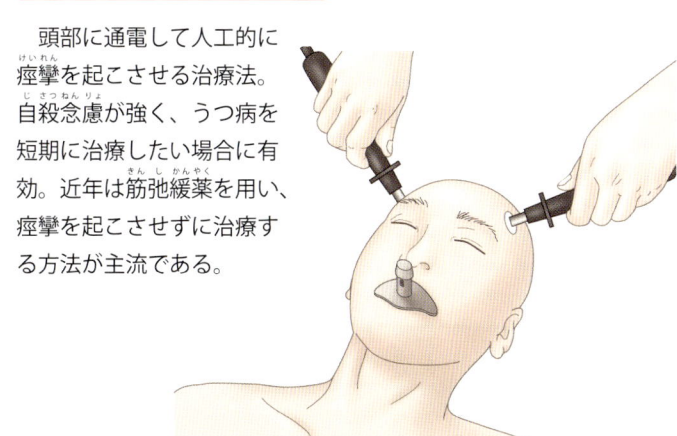

頭部に通電して人工的に痙攣を起こさせる治療法。自殺念慮が強く、うつ病を短期に治療したい場合に有効。近年は筋弛緩薬を用い、痙攣を起こさせずに治療する方法が主流である。

不安障害

精神疾患・障害 ②

不安障害は、かつて神経症と呼ばれていた疾患である。強い不安感が代表的な症状だが、社会不安障害やパニック障害など、病態によりこまかく分類される。

■ 発症機序／症状 ■

かつて神経症というカテゴリーに含まれていたもので、心因による異常な恐怖や不安のために、日常生活に支障が出てしまう疾患である。異常といっても、精神病性の障害と異なり、現実世界の歪んだ認識はなく、幻覚や妄想は見られない。病識はあり、言語コミュニケーションも保たれている。

不安障害には、身体的要因が関与していると考えられる。

たとえば**パニック障害**では、乳酸ソーダなどを吸入するとパニック発作が誘発される。またパニック障害では、ノルアドレナリン作動性ニューロンが集まる**青斑核**の異常活動、強迫性障害では、**前頭葉**や**大脳基底核**、**視床**などを結ぶ回路での異常なども指摘されている。

こうした個体側の要因に環境要因が加わり、不安障害が発症すると考えられる。環

不 安障害のおもな分類とその症状

特徴的な症状や経過から、不安障害はいくつかに分類されている。
下にあげた以外にも、適応障害、解離性障害などがある。

パニック障害
➡ 窒息感などをともなう不安発作をくり返す

電車や人混みなど特定の状況になると突然、動悸や発汗、震え、窒息感、めまいなどのパニック発作を起こす。発作は数分間続く。発作を避けようとし、生活範囲が狭まる。

社会不安障害
➡ 人前での行動に不安・恐怖を覚える

比較的少人数の集団のなかで他人から注目されることに恐怖を感じる。人前で赤くなる赤面恐怖、他人と視線を合わせるのが怖い視線恐怖、嘔吐感などがよく見られる。

強迫性障害
➡ 強迫観念から、手洗いなどの強迫行為へ

自分でも不必要だとわかっていながら、やめると不安になるため行動を続けてしまう。鍵のかけ忘れが気になり何度も調べたり、汚れが気になって長時間手洗いするなど。

全般性不安障害
➡ 不特定・複数の事柄への不安が続く

特定の事柄に不安を感じるのではなく、次から次にさまざまなことに慢性的不安を感じ、イライラする・落ちつかない・集中できないなどの精神状態に陥る。

ストレス障害
➡ 外傷性の出来事を機に苦痛が続く

非常に強いストレス体験ののち、意識野の狭窄や意識の低下などが起こる。数時間～数日でおさまるのが急性ストレス反応で、長期におよぶのが心的外傷後ストレス障害（PTSD）。

特定の恐怖症
➡ 高所や動物など、単一対象への恐怖

特定の動物、高所、雷、暗闇、閉所、公衆トイレでの排泄、血液、先端など、特異的な事柄や状況に対し恐怖を感じる。その状況になるとパニックを起こすことも。

158

4 不安障害治療の一般方針

不安障害はさまざまな形態があり、生活環境もまちまちである。そのため治療法は患者ごとに異なるが、一般的に下のようなものがおこなわれる。

1 環境要因の調整
➡ 職場での配置転換・家庭関係の調整 など

家庭や職場、学校などでの対人関係がストレス要因になっている場合は、関係者とよく話し合い、精神的な負担をできるだけ軽くするように対処したり、支援を依頼する。

2 薬物療法
➡ 抗不安薬・SSRI・三環系抗うつ薬 など

ベンゾジアゼピンを代表とする抗不安薬が広く用いられている。この薬は、抑制性神経伝達物質GABA（ギャバ）の受容体に作用すると考えられる。抗うつ薬のSSRIもよく用いられる。強迫性障害では三環系抗うつ薬が有効。

3 精神療法
➡ 支持療法・認知行動療法 など

支持療法とは、患者の話す不安や恐怖について医師が受容的・共感的に耳を傾ける精神療法。不安や恐怖を感じる状況に少しずつ向かい合っていく認知行動療法も、よくおこなわれる。

境要因には、日常生活上の**不安**や心配事、対人関係のストレスなどがある。大災害や犯罪などショッキングな体験をすれば、不安な精神状態に陥り、人によっては日常生活も脅かされるほど強くなる。それがPTSD（心的外傷後ストレス障害）である。

■検査/診断■

まず、器質的な要因がないという除外診断が重要になる。そのために必要な身体面の各種検査や、CTやMRIによる脳画像検査などをおこなう。身体的な疾患だけでなく、他の精神疾患の経過中に不安障害の症状が現れることもあるため、その鑑別も重要である。

器質性要因が除外できたら、本人から症状や日常生活について詳しく聞き取り、心因性かどうかを確認する。病型ごとに特徴的な機能障害が現れるので、症状をもとに、どの不安障害であるかを判断する。

■治療/予後■

不安障害は、個体側の要因と環境要因がからんで発症するため、治療も双方からのアプローチが必要である。

具体的には、できるだけ環境要因を取り除くこと（**環境調整**）と、**薬物療法**、**精神療法**である。

たとえばパニック障害の治療では、代表的な**抗不安薬**であるベンゾジアゼピンを内服して不安を軽減しながら、**認知行動療法**がよくおこなわれる。たとえば、高所に立つとパニックに陥る人に、少しずつ高所に立つ訓練をおこない、恐怖心を感じる状況への過敏性を抑えていくのである。

重症化・慢性化しているケースでは、薬物や精神療法だけでは改善しにくい。このような場合は、家庭や職場に少しでも適応できるよう**リハビリテーション**をおこなっていく。同じ患者同士で組織する自助グループに参加することも勧められる。強迫性障害では、パーキンソン病の治療でおこなわれる**深部脳刺激療法**（→P153）が適応される場合もある。

統合失調症

精神疾患・障害 ③

統合失調症は、非常に古くから認められている疾患だが、発症メカニズムはいまだ明らかでない。幻覚や妄想などの症状が、とくに特徴的である。

■ 発症機序／症状

思春期を中心に若年で発病する疾患で、初期には**意欲低下、感情鈍麻、思考貧困**などの症状が見られる。やがて**幻覚や妄想**などの明らかな変調が現れ、ちぐはぐな発言やまとまりのない行動を起こすようになる。**認知症状**が見られることもあるが、意識障害や知的障害は起こらない。

このような症状が**増悪**したり**寛解**をくり返した後、寛解期には増悪期の負荷によって疲弊し、元気がなくなり、**抑うつ症状**が見られる。症状が慢性化してしまうと、人格変化が見られ、社会への関心がなくなり、自分の世界に閉じこもりやすくなる。治療がうまくいかないと"荒廃"と呼ばれる終末状態に進むことがあるが、治療法の進展により近年は大幅に減少している。

原因は不明だが、患者の脳の**左上側頭回**（ひだりじょうそくとうかい）

統 合失調症の病状の経過

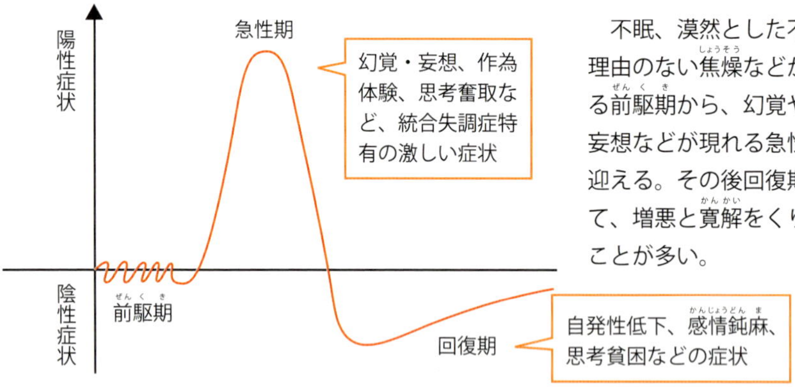

不眠、漠然とした不安、理由のない焦燥などが現れる前駆期（ぜんくき）から、幻覚や幻聴、妄想などが現れる急性期を迎える。その後回復期を経て、増悪と寛解（かんかい）をくり返すことが多い。

陽性症状／陰性症状／前駆期（ぜんくき）／急性期／回復期

幻覚・妄想、作為体験、思考奪取など、統合失調症特有の激しい症状

自発性低下、感情鈍麻（かんじょうどんま）、思考貧困などの症状

統 合失調症患者における脳の器質的変化

器質的変化（きしつ）を示す報告は非常に多く、脳室の拡大（のうしつ）、海馬（かいば）や扁桃体（へんとうたい）などの萎縮（いしゅく）が報告されているが、その原因は明確にはなっていない。

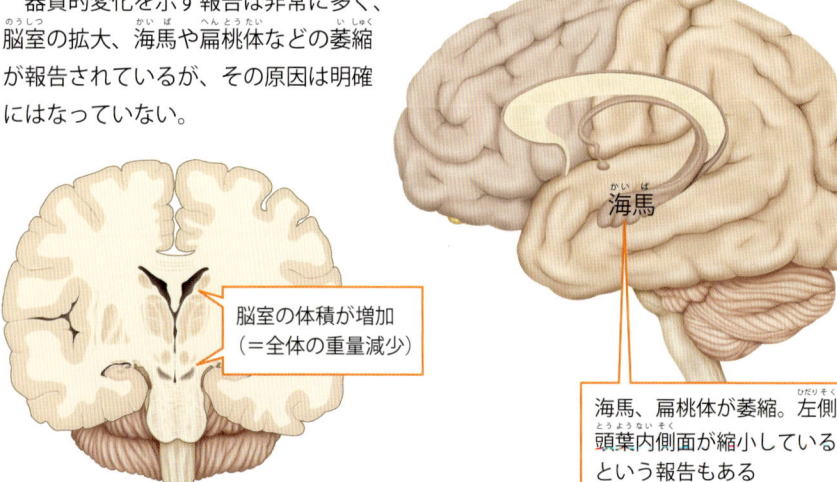

脳室の体積が増加（＝全体の重量減少）

海馬（かいば）

海馬、扁桃体が萎縮。左側（ひだりそく）頭葉内側面（とうようないそく）が縮小しているという報告もある

160

4 脳の病気 メカニズムと治療法 ─ 精神疾患・障害

統合失調症の遺伝リスク

一卵性双生児か、両親ともが統合失調症の場合、約半数という高い確率で発症することから、遺伝的要因が関与しているのは間違いないといわれている。

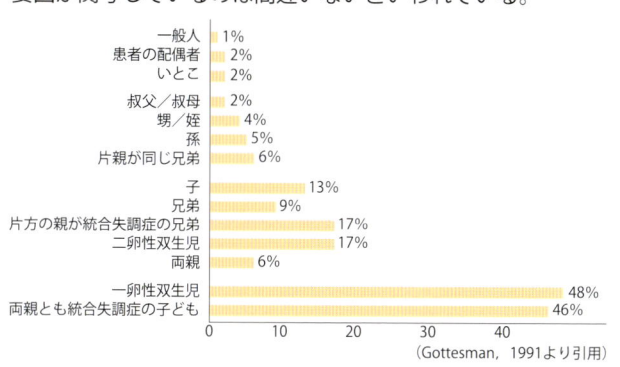

対象	割合
一般人	1%
患者の配偶者	2%
いとこ	2%
叔父／叔母	2%
甥／姪	4%
孫	5%
片親が同じ兄弟	6%
子	13%
兄弟	9%
片方の親が統合失調症の兄弟	17%
二卵性双生児	17%
両親	6%
一卵性双生児	48%
両親とも統合失調症の子ども	46%

（Gottesman、1991より引用）

と両側紡錘状回灰白質の体積が減少しており、この減少率と重症度は関連があるとの研究がある。また海馬の体積が減少しているが、これは神経変性ではなく、神経発達の障害によるとの考えもある。遺伝的関与も、一定の割合で存在するとされる。発症率は国や地域を問わず、0.7～0.8％であり、男女差はない。ただ発症年齢は、男性が15～24歳、女性が25～34歳と、男性のほうが発症年齢が若い。

■ 検査／診断 ■

明確な診断スケールがないため、本人や家族からの聞き取りにより、ひとつは直感的な感覚で診断される。患者と治療者、患者と外界との関係や、感情と状況の不調和、ちぐはぐさ、ぎこちなさなどのこの疾患特有の"奇異さ"を感じ取るのである。

いくつかの客観的な診断基準も設けられているが、この疾患はマニュアルで診断しきれない部分が多いため、直感的な診断と診断基準による診断を総合して、最終診断をおこなうことになる。

■ 治療／予後 ■

抗精神病薬による治療が中心である。かつてはフェノチアジン誘導体やブチロフェノン誘導体などの定型抗精神病薬が用いられてきたが、現在は副作用の少ない非定型抗精神病薬と呼ばれるセロトニン・ドパミン拮抗薬が主流になっている。

急性期にはかなり大量の薬を投与するが、回復期に入ると、再発予防の維持療法として投与量を減らす。薬物療法は長期になるため、眠気やだるさなどの副作用による治療中断を防ぐためである。薬物療法のほか、精神療法、リハビリテーション、場合によっては電気痙攣療法などを長期にわたって継続していく。寛解と再発をくり返したり、長期入院に至る例も少なくないが、現在は寛解に至る例がかなり多くなってきている。

統合失調症転帰研究における寛解率

寛解率を調べたおもな調査報告。社会文化的要因、評価方法の差異などで数値に幅があるものの、寛解に至る割合は低くはない。

研究者	国	対象	症例数	寛解率
Bleuler（1972年）	スイス	慢性	208	57%
Huberら（1975年）	ドイツ	初回、慢性	502	53%
Tsuangら（1979年）	アメリカ	慢性	186	46%
Ciompi（1980年）	スイス	慢性	289	53%
Ogawaら（1987年）	日本	初回	105	64%
Hardingら（1987年）	アメリカ	慢性	82	68%
Loebelら（1992年）	アメリカ	初回	118	74%
McGorryら（1996年）	オーストラリア	初回	98	91%
Whitehornら（1998年）	カナダ	初回	115	89%
Harrisonら（2001年）	世界14ヵ国	初回	1171	48%
Robinsonら（2004年）	アメリカ	初回	118	47%
Harrowsら（2005年）	アメリカ	初回	64	41%
Gasquetら（2008年）	フランス	初回、慢性	933	61%

（針間博彦・五十嵐雅・岡村祐士，2008より引用、改変）

物質依存（物質関連障害）

精神疾患・障害 ④

依存のうち、精神疾患・障害に分類されるのは薬物やアルコールなどの物質依存である。快刺激で脳内の報酬系が賦活され、依存状態が形成される。

■ 発症機序／症状

その人にとって、それがなくてはならなくなってしまう"依存"には、買い物依存、ギャンブル依存などさまざまあるが、正式に精神疾患に分類されているのは、物質依存だけである。依存性物質の代表に、覚醒剤・麻薬・アルコールなどがある。

物質使用への依存には、脳内の報酬系という神経回路が重要な役割を担っている。脳内報酬系は、腹側被蓋野から側坐核へと投射するドパミン神経系を中心に、"快"情報によって伝達が強化される回路である。

覚醒剤やコカインはドパミントランスポーター、アルコールやバルビツール酸などはGABA受容体、大麻はカンナビノイドI型受容体を刺激して、快い感覚体験が報酬系を賦活して、情報が強化される。さらに乱用を続けると、グルタミン酸神経系、セロトニン神経系などの神経回路が強化され、前頭連合野、扁桃核、海馬などによる薬物依存神経回路が形成されていく。

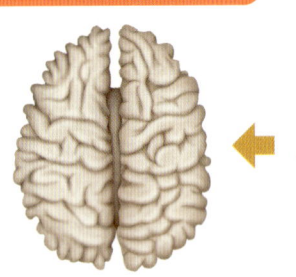

こうして形成される依存には、精神的依存と身体的依存がある。身体的依存は、その物質が体内に存在することが生体にとって適応的な状態になり、体内に入れないと身体的にバランスが崩れてしまう。身体的

ア ルコールによる脳の変性

大量飲酒によってビタミンB₁不足になり、意識障害や記憶障害が現れる。さらに大量飲酒の慢性化が進むと脳が広い範囲で萎縮し、脳室が拡大する。

【アルコール依存症者の脳】　【健常者の脳】

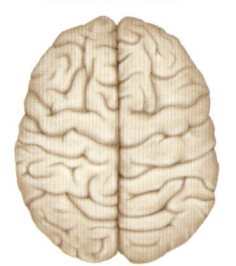

依 存性物質の分類（WHO専門委員会）

依存性物質の種類によって、身体依存・精神依存・耐性の有無と程度が異なる。耐性とは、継続使用していると作用が弱まり、同じ作用を求めると使用量が増えることである。

依存の型		身体依存	精神依存	耐性	薬物
アルコール依存		++	+++	+	－
薬物依存	1. モルヒネ型	+++	+++	+++	モルヒネ、ヘロイン、ペチジン、オピアール、パビナール、コデイン
	2. バルビツール酸系薬物型	+++	++	++	フェノバルビタールなど；メプロバメート、メタカロン、クロルジアゼポキシド、各種睡眠薬
	3. コカイン型	－	+++	－	コカイン
	4. 印度大麻型	－	++	－	マリファナ、ハシッシュ
	5. アンフェタミン型	－	+++	++(+)	ゼドリン、ヒロポン
	6. カート型	－?	++	－?	カート
	7. 幻覚薬型	－	+	++	LSD、DMT、プシロシビン

162

4 物質依存の定義 (DSM-IV-TR)

DSM-IV-TRでは、物質依存を以下のように定義。診断では、症状や離脱の状況などにより総合的に判断する。

> 臨床的に重大な障害や苦痛を引き起こす物質使用の不適応的な様式で、以下の3つ（またはそれ以上）が、同じ12か月の期間内のどこかで起こることによって示される。
>
> (1) 耐性、以下のいずれかによって定義されるもの：
>   (a) 酩酊または希望の効果を得るために、著しく増大した量の物質が必要。
>   (b) 物質の同じ量の持続使用により、著しく効果が減弱。
> (2) 離脱、以下のいずれかによって定義されるもの：
>   (a) その物質に特徴的な離脱症候群がある。
>   (b) 離脱症状を軽減したり回避したりするために、同じ物質（または、密接に関連した物質）を摂取する。
> (3) その物質をはじめのつもりより大量に、またはより長い期間、しばしば使用する。
> (4) 物質使用を中止、または制限しようとする持続的な欲求または努力の不成功のあること。
> (5) その物質を得るために必要な活動（例：多くの医師を訪れる、長距離を運転する）、物質使用（例：たて続けに喫煙）、または、その作用からの回復などに費やされる時間の大きいこと。
> (6) 物質の使用のために重要な社会的、職業的または娯楽的活動を放棄、または減少させていること。
> (7) 精神的または身体的問題が、その物質によって持続的、または反復的に起こり、悪化しているらしいことを知っているにもかかわらず、物質使用を続ける（例：コカインによって起こった抑うつを認めていながら現在もコカインを使用、または、アルコール摂取による潰瘍の悪化を認めていながら飲酒を続ける）。

依存は、アルコール、モルヒネ、睡眠薬などに多い。

■ 検査／診断 ■

左表のような診断基準を用いて、依存性を診断する。覚醒剤の場合は、**幻覚や妄想**などの症状が見られるため、統合失調症と類似した症状が見られるため、鑑別診断が重要である。

アルコール依存の場合は、長期の大量飲酒により、**身体的障害**が出現している可能性が高い。消化器症状、心・血管症状、神経系症状などの検査も必要である。神経系症状としては、**手指や舌の振戦、多発性神経炎、手足のしびれ**などがあげられる。

またアルコール依存症では、MRI検査をおこなうと、脳の変形が見られる。

診断では、依存物質を絶ったときの**離脱症状**を観察することも大切である。

■ 治療／予後 ■

依存物質の使用を絶つことが治療の基本である。病状によっては、隔離施設がある医療機関に入院して、依存物質を絶つ。

離脱の際の大きな問題に、**離脱症状**がある。モルヒネ依存では**動悸、頻脈、発汗、血圧上昇**などの激しい**自律神経症状**や、全身の筋けいれんでもだえ苦しむ。アルコール依存では、**自律神経症状や不安、あせり、手や舌の振戦、一過性の錯覚や幻覚**が現れ、その後さらに四肢や頭部の振戦、幻覚やせん妄など、激しい離脱症状が現れる。

このような症状に対しては、**フェノチアジン誘導体やベンゾジアゼピン誘導体**などを使用して軽減する。モルヒネやヘロイン依存の場合、**メサドン**という依存性の低い合成麻薬を量を減らしながら投与することで、離脱症状を抑える方法もある。アルコール依存では補助治療として**抗酒剤**を用いることがある。

この疾患は、社会復帰プログラムによるリハビリテーションや、**自助グループ**への参加など、多面的な対処が必要となる。

脳梗塞

脳血管障害・腫瘍 ①

脳血管障害（脳卒中）はとくに日本人に多い疾患で減少傾向にはあるものの、現在でも死因第3位である。なかでも多いのが、脳の血管が詰まる脳梗塞である。

脳 血管障害と脳梗塞の内訳

脳血管障害のうち7割以上を占めるのが、血管が狭窄、閉塞を起こす脳梗塞である。日本ではかつて脳出血による死亡率が非常に高かったが、現在は血圧管理の普及などにより、減少傾向にある。

脳血管障害全体の内訳

- クモ膜下出血 6.8%
- 脳出血 17.8%
- 脳梗塞 75.4%

脳梗塞の内訳

- その他 7.2%
- アテローム血栓性脳梗塞 33.9%
- 心原性脳塞栓 27.0%
- ラクナ梗塞 31.9%

（『脳卒中データバンク 2009』より引用）

発症機序／症状

脳血管障害、いわゆる脳卒中は、脳の血管が破れて出血する**脳出血**、クモ膜下に出血する**クモ膜下出血**、そして脳の血管が詰まる**脳梗塞**に大別される。このなかで近年とくに増加しているのが、脳梗塞である。

脳梗塞は、**アテローム血栓性脳梗塞、ラクナ梗塞、心原性脳塞栓**に大別できる。アテローム血栓性脳梗塞は、血管壁にLDLコレステロールが沈着し、血管の内腔が狭まり、最終的にその病巣が詰まるタイプである。ラクナ梗塞は、**穿通枝**という脳内の微小血管が詰まるもので、病巣は小さく、症状のない場合も多い。心原性脳塞栓は心**房細動**などの心臓の異常により、心臓内にできた血栓が脳に移動し、血管が詰まる。

脳梗塞の症状は、梗塞が起きた場所によって異なる。たとえば**前大脳動脈**や**中大脳動脈**に起きると、前頭葉や頭頂葉の

ニューロンがダメージを受け、**片側の麻痺、感覚障害、失禁**などの症状も生じる。梗塞が起きて症状も生じるが、詰まった血栓が自然に溶けて血流が再開し、症状が消えることがある。これを**一過性脳虚血発作（TIA：Transient Ischemic Attack）**という（左ページ参照）。

動 脈硬化による狭窄・閉塞の多発部位

閉塞部位により、起こりうる障害も異なる。中大脳動脈領域の場合は半身不全麻痺、後大脳動脈領域では同側半盲、椎骨動脈領域では脳幹部の症状、小脳症状などが起こりやすい。

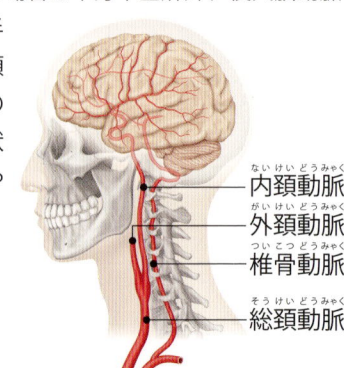

- 内頸動脈
- 外頸動脈
- 椎骨動脈
- 総頸動脈

4 脳の病気 メカニズムと治療法 — 脳血管障害・腫瘍

TIAの診断基準

TIAはアテローム血栓性脳梗塞の前ぶれとして起こるため、該当する症状が見られる場合は必ず受診する必要がある。

1. TIAの局所神経徴候は24時間以内（多くは1時間以内）に完全に消失する。
2. 発作の起こり方は急速（多くは2〜3分以内）である。
3. TIAの症候
    (1) 内頸動脈系のTIA
        ① 症候は身体の半側に現れる
            （運動・感覚障害、一眼視力消失、失語など）
        ② 発作回数は少なく、発作ごとの症状は同じ
        ③ 脳梗塞を起こしやすい
    (2) 椎骨脳底動脈系のTIA
        ① 症候は身体の半側、両側など多彩
        ② 脳神経症候
            （複視、めまい、嚥下障害、両側視力消失、半盲など）
        ③ 発作回数は多く、発作ごとに症候は変動する
        ④ 脳梗塞を起こすことは少ない

＊発作はめまいのみ、意識障害のみのこともある。

（脳卒中の診断基準に関する研究班、1984より引用）

■ 診断／検査 ■

脳梗塞が疑われた場合、たとえ症状が軽微であっても迅速に対応し、CTやMRIによる画像検査をおこなうことが欠かせない。とくに脳の浮腫の状況が把握できるMRIは、早期診断や、より確実な診断のために非常に有効である。

発症状況や持病などから心原性脳塞栓が疑われる場合は、心電図や胸部エコーなどをおこない、心臓の異常の有無を確認する。TIAの可能性がある場合は、頸動脈エコーやCT、MRI検査などにより、脳血管の状況を正確に把握する。

■ 治療／予後 ■

発症後3時間以内であれば、迅速に血栓溶解薬を静注して、血管を詰まらせている血栓を溶かして血流を再開させる。

3時間以上経っている場合は、アスピリン、オザグレルなどの抗血小板薬を投与して血栓形成を防ぐ。また脳内での酸化の弊害を防ぐ脳保護薬を使用する。

急性期を脱してからも、抗血小板薬を継続して使用し、再発を防ぐことが重要である。動脈硬化が進展している場合は、外科療法が考慮される。下図のように、動脈硬化で狭くなった血管にステントと呼ばれる器具を挿入し、血流を確保する。TIAでも同様である。心原性脳塞栓では、心臓内で血栓ができるのを防ぐ。再発予防には、薬物療法だけでなく、動脈硬化の原因である生活習慣病をしっかりと管理することが重要である。とくに血圧と脂質値を厳重に管理する。

梗 塞部位のステント留置術

鼡径部などの動脈からカテーテル（細い管）を閉塞部まで挿入し、メッシュ状をした金属製のステントを留置し、血流を確保する。

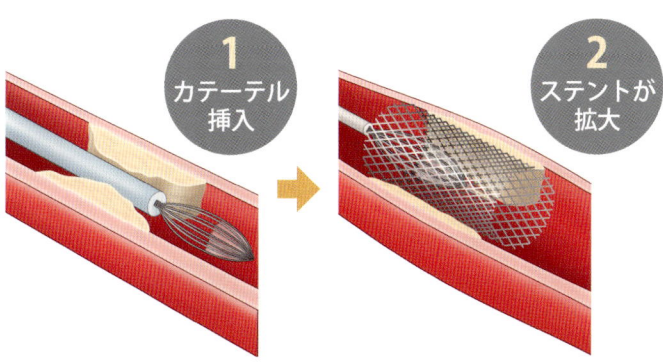

1 カテーテル挿入
2 ステントが拡大

脳出血

脳血管障害・腫瘍 ②

脳出血は、クモ膜下腔で血管が破れるクモ膜下出血とその他の血管で出血を起こす脳出血がある。いずれも死亡率が非常に高く、早急な対処が必要である。

■ 症状／発症機序 ■

脳出血には、脳を覆うクモ膜下腔に走る血管が破れる**クモ膜下出血**と、その他の脳内血管で起こる**脳内出血**がある。

クモ膜下出血の原因のほとんどは、**脳動脈瘤の破裂**である。動脈瘤は、先天的に脳血管壁が弱いことと高血圧があいまって形成されると考えられ、40～50歳代の比較的若い世代での発症が多い。

典型的な症状は、"経験したことのない激しい頭痛"である。動脈瘤の破裂時に意識消失したり、痙攣発作を起こすこともある。死亡率は約50％と、非常に高い。

脳内出血の多くは、高血圧と加齢によって起こる**高血圧性脳出血**である。高血圧と加齢で血管壁が脆弱になり、小さな動脈瘤が形成され、破綻する。

そのほか、アミロイドという異常たんぱくが血管に沈着する**アミロイドアンギオパチー**や、動静脈の先天的な奇形などが原因となることもある。

脳内出血では、**運動麻痺**が約80％、**意識障害**が約50％に認められる。**頭痛**も約30％に見られる。30～50％は、発症後1か月以内に死亡する。

■ 治療／予後 ■

クモ膜下出血は激痛が特徴的症状のため、この疾患の推定はしやすい。すぐにCTで出血の有無を確認する。出血が認められなければ、他の疾患を疑う。さらに**脳血管造影検査**で出血源を確定する。

脳内出血が疑われる場合は、CTあるいはMRIで出血の部位、出血量の計測、血管病変の有無、脳ヘルニアや脳室内出血などの有無を調べる。CTでは出血の状況が詳しく把握でき、MRIは、出血部位周辺の脳組織の状況把握に有効である。脳血管造影検査は、レンズ核線条体動脈

高 血圧性脳出血の多発部位

重要な運動・知覚障害が起こる**被殻出血**がもっとも多く、全体の約35％を占める。視床出血約30％、皮質下出血が約10％、そのほか小脳出血や橋出血などがある。

- 視床
- 被殻
- 橋
- 小脳

POINT
被殻出血により内包が損傷することも多く、その場合、運動・知覚障害が残りやすい。

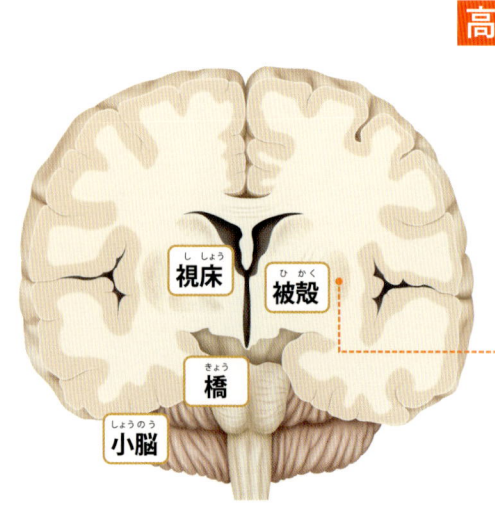

脳血管障害発症後の血圧管理の指標

収縮期血圧（SBP）が180mmHg以上なら、降圧治療を開始。頭蓋内圧を上昇させないよう注意しながら、即効性のある薬を点滴静注する。

	降圧治療対象	降圧目標
超急性期 （発症3時間以内）	血栓溶解療法予定者 SBP≧185mmHg または、 DBP≧110mmHg	血栓溶解療法予定者 ≦185/110mmHg 血栓溶解療法開始後（少なくとも24時間） <180/105mmHg
急性期 （発症1-2 週間以内） 脳梗塞	SBP＞220mmHgまたは、 DBP＞120mmHg	前値の85-90%
脳出血	SBP＞180mmHgまたは、 MBP＞130mmHg	前値の80%
慢性期 （発症1か月以降）*1		<140/90mmHg（治療開始1-3ヵ月）*2

*1 急性期治療が終了する1-2週間後から開始することもある。　*2 両側頸動脈高度狭窄、脳主幹動脈閉塞の場合はとくに下げすぎに注意。ラクナ梗塞や脳出血では、140/90mmHgよりさらに低い降圧目標とする。

（『高血圧治療ガイドライン2009』より一部引用）

治療／予後

画像検査で動脈瘤が出血源であると診断できたら、再出血予防のため、発症2日以内に**開頭外科手術**をおこなう。動脈瘤の根本をクリップで留める**クリッピング術**、動脈瘤の前後を閉塞させる**トラッピング術**などがある。開頭せず、動脈瘤内にコイルを埋め込む**前動脈瘤コイル塞栓術**も普及している。

クモ膜下出血の予後は、社会復帰する人が3分の1、後遺症を残す人が3分の1、死亡する人が3分の1である。

脳内出血では、**呼吸**や**血圧**の管理が重要である。血圧が異常上昇していることが多く、**降圧薬**で血圧を下げるが、過度に下げると脳への血流が減り、病状が悪化するため、細心の注意が必要である（上表参照）。脳の**浮腫**によって**脳圧**が上がっている場合、重症例では高浸透圧溶液（濃グリセリンなど）を投与して浮腫を改善する。また下図のような**脳室ドレナージ**で**髄液**を排除し、脳圧をコントロールする方法もある。出血した血液が**血腫**となっていることから、血腫を取り除く手術をおこなうことがある。適応されるのは、31ml以上の**被殻出血**、3cm以上の**小脳出血**、40〜50ml以上の**皮質下出血**などである。

開頭による**血腫摘出**は、発症72時間以内におこなうことが推奨される。治療後は、最大の原因である**血圧**を厳重に管理して再発を防ぐ。

脳室ドレナージによる脳圧コントロール

前頭に小さな孔を開けて、ドレーンを脳室に置いて脳室に溜まった髄液を排除する。クモ膜下出血では、クモ膜に溜まった血液を髄液とともに排除する。

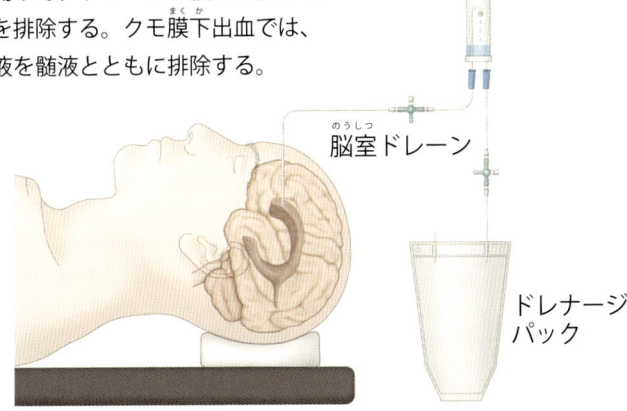

脳室ドレーン

ドレナージパック

脳腫瘍

脳腫瘍とは頭蓋内にできる腫瘍のことで、原因は不明である。脳内で発生する原発性腫瘍と他の部位からの転移による転移性腫瘍に分けられる。

発症機序／症状

頭蓋内に発生する腫瘍で、良性腫瘍と悪性腫瘍がある。良性腫瘍は一般に、腫瘍と正常な組織との境目がはっきりしており、ゆっくりと増殖する。

いわゆるがんである悪性腫瘍は増殖が速く、周囲の組織に浸潤していき、脊髄などに転移していく。脳実質外に発生する腫瘍はほとんどが良性であり、反対に脳実質内に発生したものはほとんどが悪性である。

他の部位の腫瘍同様、原因は不明である。良性も悪性も、腫瘍の成長により脳が圧迫されて頭蓋内の圧力が亢進すると、頭痛や嘔吐、視神経の圧迫による視力低下などが起こる。急激に脳圧が上がった場合は、脳が隣接する腔に陥入する脳ヘルニアが起こる。その結果、呼吸がゆっくりになり、意識障害を起こすことがある。

3人に1人がてんかん発作を起こし、腫瘍が発生した部位によって、さまざまな神経症状が現れる。たとえば前頭葉に腫瘍があると、認知症や尿失禁、失語症など、頭頂葉では感覚障害、後頭葉では視野障害、脳幹の場合は運動麻痺、眼球運動障害、下垂体ではホルモン異常などが起こる。

脳腫瘍は、がん年齢の中高年だけでなく15歳以下の子どもにも発生し、成人と小児では腫瘍の種類や好発部位が異なる。

検査／診断

一般に、CTやMRI検査が有効である。これらの画像検査によって写し出される特徴によって、脳腫瘍の種類を特定する。

分類の仕方はいろいろあるが、現在はWHOの分類が広く用いられている。この分類では脳腫瘍を133に細分類化しているが、大きくは左ページの表のように分けられる。

なお、このうち10の転移性腫瘍は、他部

成人および小児における腫瘍好発部位

成人では、大脳にできるグリオーマ（星細胞腫、上衣腫など）、良性の髄膜腫や下垂体腺腫、小児では小脳にできる髄芽腫、グリオーマのなかの星細胞腫、胚細胞腫などが多い。

成人
- 大脳半球
  - 神経膠腫
  - 髄膜腫
- 視床周辺
  - 下垂体腺腫
  - 髄膜腫
- 小脳
  - 血管芽腫
- 小脳橋角部
  - 聴神経鞘腫
- 脳幹
  - 神経膠腫

小児
- 松果体
  - 胚細胞腫瘍
  - 奇形腫
- 視床周辺
  - 頭蓋咽頭腫
  - 視神経膠腫など
- 小脳
  - 星細胞腫
  - 髄芽腫
- 脳幹
  - 神経膠腫
- 第四脳室
  - 上衣腫

4 脳腫瘍の組織学的分類

WHO分類より抜粋。組織学的な分類に加えて悪性度も評価し、グレードⅠ～Ⅳに分けている。

1. 神経上皮性腫瘍 ・星状細胞腫 ・退形成性星状細胞腫 ・膠芽腫 ・稀突起膠腫 ・上衣腫 ・髄芽腫 ・脈絡叢乳頭腫 ・松果体細胞腫 ・神経細胞系および混合神経細胞膠細胞腫瘍	6. 胚細胞腫瘍 ・胚腫 ・奇形腫 ・混合胚細胞腫瘍 ・胎児がん ・絨毛がん 7. 先天性（奇形性）腫瘍 ・頭蓋咽頭腫 ・類表皮嚢胞 ・類皮嚢胞 ・脂肪腫
2. 神経鞘細胞腫瘍 ・神経鞘腫	8. 下垂体腺腫 ・機能性腺腫 ・非機能性腺腫
3. 髄膜腫瘍 ・髄膜腫	9. 周辺腫瘍の進展 ・頸静脈腫瘍 ・脊索腫 ・軟骨肉腫
4. 悪性リンパ腫	
5. 血管起源腫瘍 ・血管芽腫	10. 転移性腫瘍

（『標準脳神経外科学 第10版』より引用）

治療／予後

腫瘍の治療は、外科的治療、化学療法（抗がん剤）、放射線療法が3本柱になる。

良性腫瘍の基本的治療は、開頭手術によって摘出することである。下垂体腺腫など脳底部にある腫瘍は、鼻の孔から内視鏡を入れて切除する方法もある。隣接する組織や化学療法で腫瘍を小さくしてから摘出することもある。

悪性腫瘍の場合も基本は手術療法だが、周囲組織との境目が明確でないため、完全切除はむずかしい。安全のため大きく切除すると脳機能に多大な影響を与えかねないため、治療効果と後遺症のバランスを考えながら、切除範囲を見極める。放射線療法に放射線治療・化学療法を追加する。

脳腫瘍が転移したもので、うち半数が肺がんの転移であり、約10％が乳がんの転移である。こまかく分類されているのは、種類によって治療法が異なるためである。

との境目がはっきりしているので、多くの場合完全摘出できるが、腫瘍の位置によっては残存し、再発する可能性がある。その場合は手術をくり返すか、再発予防のために放射線治療・化学療法を追加する。

手術以外の治療法のほうが有効なものもある。たとえば、**悪性リンパ腫**はステロイドによく反応する。**胚細胞腫瘍**の一部は**化学療法**が効果的であり、**胚細胞腫**や**髄芽腫**などは**放射線療法**が有効である。こうした特性に応じて治療法を選択したり、組み合わせて治療する。

脳腫瘍のおもな治療法

1 外科的治療
➡ 単発／多発の別、腫瘍の大きさなどで摘出範囲を決定

脳腫瘍の基本治療法。手術位置をコンピュータ画像で確認しながら摘出する。運動野や言語野などに電極を設置し、脳機能をモニタリングしながらの手術もおこなわれる。

2 放射線療法
➡ 放射線に反応しやすい胚細胞腫、髄芽腫に有効

標準的放射線治療のほか、目標を定めて三次元的に照射するガンマナイフ治療、加速器を利用する定位放射線治療、ロボットと加速器を組み合わせたサイバーナイフ治療がある。

3 化学療法
➡ 血液脳関門を通過する抗がん剤を使用

放射線療法と併用して相乗効果を狙ったり、補助治療として腫瘍を小さくすることが目的。血液脳関門を通過できる薬として、テモゾロミド、ニムスチン塩酸塩などが用いられる。

欧文索引

A
- Acetylcholine (ACh) ... 27
- Adenosine Triphosphate (ATP) ... 29, 92
- Adrenaline ... 27
- Amygdala central nucleus (Ace) ... 131
- Aβ (Amyloid β) ... 146
- AMPA (α-Amino-3-hydroxy-5-Methyl-4-isoxazole Propionic Acid) 受容体 ... 27, 112, 113
- Arachnoid ... 15
- Autonomic Nerve ... 66

B
- Basal ganglia ... 13
- Bed nucleus of the Stria Terminalis (BST) ... 131
- Brain-Derived Neurotrophic Factor (BDNF) ... 133

C
- Central Nervous System (CNS) ... 9
- Cerebellum ... 8
- Cerebrum ... 8
- Cerebrospinal fluid ... 15
- Classical Conditioning ... 118
- Computed Tomography (CT) ... 142, 146, 149, 151, 152, 154, 159, 165, 166, 168
- Conditional Response (CR) ... 119
- Conditional Stimulus (CS) ... 119
- Cornu Ammonis (CA) ... 113, 139
- Corpus callosum ... 10, 12
- Corticotropin-Releasing Hormone (CRH) ... 130
- Cranial nerve ... 11

D
- Deep Brain Stimulation (DBS) ... 153
- Deoxyribonucleic Acid (DNA) ... 20
- Dopamine (DA) ... 27
- Dura mater ... 15

E
- Excitatory Postsynaptic Potential (EPSP) ... 24

F
- 5-Hydroxytryptamine (5-HT) ... 27
- functional Magnetic Resonance Imaging (fMRI) ... 128, 143

G
- GABA (Gamma-Aminobutyric Acid) ... 27, 162
- Glutamate (Glu) ... 27

H
- Habituation ... 118
- Histamine ... 27
- Hypothalamo-Pitu Italy-Adrenal axis (HPA axis) ... 130, 131, 132
- Hypothalamus ... 13

I
- Ia 群線維 ... 85, 86
- Inhibitory Postsynaptic Potential (IPSP) ... 24
- Insula ... 13

L
- Late- face Long-Term Potentiation (L-LTP) ... 112
- Lateral ventricle ... 13
- Long-Term Potentiation (LTP) ... 112, 133

M
- Magnetic Resonance Angiography (MRA) ... 143
- Magnetic Resonance Imaging (MRI) ... 142, 146, 149, 151, 152, 154, 159, 165, 166, 168
- Mammillary body ... 11
- Medial Longitudinal Fasciculus (MLF) ... 89
- Medulla oblongata ... 8
- Mesencephalon ... 13
- messenger RNA (mRNA) ... 112

N
- Near Infrared Spectrometer (NIRS) ... 143
- NMDA (N-Methyl-D-Aspartate) 受容体 ... 27, 112, 113, 147
- Noradrenaline (NA) ... 27

O
- Olfactory bulb ... 9
- Olfactory tract ... 11
- Operant Conditioning ... 118
- Optic chiasm ... 11
- Optic nerve ... 11

P
- Paraventricular Nucleus (PVN) ... 130, 131
- Pia mater ... 15
- Pineal gland ... 12
- Pons ... 9
- Positron Emission Tomography (PET) ... 128, 143, 146
- Post-Traumatic Stress Disorder (PTSD) ... 132, 133, 159
- Protein Phosphatase1 (PP1) ... 114

R
- Rapid Eye Movement (REM) ... 134

S
- Sensitization ... 118
- Single Photon Emission Computed Tomography (SPECT) ... 143, 146
- Somatic Nerve ... 66
- Spinal cord ... 9
- Subarachnoid space ... 15
- Supra Chiasmatic Nucleus (SCN) ... 136, 137

T
- Thalamus ... 13
- Third ventricle ... 13
- Transient Ischemic Attack (TIA) ... 164, 165

U
- Unconditional Response (UR) ... 119
- Unconditional Stimulus (US) ... 119

脱分極	22	
短期記憶	**110**, **111**, 114, 116	
単一光子放射断層撮影	143	

ち
- 中心溝 ………… 8, 19, 30, 31, 33
- 中枢神経（系） ………… 16, 42, 66
- 中脳 ………… 8, 13, 16, 18, 19, 47, **52**, 53
- 中脳水道 ………… 42, 56, **57**, 59, 125
- 聴覚 ………… 69, 90, 102, 120
- 聴覚野 ………… 17, 30, 33, **102**, **103**, 111, 120, **121**
- 長期記憶 ………… **110**, 111, 114, 117, **138**
- 長期増強 ………… 112
- 跳躍伝導 ………… 23
- 陳述記憶 ………… 110, 138

つ
- 痛覚 ………… 90, 91, 92, **94**, **95**, 96

て
- 出来事記憶 ………… 110
- 手続き記憶 ………… 110, 138
- デルマトーム ………… 73
- てんかん（発作） ………… 144, 150, 168

と
- 島 ………… 13, 30, 31
- 動眼神経（核） ………… 62, 68, 69, **70**, 76, 87, 105
- 統合失調症 ………… 160, 161
- 頭頂葉 ………… 19, 30, 101, 146, 168
- 頭頂連合野 ………… 33, 35, 128
- 動脈 ………… 60, 61
- 特殊感覚（神経） ………… 69, 70, 90
- 登上線維 ………… 49, 50, 51
- ドパミン ………… 26, **27**, 29, **55**, 89, **116**, **126**, 135, 152, 153, 162

な
- 内臓運動線維 ………… 72
- 内臓感覚（線維） ………… 69, 72, 90
- 内臓神経線維 ………… 69
- 内側縦束 ………… 49, 89, 105
- 内側膝状体（核） ………… 42, 43, 103
- 内分泌（系） ………… 39, **44**, **45**, 79, 125
- ナトリウムイオン（Na⁺） ………… 22, 92, 113
- ナトリウムチャネル ………… 22, 151
- 慣れ ………… 118, 119
- 軟膜 ………… 14, **15**, 56, 57, 59, 74

に
- 乳頭体 ………… 10, **11**, 36, 37, 38
- ニューロン ………… **20**, **21**, **22**, 28, 29, 54, 55, 84, 85, 108, 112, 122, 135, 144, 150
- 認知症状 ………… 146, 160

の
- 脳幹 ………… 8, 10, 12, 17, 47, **52**, **53**, 54, 55, **68**, 76, 81, **86**, 87, **89**, 101, 104, 105, 125, 131, 153, 168
- 脳血管障害 ………… 149, 164, 167
- 脳血管性認知症 ………… 148
- 脳血管造影検査 ………… 166
- 脳梗塞 ………… 148, 164
- 脳室 ………… 18, **56**, **57**, 153
- 脳出血 ………… 148, 154, 164, **166**
- 脳腫瘍 ………… 151, 154, **168**, **169**
- 脳神経（核） ………… 10, **11**, 53, 62, 66, **67**, **68**, **69**, **70**, 71
- 脳脊髄液 ………… 14, **15**, 29, **56**, **58**
- 脳動脈瘤 ………… 166
- 脳波（検査） ………… 134, 144, 151
- 脳梁 ………… **10**, 31, 36, **37**, 42, 121
- 脳梁離断術 ………… 64, 121, 151
- ノルアドレナリン ………… 26, **27**, 29, 54, 55, 78, 116, 132, 156
- ノンレム睡眠 ………… 54, **134**, **135**, 138

は
- パーキンソン病 ………… 89, 152, 153
- 白質 ………… **12**, 20, 46, 74, 75, 122
- パニック障害 ………… 158
- 半器管 ………… 87, 102, 103, **104**, 105
- 反射運動 ………… 86
- 汎性投射系 ………… 54

ひ
- 被蓋（核） ………… 13, 52, 107
- 皮質 ………… 12, 32, 50
- 皮質脊髄路 ………… 40, 82, 83
- ヒスタミン ………… 26, **27**, 54, 92
- 非宣言的記憶 ………… 110
- 非陳述記憶 ………… 110, 138
- 皮膚（感覚） ………… 90, 92, 93
- 皮膚分節 ………… 73
- 非連合学習 ………… 118, 119

ふ
- 不安 ………… 54, 130, 133, 158, 159, 163
- 不安障害 ………… 158, 159
- 不快（情動） ………… 39, 127
- 副交感神経 ………… 66, 76, 77, 78
- 腹側被蓋野 ………… 55, 125, 126, 127
- 不随意運動 ………… 40, 66, 80, 82, 89
- ブローカ野 ………… 35, 120, 121
- 分離脳 ………… 64, 121

へ
- 平衡覚 ………… 48, 69, 90, **104**, **105**
- 片頭痛 ………… 154, 155

ほ
- 扁桃体 ………… 36, 37, 38, **39**, 115, 124, **125**, 127, 131, 133, 156
- ペンフィールドマップ ………… 34
- 報酬（系） ………… 55, 126, 162
- ホメオスタシス ………… 44, 79

ま
- 膜電位 ………… 22
- マグネシウムイオン（Mg²⁺） ………… 112
- 末梢神経（系） ………… 66, 67

み
- ミエリン鞘 ………… 28
- ミオトーム ………… 73
- 味覚（線維） ………… 69, 71, 90, **106**
- 味覚野 ………… 106, 107, 111
- ミクログリア ………… 28, 29
- 味細胞 ………… 106
- 脈絡叢 ………… 56, 57
- ミラーニューロン ………… 140

む
- 無条件反応 ………… 119
- 無髄線維 ………… 20, 23, 91

め
- 迷走神経（核） ………… 68, 69, **71**, 76, 106, 125
- メラトニン ………… 45, 136, 137
- 免疫 ………… 132, 147

も
- 網膜 ………… 70, 96, **97**, **98**, 99, 100, **101**, 137
- 網様体 ………… 53, **54**, 107, 135
- モノアミン類 ………… 26, 54

や
- 野 ………… 33

ゆ
- 有髄線維 ………… 20, **23**, 91, 95
- 誘発電位 ………… 144

よ
- 葉 ………… 30
- 腰髄 ………… **75**, 76, **88**, 91
- 陽電子放射断層撮影 ………… 143
- 抑制性シナプス（伝達） ………… 24, 26

ら
- ランビエ絞輪 ………… 21, 23, 29

れ
- レム睡眠 ………… 54, **134**, **135**, 138, 139
- 連合学習 ………… 118, 119
- 連合野 ………… 16, **33**, **35**, 80, 81

わ
- ワーキングメモリ ………… 111, 116, 117

視覚野 17, 30, 33, **100**, **101**	徐波睡眠 54, 134, **138**, **139**	セロトニン 26, **27**, 54, 55, 116, **127**, 135, 156, 162
磁気共鳴画像法 142	自律神経（核） **26**, 44, 53, **66**, 75, 76, 78, 79, 88, 94, 125, 130, 131, 163	宣言的記憶 110
磁気共鳴血管造影法 143	神経核 40, 42, 68	線条体 40, 55, 152
軸索 **20**, **21**, 24, 95, 122	神経管 16, **18**, 56	仙髄 75, 76, 88
視交叉 11, 44, 100, 101	神経幹細胞 108	前庭（器） 47, 102, 103, 104
視交叉上核 136, 137	神経膠細胞 20, 28	前庭神経（核） 48, 68, 71, 87, 104, 105
視細胞 96, 98, 100	神経細胞 12, 20	前庭脊髄路 87, 105
視床 8, **13**, 37, 40, 41, **42**, **43**, 55, 94, 106, 148, 156, 158, 166, 168	神経終末 20, 21, 23	前頭断 13
視床下部 8, 10, **13**, **42**, **44**, 45, 54, 55, 125, 127, 130, 136, 154	神経節（細胞） 76, 100	前頭葉 19, 30, 36, 55, 125, 158, 168
視床下部室傍核 130, **131**, 136, 137	神経線維（束） 12, 20, 37, 51, 72, 83, 91, 93, 122	前頭連合野 16, 17, 33, **35**, **111**, **116**, **117**, **122**, **123**, 128, 129, 133, 156
視床上部 42, 45	神経叢 73	前脳 18
視床皮質路 43	神経伝達物質 21, 24, 25, **26**, **27**, 104, 112, 116	前脳基底部 54, 148
視床放線 43	神経ペプチド 26, 27, 154	全般性不安障害 158
視神経 10, **11**, 69, **70**, 96, **97**, 100	心的外傷後ストレス障害 132, 159	前部側頭葉切除術 151
姿勢（反射） 40, 48, 87, 152	心拍数 78, 79, 90	
失行 146	新皮質 12, 32	**そ**
失語（症） 120, 146	深部感覚 48, 90, 91, **92**, **93**	双極性障害 156
失認 146		側坐核 126
シナプス 18, 20, 21, **24**, 51, 54, 104, 112, 115, 122, 123	**す**	側頭葉 19, 30, 55, 101, 114, 120, 146, 151
シナプス可塑性 112, 114, 122, 126, 133	随意運動 40, 66, 86	側頭連合野 33, 35
シナプス間隙 24, 28	髄液（検査） 14, **15**, **56**, **58**, 59, **144**, 167	側脳室 **13**, 56, **57**, 58, 59, **108**
シナプス小胞 24, 25, 26	髄質 12, 15, 50	
社会不安障害 158	髄鞘 20, 21, 23, 29	**た**
樹状突起 20, 21, 50	髄鞘化 122, 123	第三脳室 **13**, 56, **57**, 58, 59
腫瘍 56, 58, 168	錐体 53, 82, **98**, 99	代謝調節型受容体 25
受容体 25, 112	錐体外路症状 82	帯状回 30, 31, 36, 37, 156
シュワン細胞 28	錐体交叉 53, 82, 83	苔状線維 49, 51
上位運動ニューロン 84	錐体細胞 32, 98, 113	体性運動神経 69, 70
上行路 75, 95	錐体路 40, 82, 83	体性運動線維 72
松果体 16, 42, **45**, 136, 137, 168	睡眠 45, 53, **54**, 55, **134**, **135**, 136, 138	体性感覚（情報） 81, 90, 104
条件反応 119	頭痛 154, 166, 168	体性感覚神経 92
小膠細胞 28, 29	ストレス 78, **130**, **131**, **132**, **133**, 159	体性感覚線維 69, 72
上行性線維 40, 53, 75	ストレス障害 158	体性感覚野 17, 90, 111
上行性賦活系 54		体性神経 66
情動 36, 38, **39**, 95, **124**, **125**	**せ**	大脳 **8**, 9, 12, 16, 17, 19, **30**, **32**, **48**, 53, **80**, **82**, 153, 168
小脳 **8**, 9, 11, 12, 16, 17, 18, 19, **46**, **47**, **48**, **49**, **50**, **51**, 55, 80, 81, **89**, 104, 166, 168	星状膠細胞 28, 29	大脳基底核 **13**, **40**, **41**, 55, **80**, 81, **89**, 148, 158
	星状細胞 32, 50	
	正中矢状断 13	大脳脚 40, 49, 82
	青斑核 54, **55**, 125, 158	大脳縦裂 10, 12, 30
	赤核脊髄路 82, 83	大脳半球 10, 18, **30**, **31**, 37, 40
小脳性運動失調 89	脊髄 8, **9**, 16, 18, 19, 49, 52, 53, 55, 58, **66**, 67, **74**, **75**, 81, 82, **84**, 86, 88, 90, 94, 95, 104, 131	大脳皮質 16, 20, 30, **32**, **33**, 40, 41, 48, 49, 55, 80, 83, 90, 91, 94, 96, 98, 102, 106, 114, 130, 131, 134, 138, 143
小脳皮質 50, 51		
小分子伝達物質 26	脊髄視床路 91, 94, 95	大脳辺縁系 30, **36**, **37**, 107, 124, 125, 130, 131
静脈 62, 63	脊髄神経（節） 66, **67**, **72**, **74**, 84	
静脈叢 74	舌咽神経 69, **71**, 76, 106	体部位局在性 **34**, 40, **83**, 90, **91**
静脈洞 58, 59, 62	舌下神経（核） 68, 69, 71	第四脳室 49, 56, **57**, 58, 59, 168
触圧覚 48, 90, **91**, **92**, 95		

172

脳の事典　INDEX

太い数字は、とくに詳しい解説があるページです。

和文索引

あ
アストロサイト 28, 29, 108
アセチルコリン ....
　　　　　　25, 26, **27**, 29, 78, 84, 146, 147
アドレナリン 26, **27**, 77, 78, 132
アルツハイマー病 ....
　　　　　　　　　　　　　146, **147**, 148, 149
α運動ニューロン **84**, 85, 86, 88

い
イオンチャネル **25**, 92, 104, 106
痛み 54, 55, **94**, **95**, 124
一次運動野 30, **33**, **80**, 81, 120, 121
一次視覚野 ... **33**, **100**, 101, 111, 120, 121
一次体性感覚野 33
一次聴覚野 33, 102, 120
意味記憶 110

う
ウェルニッケ野 35, 120, 121
うつ病 132, 156, 157
運動 21, **26**, **27**, 40, 48,
　　　　　　　　50, 66, **80**, **81**, 83, 86, 89, 152
運動ニューロン 75, 82, **84**, 86, 87
運動麻痺 82, 166
運動野 17, **33**, **34**, 48, 80, 81, 82
運動連合野 114, 120, 140

え
エピソード記憶 110, 138
遠心性（線維） 49, 84
延髄 **8**, 9, 11, 16, 18, 19,
　　　　　　　　　　52, 53, 75, 91, 106, 135

お
オペラント条件づけ 118
オリゴデンドロサイト 28, 29
温度覚 73, 90, 91, 92, **94**

か
下位運動ニューロン 84
介在ニューロン 84, 87, 95
快（情動） 39, 126
外側溝 9, 11, 19, 30, 31
外側膝状体（核） .. 42, **43**, **100**, 101, 103
外転神経（核） ... 62, 68, 69, **70**, 87, 105
海馬 36, 37, **38**, 39, 108, **111**,
　　　　　112, 113, 114, 115, 116, 123, 133,
　　　　　138, 139, 146, 151, 156, 160, 161
灰白質 **12**, 20, **32**, 40, 46, 74, **75**, 120, 122
海馬傍回 30, 31, 36, 37, 38, 115, 138
蝸牛神経（核） 68, 71, 102
核 **12**, 20, 21, 40
角回 31, **121**, 129, 148

学習 54, 55, 114,
　　　　　　118, 122, 123, 126, 133, 138, 139
覚醒 53, 55, 134, 135, 136
下行性線維 40, 53, 75
下行ニューロン 80
下行路 75, 95
下垂体 **44**, 45, 130, 131, 168
滑車神経（核） 62, 68, 69, **70**, 105
活動電位 20, 21, **22**, **23**,
　　　　　　　　　　　　24, **92**, 102, 104, 106
カテコールアミン 26, 130
カリウムイオン（K+） 22
カリウムチャネル 22
カルシウムイオン（Ca2+） 25, 113
カルシウムチャネル 24, 25, 151
感覚情報 21, 38, 39, 90, 111, **125**
感覚受容器 66, 90, 92, 93
感覚神経（線維） 53, 66, 90
感覚野 **33**, **34**, 80, 81, **94**, **111**
感覚連合野 114
眼球（運動） 48, 54, 70, 77,
　　　　　　　　　　　　　89, **96**, 101, 104
感作 118, 119
間脳 8, 12, 16, 18, 19, **42**, 69
γ運動ニューロン 84, 85
顔面神経（核） 68, 69, **71**, 76

き
記憶 36, 38, 39, 50, 54, 55, **110**, 111,
　　　　　　112, 114, 115, 122, 123, 124, **126**, 138
記憶障害 146
機械（刺激）受容器 92
希突起膠細胞 28, 29
機能的 MRI 143
気分 26, 54, 156
気分障害 156
嗅覚 10, 36, 69, 90, **106**
嗅覚野 107
嗅細胞 36, 107
嗅球 **9**, 16, 17, 36, 69, 107
嗅索 10, 11, 36
嗅神経（糸） 68, 69, **70**, 107
求心性神経 69
求心性線維 49
嗅脳 36
旧皮質 36, 38
橋 8, **9**, 11, 18, **52**, 53, 135, 166
胸髄 75, 76, 88
強迫性障害 158
恐怖 39, 124, 127, 130, 133, 158

筋（肉） 48, 81, **84**, **85**,
　　　　　　　　　90, 93, 105, 134, 152
近赤外線スペクトロスコピー 143
緊張型頭痛 154, 155
筋紡錘 85, 86, 93

く
クモ膜 14, **15**, 59, 74
クモ膜下腔 14, **15**, 56, **58**, 59
クモ膜下出血 164, 166
グリア細胞 20, **28**, **29**, 122
グルココルチコイド 132, 133
グルタミン酸 26, **27**, 29, 113

け
頸髄 75, 88, 91
頸部 48, 60, 63, 72, 76, 87, 104
痙攣（性）発作 151, 166
血圧 52, 78, **79**, 149, 163, 165, **167**
血液脳関門 28, 169
血糖（値） 79, 149
言語 35, 117, **120**, **121**
腱（反射） 86, 93
原皮質 12, 32

こ
交感神経 66, 76, **77**, **78**, 130, 131
高次運動野 80, 81
後頭葉 19, **30**, 101, 168
広範囲調節系 54, 55
興奮性シナプス後電位 24
興奮性シナプス（伝達） 24, 26
硬膜 14, **15**, 59, 74
呼吸 52, 167
黒質 55, 89, 152
古典的条件づけ 118, 119
古皮質 12, 32, 36, 38
コミュニケーション 140
固有受容器 92
コラム 32, 100
コリン作動性（ニューロン） ......
　　　　　　　　　　　　　27, **55**, 77, 78
コンピュータ断層画像 142

さ
サーカディアン・リズム 136
鰓弓神経 69, 70
作業記憶 116
左右交叉 82, 91
三叉神経 53, 68, 69, **70**, 125, 154

し
視覚（情報） ....
　　　　　　69, 90, **100**, **101**, 104, 117, 120

173

『統合失調症におけるremissionの定義とその歴史的意義』　針間博彦・五十嵐雅・岡崎祐士著、
Schizophrenia Frontier Vol.8(4)：262-267，2008

『統合失調症の長期転帰調査』
金 賢・中根秀之・木下裕久・中根允文著、
Schizophrenia Frontier Vol.10(3)：177-185，2009

『トートラ解剖学　第2版』
Gerard J.Tortora.Mark T.Nielsen 著、小澤一史・千田隆夫・高田邦昭・佐藤 宏監訳、2010 (丸善)

『トートラ人体の構造と機能　第3版 (原書12版)』
桑木共之・黒澤美枝子・高橋研一・細谷安彦訳、2010 (丸善)

『日本医師会生涯教育シリーズ　X線CTのABC』
片山 仁監修、片山 仁・前原忠行・多田信平・土井 修・大友 邦・宗近宏次・杉村和朗編、1997 (日本医師会)

『Newton ムック　ここまで解明された　最新の脳科学　脳のしくみ』　2008 (ニュートンプレス)

『認識と行動の脳科学　シリーズ脳科学2』
甘利俊一監修、田中啓治編、2008 (東京大学出版会)

『ネッター解剖学アトラス　原書第3版』
Frank H.Netter 著、相磯貞和訳、2004 (南江堂)

『脳科学と学習・教育』　小泉英明編著、2010 (明石書店)

『脳科学ライブラリー1　脳と精神疾患』
加藤忠史著、2009 (朝倉書店)

『脳科学ライブラリー2　脳の発生・発達
―神経発生学入門―』　大隅典子著、2010 (朝倉書店)

『脳からみた学習―新しい学習科学の誕生』
OECD教育研究革新センター編著、小泉英明監修、小山麻紀・徳永優子訳、2010 (明石書店)

『脳神経疾患ビジュアルブック』
落合慈之監修、2009 (学研メディカル秀潤社)

『脳卒中データバンク2009』　小林祥泰著、2009 (中山書店)

『脳と精神―生命の響き―』
川村光毅著、2006 (慶應義塾大学出版会)

『脳の発生と発達　シリーズ脳科学4』
甘利俊一監修、岡本 仁編、2008 (東京大学出版会)

『パーキンソン病治療ガイドライン
―マスターエディション』
日本神経学会監修、日本神経学会
「パーキンソン病治療ガイドライン」作成小委員会編、2003 (医学書院)

『パーキンソン病の臨床診断および鑑別診断』
長谷川一子著、医学のあゆみ　Vol.225(5)：365-372、2008

『ビジュアル・アナトミー　カラー人体図鑑』
ジェーン・ダ・バーグ編、金澤寛明訳、2010 (西村書店)

『一目で分かるニューロサイエンス　第3版』
ロージャー A.パーカー、スティーヴン パラシ、ミカエル J.ニール著、服部孝道監訳、2009 (メディカル・サイエンス・インターナショナル)

『標準医療薬学　薬理学』
辻本豪三・小池勝夫編、2009 (医学書院)

『標準脳神経外科学　第10版』
佐々木富雄編、2011 (医学書院)

『フィッツジェラルド　人体発生学』
M.J.T. フィッツジェラルド，M. フィッツジェラルド著、平野茂樹・絹谷政江・牛木辰男訳、1999 (西村書店)

『ブレイン・アーキテクチャ　進化・回路・行動からの理解』
ラリー・スワンソン著、石川裕二訳、2010 (東京大学出版会)

『プロメテウス解剖学アトラス　頭部／神経解剖』
坂井建雄・河田光博監訳、2009 (医学書院)

『分子・細胞・シナプスからみる脳　シリーズ脳科学5』
甘利俊一監修、古市貞一編、2008 (東京大学出版会)

『ベアー コノーズ パラディーソ　神経科学　脳の探求』
M.F. ベアー，B.W. コノーズ，M.A. パラディーソ著、加藤宏司・後藤 薫・藤井 聡・山崎良彦監訳、2007 (西村書店)

『別冊・医学のあゆみ　五感の生理・病理・臨床』
今西二郎編、2006 (医歯薬出版)

『別冊・医学のあゆみ　脳科学の先端的研究―遺伝子から高次機能まで』　井原康夫編、2006 (医歯薬出版)

『PET検査・診断―基礎のキソ』　内田佳孝・小野寺 敦監修、磯辺智範・飯森隆志・藤淵俊王編、2008 (金原出版)

『マーティン 神経解剖学　テキストとアトラス』
ジョン・H・マーティン著、野村 嶬・金子武嗣監訳、2007 (西村書店)

『ムーア人体発生学　第7版』
Moore, Persaud 著、瀬口春道・小林俊博・Eva Garcia del Saz 訳、2007 (医歯薬出版)

『ライブラリ　脳の世紀：心のメカニズムを探る　1
脳科学への招待　―神経回路網の仕組みを解き明かす―』
松村道一著、2002 (サイエンス社)

『ライブラリ　脳の世紀：心のメカニズムを探る　7
記憶と脳―過去・現在・未来をつなぐ脳のメカニズム―』
久保田 競編、松波謙一・船橋新太郎・櫻井芳雄著、2002 (サイエンス社)

『ライブラリ　脳の世紀：心のメカニズムを探る　9
思考と脳―考える脳のしくみ―』
渡邊正孝著、2005 (サイエンス社)

『ラーセン最新人体発生学 第2版』　William J.Larsen 著、相川英三・山下和雄・三木明徳・大谷 浩監訳、1999 (西村書店)

『ラットの断面解剖アトラス
A Color Atlas of Sectional Anatomy of the Rat』
早川敏之・岩城隆昌著、2008 (丸善)

『ラングマン人体発生学　第10版 (原書第11版)』
T・W・サドラー著、安田峯生訳、2010
(メディカル・サイエンス・インターナショナル)

『リープマン神経解剖学 第3版』　依藤 宏訳、2008
(メディカル・サイエンス・インターナショナル)

『臨床精神医学講座　第21巻　脳と行動』
松下正明総編集、1999 (中山書店)

『わかる実験医学シリーズ　発生生物学がわかる』
上野直人・野地澄晴編、2004 (羊土社)

参考文献

『iMedicine（アイメディスン）4．神経・脳神経外科』
東田俊彦著、2009（リブロ・サイエンス）

『アルコール脳障害の画像診断』　苗村育郎著、
Modern Physician Vol.18（7）：789-795，1998

『ECTマニュアル―科学的精神医学をめざして』
本橋伸高著、2000（医学書院）

『EBMのコンセプトを取り入れた　パーキンソン病ハンドブック』　水野美邦編著、2007（中外医学社）

『イラストレクチャー　認知神経科学―心理学と脳科学が解くこころの仕組み―』　村上郁也編、2010（オーム社）

『エッセンシャル神経精神医学と臨床神経科学』
スチュアート・ユドフスキー，ロバート・ヘイルス編、
兼子直総監訳、2010（西村書店）

『MR画像解剖ハンドブック』
杉村和朗監修、土井司・笠井俊文編、2009（オーム社）

『大阪大学新世紀レクチャー　新・行動と脳』
俣野彰三・遠山正彌・塩坂貞夫編、2006（大阪大学出版会）

『改訂第3版　EBMに基づく脳神経疾患の基本治療指針』
田村晃・松谷雅生・清水輝夫編、2010（メジカルビュー社）

『改訂第2版　脳神経科学イラストレイテッド』
森寿・真鍋俊也・渡辺雅彦・岡野栄之・宮川剛著、2006（羊土社）

『改訂版　最新脳SPECT/PETの臨床―脳機能の検査法』
西村恒彦編、2002（メジカルビュー社）

『ガイトン臨床生理学』　Arthur C.Guyton, John E.Hall 著
早川弘一監訳、2007（医学書院）

『解剖学カラーアトラス〈第4版〉』
J.W.Rohen，横地千仭，E.Lütjen-Drecoll 著、1999（医学書院）

『解剖生理学入門』　内藤通孝著、2007（昭和堂）

『カラー図解　人体の正常構造と機能　全10巻縮刷版』
坂井建雄・河原克雅総編集、2008（日本医事新報社）

『考えるMRI撮影技術』　松本満臣・土井司編、2007（文光堂）

『気分障害』　上島国利・樋口輝彦・野村総一郎・大野裕・神庭重信・尾崎紀夫編、2008（医学書院）

『グラント解剖学図譜』　坂井建雄監訳、2007（医学書院）

『健康を育む「ねむり」の科学　睡眠の生理と臨床
改訂第2版』　神山潤著、2008（診断と治療社）

『現代生物科学入門4　脳神経生物学』
浅島誠・岡本仁・井ノ口馨・坂井克之・石浦章一著、
2009（岩波書店）

『現代臨床精神医学　改訂第11版』
大熊輝雄著、2008（金原出版）

『高血圧診療ハンドブック　エビデンスに基づく、
食事・運動・薬物療法の進め方』
浦信行編、2009（羊土社）

『高血圧治療ガイドライン2009』　日本高血圧学会高血圧
治療ガイドライン作成委員会編、2009（日本高血圧学会）

『国際頭痛分類第2版（ICHD-II）』
竹島多賀夫・中島健二著、綜合臨牀　Vol.56（4）：649-655，2007

『社会不安障害治療のストラテジー』
小山司編著、2005（先端医学社）

『ジュンケイラ組織学　第3版』
坂井建雄・川上速人監訳、2011（丸善）

『神経疾患最新の治療 2009-2011』
小林祥泰・水澤英洋編、2009（南江堂）

『CT画像解剖ハンドブック』
片田和広・森山紀之監修、宮下宗治編、2007（オーム社）

『CT/MRI画像解剖ポケットアトラス １ 頭部／頸部　第3版』
トルステン B．メーラー・エミール レイフ著、町田徹監訳、
2008（メディカル・サイエンス・インターナショナル）

『小脳　神経科学の基礎と臨床VII』
板倉徹・前田敏博編著、1999（ブレーン出版）

『神経科学　原著第3版―コミュニケーション理解のために―』　舘村卓訳、2009（医歯薬出版）

『人体発生学』　遠山正彌・大槻勝紀・中島裕司編著、
2003（南山堂）

『睡眠学』　日本睡眠学会編、2009（朝倉書店）

『図説　人体発生学』　吉村不二夫著、1971（学文社）

『図説生物学30講〔動物編〕3　発生の生物学30講』
石原勝敏著、2007（朝倉書店）

『精神疾患とNIRS―光トポグラフィー検査による脳機能イメージング』　福田正人編、2009（中山書店）

『精神疾患の脳画像解析・診断学』
平安良雄・笠井清登編、2008（南山堂）

『精神の脳科学　シリーズ脳科学6』
甘利俊一監修、加藤忠史編、2008（東京大学出版会）

『脊椎動物のからだ〈その比較解剖学〉』
A.S. ローマー，T.S. パーソンズ著、平光厲司訳、1983
（法政大学出版局）

『専門医のための精神科臨床リュミエール2
精神疾患と脳画像』　福田正人編、2008（中山書店）

『専門医のための精神科臨床リュミエール16　脳科学エッセンシャル ―精神疾患の生物学的理解のために―』
神庭重信・加藤忠史編、2010（中山書店）

『第3版　カールソン神経科学テキスト　―脳と行動―』
泰羅雅登・中村克樹監訳、2010（丸善）

『地図帳・ナース　The Atlas of Brain　人体スペシャル
脳の地図帳』　原一之著、2005（講談社）

『DSM-IV-TR　精神疾患の分類と診断の手引　新訂版』
髙橋三郎・大野裕・染矢俊幸訳、2003（医学書院）

『TEXT　精神医学』　加藤進昌・神庭重信編、2007（南山堂）

『電気けいれん療法　医師と患者のためのガイド』
鈴木一正・上田諭・松木秀幸・松木麻妃訳、2010（新興医学出版社）

【監修】

坂井建雄（さかい・たつお）

順天堂大学医学部 解剖学・生体構造科学教授。医学博士。
1978年東京大学医学部卒業後、ドイツ・ハイデルベルク大学研究員、東京大学医学部解剖学教室助手、助教授を経て1990年より現職。専門は解剖学全般。
おもな著訳書、監修書に『人体観の歴史』（岩波書店）、『カラー図解 人体の正常構造と機能』（監修、日本医事新報社）、『プロメテウス解剖学アトラス』『グラント解剖学図譜 第6版』（監訳、医学書院）、『ぜんぶわかる 人体解剖図』（成美堂出版）などがある。

久光 正（ひさみつ・ただし）

昭和大学医学部 第一生理学講座教授。医学博士。
1977年昭和大学医学部卒業後、昭和大学医学部第一生理学講座助手、アメリカ・ピッツバーグ大学医学部留学、昭和大学医学部第一生理学助教授などを経て、現職。日本磁気医学会会長、日本疼痛学会理事、日本生理学会評議員、日本東洋医学会理事、日本静脈学会評議員も務める。専門は神経系と免疫系の連関、東洋医学的診断・治療のメカニズムなど。

【イラストレーション】

彩考（佐藤良孝、櫻井晃辰、大桑あずさ、佐藤惇一）

精密なリアルイラストレーションを得意とし、長年にわたりデジタルイラスト製作に携わるほか、博物館用マルチメディアシステムの開発、公共施設での展示画像など、幅広い実績をもつ。メディカルイラストレーションを中心に、看護、介護、生物学を専門とする。代表の佐藤良孝による著書『骨と筋肉がわかる人体ポーズ集』（廣済堂出版）がある。
URL：http://www.medicalillustration.jp/ （メディカルイラストレーションジャパン）

編集制作	佐藤道子　オフィス201（川西雅子）
カバー・本文デザイン	南雲デザイン
校正	滄流社
DTP	開成堂印刷
企画・編集	成美堂出版編集部（駒見宗唯直）

ぜんぶわかる 脳の事典

監　修　坂井建雄（さかい たつお）　久光 正（ひさみつ ただし）
発行者　深見公子
発行所　成美堂出版
　　　　〒162-8445　東京都新宿区新小川町1-7
　　　　電話(03)5206-8151　FAX(03)5206-8159
印　刷　共同印刷株式会社

©SEIBIDO SHUPPAN 2011　PRINTED IN JAPAN
ISBN978-4-415-30999-6

落丁・乱丁などの不良本はお取り替えします
定価はカバーに表示してあります

・本書および本書の付属物を無断で複写、複製（コピー）、引用することは著作権法上での例外を除き禁じられています。また代行業者等の第三者に依頼してスキャンやデジタル化することは、たとえ個人や家庭内の利用であっても一切認められておりません。